代中醫論叢・病案討論類

當代中醫婦科奇症精粹

余明哲、國　培
張建偉、范玉櫻　編著

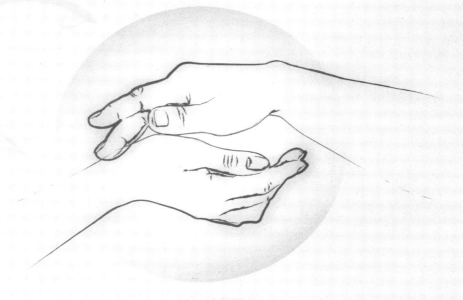

東大圖書公司

國家圖書館出版品預行編目資料

當代中醫婦科奇症精粹 / 余明哲, 國培, 張建偉, 范
玉櫻編著. －－初版一刷. －－臺北市; 東大, 2002
面; 公分－－(現代中醫論叢. 病案討論類)

ISBN 957-19-2718-X （平裝）

1. 婦科(中醫)

413.6   91012965

網路書店位址　http : // www. sanmin. com. tw

© 　當代中醫婦科奇症精粹

編著者　余明哲　國　培　張建偉　范玉櫻
發行人　劉仲文
著作財
產權人　東大圖書股份有限公司
　　　　臺北市復興北路三八六號
發行所　東大圖書股份有限公司
　　　　地址 / 臺北市復興北路三八六號
　　　　電話 / 二五〇〇六六〇〇
　　　　郵撥 / 〇一〇七一七五——〇號
印刷所　東大圖書股份有限公司
門市部　復北店 / 臺北市復興北路三八六號
　　　　重南店 / 臺北市重慶南路一段六十一號
初版一刷　西元二〇〇二年九月
　編　號　E 41024
　基本定價　伍元陸角
行政院新聞局登記證局版臺業字第〇一九七號

編寫說明

　　婦科疾病的病位多在胸乳及陰部，被視為「隱疾」，不少患者因為羞於就醫，而長期受著精神和肉體痛苦的折磨，尤其患有某些臨床證候奇特疾病的婦女，她們的精神負擔更加沈重。為此筆者在長期的臨床實踐中，早已觀察和體驗到奇難病患者求治的強烈願望，更激發收集奇症驗方的動力。除留心積累個人所見的典型案例外，又翻閱近四十年來全國著名中醫婦科書刊近五十種，共選輯奇症驗案效方近二百條，將按月經、帶下、妊娠、產後、雜病分成五類，每種疾病先論理，後列治法方藥，再舉驗案，每案中均列有主要臨床證候、治療方法，方藥後再以按語形式予以注釋，並闡明個人觀點和體會。在部分正題後還附錄相關的驗方摘要，以供讀者拓寬治療思路。

　　編輯此書的根本宗旨是為中醫婦科學增加一些有益的內容，為增強學術研究領域而拋磚引玉，為臨床醫生提供一個肘後備用的方冊，同時也為婦科奇症患者提供一個尋醫治病的方便途徑。當然對書中罕見的奇難症，如何更深入研究，推出更為有效的治療方法，更是當代醫家的神聖使命。個人學識淺薄，不妥之處敬希讀者評正。

編者於
山東中醫藥大學附屬中醫醫院

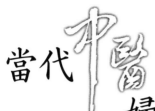

當代中醫

婦科奇症精粹

目　次

第一章 月經類

第一節 經行疼痛

一、經行頭痛頭暈

【提要】每於經前1～2日或經期、經後頭痛劇烈，或脹痛或掣痛，可痛於頭部一側或痛及巔頂或滿頭疼痛，難以忍受，可伴噁心嘔吐，心煩失眠，目脹耳鳴；有的則以頭暈目暗為主，眼黑，心胸發悶等，舌紅苔薄白或薄黃，脈弦或細弦。

㈠療法綜粹

1.內治法

⑴血虛腦竅失養，巔頂空痛，頭暈目暗，以經後明顯者：當歸9g、川芎6g、杭芍12g、熟地12g、柏子仁12g、枸杞子15g、五味子9g、黑芝麻12g、大棗5枚、桑葉9g、杭菊12g、地龍9g，水煎服，日1劑。

⑵陰虛肝陽偏亢，經前經期頭脹痛，掣痛、緊束痛，目脹耳鳴，煩怒易激或伴噁心嘔吐者：生地12g、丹皮12g、澤瀉9g、雲茯苓12g、枸杞子12g、杭菊15g、鉤藤9g、杭芍12g、白蒺藜15g、石決明30g、夏枯草12g、川芎9g、地龍9g，水煎服，日1劑。

⑶血瘀於上經前頭暈脹疼痛，經潮症減者：丹參30g、丹皮12g、赤芍15g、川芎9g、桃仁12g、紅花9g、川牛膝30g、老蔥（切碎）1根、川楝子5g、麝香（沖服）0.2g、生薑3片、大棗5枚、黃酒30g，前10味加黃

酒及水適量煎服，日1劑。（均為筆者擬方）

2.外治法

(1)耳壓法：肝、脾、胃、額、目、眼為主穴，配神門、皮質下、交感、內分泌。用王不留行籽壓之固定，左右耳隔日交替選用，每日自行按壓10分鐘，1日數次。經前3～5天開始至經淨為止。（選自《女病外治良方妙法》）

(2)針刺法：阿是穴、合谷、三陰交、配太陽穴、四神聰、針法補合谷瀉三陰交，阿是穴即痛處進針，出針後不按孔穴，任其流出惡血以袪瘀通絡止痛。（選自《針灸治療學》）

㈡驗　案

■ 案例1　經前頭痛。龍××，29歲。❶

【證候表現】患者經前頭痛，尤以頭部兩側及巔頂為甚。情緒激動或外感熱邪時加重。可伴見煩躁、吐衄、手足心熱、口苦脅脹、腰痠腿軟等症，頭痛應時而發，已纏綿年餘。近又經期超前3～5天，量少、色黯。舌紅苔薄黃，脈弦數。

【治療方法】滋陰養血，柔肝潛陽。

【方　藥】生地15g、山萸肉10g、丹皮10g、澤瀉15g、枸杞子15g、菊花15g、白芍15g、山藥25g、茯苓15g、當歸10g、川芎10g、梔子10g，3劑後主症明顯減輕，去當歸、茯苓，加柴胡、黃柏各10g，5劑經盡。囑下次經前繼原方6劑，諸症悉除。

【按　語】每逢經期或經行前後出現以頭痛為主要症狀的病症，稱「經行頭痛」。在月經病中較為常見。屬「經前期緊張綜合徵」的範疇。頭痛出現在經前、經期者，多屬實證，血瘀阻絡，

❶ 《中醫雜誌》，1985，(10)，「經期證候辨治四則・經前頭痛」，鄧濤。

經血不泄而上擾清竅以致頭痛劇烈。治療當以通竅活絡為主。本例證屬陰虛肝旺，遺方用藥妥當，取效顯著，僅服藥10餘劑諸症悉除。且在8個月後信訪未再發作，表明病本已除。

■ **案例2　經行偏頭痛。張××，32歲。❷**

【證候表現】患者每逢經期，右側頭部即如針刺錐鑽樣疼痛。曾經耳鼻喉科檢查無陽性體徵發現，刻診右側頭痛又作如啄食之狀，兩乳及少腹脹痛，腰脊痠楚，經水量少而色深紅。舌紅，脈弦細而數。

【治療方法】滋腎平肝為主。

【　方　藥　】月經將行之際，平肝熄風以治標。藥用山羊角、枸杞子各15g，牡蠣30g、鈎藤12g，夏枯草、地龍、殭蠶、白芍、當歸各9g，杭菊4.5g、川芎24g。進5劑後月經來潮，頭痛綿綿而作，經行量少色紅，乳房及少腹脹痛不舒，心悸頭暈，腰脊痠痛，舌質紅苔薄白，脈弦細。治以舒肝調經，佐以養血柔肝。藥用烏藥、蒲黃、靈脂、玉竹各12g，郁金、丹參、當歸、白芍、白蒺藜、黃芪、杜仲各9g，枸杞子5g，進4劑經行通暢，乳腹脹悶消失，惟頭痛仍隱作，心悸怔忡，耳鳴失眠，腰脊痠痛，舌紅，脈細數。再予杞菊地黃丸加味，服10劑以善後。

【　按　語　】本案例因小產氣血大損，日久不復，致肝腎陰虧，肝失濡養。經行陰血更耗，肝陽上亢，故發此病。治以育養陰血為主，經前經期平降肝陽同時通經引血下行以治標，後用丸劑緩圖。病史數年治癒後1年隨訪經行正常，頭痛消失。

❷ 《新中醫》，1983，(3)，「病案二則・經行偏頭痛」，陳曉平。

■ **案例3　經行眩暈。王×，34歲。❸**

【證候表現】患者就診3年多前行剖腹產，其後月經週期開始後延6～7天，甚至40多天一行，經行下腹及兩腿疼痛，頭暈時作。素有經前乳脹史，刻診已停經56天，未避孕，苔薄白，脈緩。

【治療方法】益腎養血活血以通經。

【　方　藥　】仙靈脾12g、巴戟天9g、菟絲子12g、肉蓯蓉12g、枸杞子12g、當歸12g、川芎6g、赤芍15g、熟地12g、桃仁12g、三七粉3g、茜草15g，6劑後再診月經未至，頭暈更甚，下腹偶有墜痛。婦科檢查子宮稍大於正常，再擬理氣活血通經，藥用香附12g、木香9g、枳殼15g、丹參30g、當歸9g、川芎9g、赤芍15g、丹皮15g、蘇木12g、川牛膝30g、澤蘭12g，6劑。服3劑時月經來潮，持續6天止，惟頭暈較前更甚，舌苔薄黃，脈細緩。改擬養血清目法，藥用丹參30g、丹皮15g、旱蓮草24g、生地15g、石斛12g、白茅根12g、生牡蠣30g、夏枯草15g、石決明30g、枸杞子15g、鉤藤9g。6劑後再診頭暈減輕，上方加柏子仁12g，內金9g，配杞菊地黃丸兩盒，2丸，日2次，調經助孕丸（筆者驗方：仙靈脾、紫石英、菟絲子、川續斷、肉蓯蓉、當歸、杭菊、川芎、熟地、首烏、阿膠、雞血藤、香附、砂仁、陳皮、紫河車各適量製水丸）500g，每次10g，日2次。6劑後再診，頭暈明顯減輕，納可，睡夢多，時近經期，再擬活血通經法，用丹參30g、當歸9g、川芎9g、赤芍15g、生地15g、丹皮15g、蘇木9g、雞血藤15g、地龍9g、川牛膝30g、澤蘭12g，6劑月經來潮，週期縮短為42天，頭暈已瘥，近日工作繁忙，加夜班（夜3～4點）亦未復發，

❸ 筆者門診病例。（1983年11月22日初診）

且經行順利，無腹痛等症，再施滋陰養血法，生地15g、山萸肉9g、山藥12g、丹皮15g、澤瀉12g、枸杞子12g、旱蓮草24g、女貞子9g、石斛12g、當歸12g、焦楂30g，6劑。7個月後隨訪，患者精神面色良好，月經亦轉規律（30～34天一潮），工作忙碌亦無任何不適症狀，頭暈盡除而告癒。

【按　語】本案經行頭暈治療幾經修改治則方藥，初用益腎養血，後用理氣活血，效果均不理想，當改用涼血清肝之法後驟見療效，配用滋陰補腎法之後經7個月觀察，欣獲效驗，根源為腎虛肝旺，故而月經延後，胸脅乳脹痛，頭暈諸症俱作，辨證立法準確，因而經行如期，頭暈消除。

■ 案例4　經行目暗。劉××，37歲。❹

【證候表現】患者1年前連續2次行人工流產術後經行紊亂，經色淡紅。每逢經期兩目昏，經後消失，近有加劇趨勢。刻診經行第2日，少腹脹痛，經量多色淡，腰脊痠楚，心悸怔忡，兩目昏暗乾澀，眼眶四周隱痛，納差口淡。舌苔薄白，脈細軟無力。

【治療方法】經行時以補肝腎調經血為先。

【方　藥】當歸、白芍、生芪、炙草、阿膠、香附各9g，山萸肉、艾炭各6g，山藥12g、仙鶴草15g。進4劑，經量已減少，腹痛已消失，兩目昏暗未除，兩側太陽穴處隱痛不止，心悸，納差，舌淡苔薄白，脈細數。予溫養肝腎，健脾養血為主。藥用黃芪24g，炙甘草、巴戟、當歸、白芍、太子參、紫河車各9g，山藥、熟地各12g，枸杞15g，服15劑。觀察1年經行正常，目暗瘥。

【按　語】本案起於人流術後氣血虧損，脾氣虛失於統攝，致目暗經多，

❹ 《新中醫》，1983，(3)，「病案二則‧經行目暗」，陳曉平。

治以補氣血益肝腎而獲效。

■ **案例5　頑固性經期頭痛、嘔吐。任××，41歲。**❺

【證候表現】病人患該症已長達24年，平日少言語，月經17歲初潮，半年後2次來潮，首次月經即頭痛、嘔吐、週身不適，不能起床，痛苦難言。以後每逢經潮必頭痛、嘔吐、週身不適，昏昏欲睡不能起床，經後諸症消失。曾用活血降逆，破血通經，舒肝解鬱，養血調經諸法治療，均未見效。見患者面色萎黃不澤，四肢面部浮腫，精神萎靡不振，腹軟，舌淡光有瘀斑，脈沈弦。

【治療方法】舒肝理脾，和胃降逆。

【方　藥】加味平胃散。

蒼朮20g、厚朴5g、陳皮15g、甘草10g、當歸20g、柴胡15g、青皮15g、代赭石15g、竹茹15g、菊花15g、細辛5g、紅花7.5g、牛膝15g，水煎，空腹服。忌刺激性食物，避免暴怒及精神抑鬱，進服6劑後，月經來潮，頭痛輕，不嘔吐，僅感噁心，週身較前輕鬆，未臥床，四肢面目浮腫已退，舌淡光有瘀斑，脈沈略弦。上方略有加減再進3劑，諸症減輕，經期可以上班，但覺乏力，背稍痛，月經錯後，改以聖愈湯加味，以補氣養血，扶正祛邪，3劑而癒。

【按　語】此為氣機不利，久病傷脾，胃氣失和所致。故以舒理肝脾為主，方用平胃散合青皮、柴胡疏肝解鬱，代赭石、竹茹、當歸、紅花、牛膝以降逆調衝，引血下行。佐細辛、菊花清頭止痛，其藥力專雄，劑量偏大，亦可謂其頑疾得癒的原因所在。

❺《黑龍江中醫藥》，1985，(5)，「頑固性經期頭痛·嘔吐治療報告」，劉國文。

二、經行腹痛

【提要】經行腹痛是以伴隨月經週期出現的以小腹疼痛為主症的臨床常見病。年輕未婚、未育的婦女多患原發性（無明顯盆腔器質病變）痛經，已婚已孕的生育年齡婦女多患繼發性痛經如盆腔炎、子宮內膜異位症、子宮肌瘤等。中醫按其臨床表現分虛實兩類五種證型（氣血虛弱、肝腎虧虛、氣滯血瘀、寒凝胞中、濕熱下注）。若能注意生活起居的適宜調攝，對於防其發生具有重要意義。

(一)療法綜粹

1.內治法

⑴黨參、黃芪、桂枝、川牛膝、甘草、白芍各10份，當歸5份，川芎、丹皮各6份，吳茱萸4份，共研細末，裝膠囊（0.5g），每服5粒，日3次，溫開水送下。於經前1週開始至經血乾淨停藥。此為1個療程，癒後再服1個療程，曾治療60例，總有效率100%。（選自《四川中醫》，1987，（7）：37）

⑵當歸、益母草各15g，川芎6g、細辛5g，丹參20g，白芍、澤蘭、元胡、烏藥、白芷各10g，水煎服，日1劑。經前1週開始，共服6劑為1療程，連服3個月經週期。肢冷汗出加桂枝、乾薑；噁心、嘔吐加木香、半夏；小腹冷痛加吳茱萸、小茴香；腰痛加川斷、寄生；乳脹、脅痛加柴胡、香附；陽虛加黨參、仙靈脾；膜樣痛經（指子宮內膜呈整片脫落所致子宮痙攣收縮之腹痛劇烈者）加三棱、莪朮、血竭。曾治療70例，痊癒51例，好轉18例，總有效率98%。（選自《陝西中醫》，1989，（1）：13）

⑶白芷、川芎、炙甘草各6g，香附、元胡、益母草各15g，木香、當歸、炒靈脂各10g，白芍12g，水煎服，日1劑。痛劇時隨時煎服，寒盛者加生薑5片。曾治療57例，痊癒23例，顯效25例，好轉5例，總有效率93

%。(選自《中醫雜誌》, 1985, (5): 39)

⑷官桂6g、當歸12g、川芎9g、沈香（後入）6g、元胡12g、白芥子6g、三七粉3g（沖服），水煎服，日1劑。或共研細末，以白開水沖泡，待溫度適宜時服上清液，每服10g，日3次。經前2～3日開始服至腹痛消失。可連服2～3個月經週期。本方應用300餘例，有效率90%以上。（筆者擬方）

⑸桂枝9g、當歸9g、桃仁12g、元胡12g、生薑3片、炙甘草9g、香附12g、杭芍15g、白糖適量，水煎3遍成膏，每服20毫升，日3次。本方服用方便，口感適宜，藥力溫和，適用於中度痛經患者。（筆者擬方）

2.外治法

⑴麝香風濕油：用麝香風濕油適量（廣東湛江藥用油廠生產）在氣海、關元穴各加2～3滴，遂行按摩3～5分鐘。當患者感到小腹發熱並內傳時，腹痛即止。用此藥治療28例，止痛27例，有效率96%。（選自《北京中醫》, 1985, (5): 49)

⑵敷臍：

山楂、葛根、乳香、沒藥、穿山甲、川朴各100g，白芍150g，甘草、桂枝各30g，細辛揮發油、雞血藤揮發油、冰片各適量。共製成粉劑備用。於經前3～5天取藥粉0.2～0.25g，用醋或薑汁或酒調成糊狀，敷於臍部，至經行第3天去掉。用此藥治療38例中有33例於用藥1次後腹痛即明顯改善，有效率在86%。(選自《浙江中醫雜誌》, 1980, (11): 517)

當歸、吳茱萸、乳香、沒藥、肉桂、細辛各50g，樟腦（研末）3g，將當歸、吳茱萸、肉桂、細辛水煎2次，煎液濃縮成稠狀，混入已溶於適量95%乙醇之乳香、沒藥液，烘乾後研細末加入樟腦備用。用時取藥粉3g用黃酒數滴拌成糊狀，於經前3天外敷於臍部，用護傷膏固定，藥乾則更換1次，經行3天後取下，每月1次。至痊癒或經痛轉輕為止。治療62例，痊癒48例，好轉11例，總有效率95.16%。(選自《上海中醫藥雜誌》, 1984,

（3）：21）

3.針灸法

取三陰交、足三里、氣海、關元、中極、曲骨、天樞、腹結、腎俞、次髎、中髎、合谷等。應用最多者為三陰交配關元、中極。用撚轉進針法，留針30～60分鐘，起針艾灸10～20分鐘。每於經前1～2日腰腹脹痛時或經血來潮時每日或隔日治療1次。此法治療33例，其中重度29例，中度4例，平均病程3年以上。經治後27例治癒，顯效5例，有效1例，針刺平均3.9次，艾灸2.5次。（選自《針灸臨床經驗輯要》）

㈡驗　案

■ **案例1　子宮內膜異位症。譚××，28歲。❻**

【證候表現】患者1975年6月25日初診。以往無痛經史，從1973年婚後不久呈漸進性痛經。疼痛時間以經前至經行中期為甚，腰腹和肛門墜痛難忍。劇痛時嘔吐，出冷汗，不能上班。月經週期基本正常。從1975年2月開始，經量增多，經期延長達10多天，血塊多，塊出痛減。大便溏，有時每日大便3次，婚後2年餘同居未孕。曾在某醫院檢查，均診為「子宮內膜異位症」，治療未效。6月10日本院檢查：外陰陰道正常，宮頸有納氏囊腫，白帶較多，子宮體後傾，活動受限，較正常脹大，宮後壁表面可觸及幾粒花生米或黃豆大的硬實結節，觸痛明顯。左側輸卵管附近增厚，有壓痛，右側輸卵管附近可觸及索狀物，壓痛。舌淡黯，邊有小瘀點，苔薄白，脈弦細數。西醫診斷為子宮內膜異位症。中醫辨證屬血瘀氣滯之痛經。

【治療方法】活血化瘀，行氣止痛。

---

❻　《羅元愷醫著選》，羅元愷。

【 方　藥 】五靈脂10g、蒲黃6g、大薊15g、茜根10g、九香蟲10g、烏藥12g、廣木香6g（後下）、益母草25g、崗稔根30g，3劑，每天1劑。9月13日二診：近2個月經前服上方數劑，痛經稍減，8月30日，經後仍有血性分泌物，納差。治依前法加強活血化瘀之力。藥用：田七末3g（沖服）、五靈脂10g、蒲黃6g、九香蟲10g、橘核15g、乾地黃25g、白芍20g、甘草9g。每天1劑。9月24日三診：服上藥10餘劑後，痛經明顯減輕，舌淡略黯，脈弦細。照上方去乾地黃、木香，加烏藥12g、川續斷15g、首烏25g、黨參15g調理氣血。10月28日四診：10月24日月經來潮，現經行第5天，腹痛腰痠大減，經量亦減，無甚血塊。舌淡黯少苔，脈弦細略數。擬以下二方予服。方一：田七末3g（分2次沖服）、五靈脂10g、蒲黃6g、益母草30g、九香蟲10g、雞血藤25g、山楂20g、川續斷15g、桑寄生25g、白芍15g、甘草9g，囑在經前2～3天和經期服，每天1劑。方二：大金不換（草藥）20g、九香蟲10g、當歸12g、白芍15g、甘草9g、烏藥12g、橘核15g、廣木香6g（後下），平時服此方以調理氣血為主，佐以緩急止痛，使氣血暢行不致瘀阻積痛。1976年8月7日五診：依上方按月調治半年，諸症漸減，7月30日月經來潮，5天即淨，經期無腹痛腰墜，經量中等，僅覺口苦，睡眠欠佳，多夢，舌稍淡黯，少苔，脈弦細數。仍擬二方，方一：五靈脂19g、蒲黃6g、九香蟲12g、丹參15g、赤芍12g、懷牛膝15g。擬訂上方，目的是除去積瘀，以鞏固療效。方二：女貞子20g、旱蓮草15g、丹參15g、乾地黃25g、夜交藤30g、白芍15g、九香蟲6g、香附9g。此方平時服，因久用活血化瘀行氣辛燥之品，必傷陰血，致口乾苦，失眠多夢。故邪去八九後，用二至丸（女貞子、旱

蓮草）加味以滋養肝腎，補益陰血。12月8日六診：前症悉除，5個月來無痛經，月經期準，量中等，5天淨。現僅覺痰略多，色白清稀，舌淡稍黯，脈弦細略滑。檢查：子宮後傾，正常大小，宮後壁未觸及明顯結節，無觸痛，雙側輸卵管附近略增粗，無壓痛。因患者體較肥胖，痰濕稍重，擬芍藥甘草湯合二陳湯加味以調理。處方：白芍20g、甘草6g、當歸12g、九香蟲10g、香附12g、陳皮6g、法夏12g、丹參15g、雲茯苓25g，3劑。追蹤2年，療效鞏固，未復發。

【按　語】子宮內膜異位症是婦科常見病之一，除漸進性的劇烈疼痛外，常合併月經過多、不孕症，給患者帶來極大痛苦。中國醫學古籍中雖沒有子宮內膜異位症的病名，但從其臨床症狀來看屬於痛經、月經過多及癥瘕等範疇。其發病機理認為是氣滯血瘀，阻滯胞中，惡血久積而致痛。氣滯血瘀則月經過多和積瘀成癥等。方中以失笑散、田七、益母草等活血化瘀止痛為主藥，瘀既得化，「通則不痛」；佐以九香蟲、烏藥、廣木香等行氣止痛，「氣為血之帥」、「氣行則血行」，故活血藥常與行氣藥併用。又因血具有「寒則澀而不流，溫則消而去之」的機理，結合患者的體質，在選用行氣藥中的九香蟲、烏藥，還具有溫腎的作用，使之溫運通達。木香善調腸胃滯氣，兼治肛門墜痛，便溏不爽。大便調暢，也有利於子宮直腸陷凹結節的吸收。同時常配伍張仲景之芍藥甘草湯以緩急止痛。待瘀消痛止後，以扶脾養血而善其後，使氣旺血調而無留瘀之弊。

■ **案例2　寒凝氣滯血瘀痛經。陳×，15歲。1992年4月15日初診。❼**

【證候表現】患者13歲月經初潮即出現痛經。行經前1天下腹部出現疼痛，較劇烈，面色蒼白，冷汗心煩易怒，肢冷噁心，胸悶腹脹，食後即吐，腰部痠痛，服止痛劑無效。月經週期26～30天，行經4～5天，量較少，色暗紅，伴有瘀血塊，塊下痛減。舌質瘀，苔薄白，脈虛弱。

【治療方法】理氣化瘀。

【　方　藥　】柴胡10g、當歸10g、丹參10g、川芎10g、小茴香8g、延胡12g、五靈脂10g、廣郁金10g、烏藥10g、莪朮10g、白芍10g、香附10g。每行經前2天開始服藥，連服3劑。1994年7月18日再診，服上藥疼痛明顯好轉。由於在河水中洗澡，河水較涼，正臨行經期前2天，經來又感下腹隱痛。此屬寒凝氣滯血瘀，以上方加乾薑8g、桂枝6g，每次服藥3劑，連服4個月經週期，諸症消失，停藥後1年隨訪，未復發。

【　按　語　】痛經治療應辨證論治，其中寒凝氣滯血瘀較為多見，所以用藥需偏於溫化。痛經原因很多，但與瘀有關，如痰濕、肝鬱、熱結、氣虛、損傷等均可導致血瘀形成痛經，瘀血阻滯，不通則痛，治當以通為用。醫者擬理氣化瘀之「痛經湯」，再隨症加減化裁，臨床療效良好。

■ *案例3　外治法治驗。劉×，14歲。❽*

【證候表現】患者13歲月經來潮，經前1天開始腹痛，逐漸加重，經色紫

❼ 《中醫婦科理論與臨床》，第102頁，「痛經湯治療原發性痛經40例」，戎紹奎。
❽ 《浙江中醫雜誌》，1991，(3)：113，「化瘀止痛熱敷散治療痛經100例」，徐況敏等。

黯，質稠粘多塊，量少不暢，腹滿拒按，甚則嘔吐，四肢冷汗淋漓，面色蒼白，哭叫不止，3天後痛脹減輕，曾多方醫治無效。診見舌質紫黯，邊尖瘀點明顯，脈弦沈。體檢、婦查、超音波檢查均正常，就診時已近經期。

【治療方法】化瘀止痛。

【方　藥】化瘀止痛熱敷散外敷。2天後月經來潮，色紫，質粘有塊，較前通暢，脹痛減大半。經期不停藥，共用藥6天後，經淨痛止。隨訪3個月，未見復發。

【按　語】醫者用協定處方化瘀止痛熱敷散治療氣滯血瘀型痛經100例，治癒83例，總有效率95%。方由益母草、丹參、桃仁、紅花、丹皮、木通各40g，當歸、川芎、木香、香附、茴香、蒲公英各60g組成。可供借鑑。

三、其他經行疼痛

【提要】伴隨月經週期出現小腹及腰骶疼痛是較常見的痛經範疇。除此尚有身體其他部位也可隨月經發作疼痛者，如前述頭痛頭暈中對頭痛已有闡述，此文主要列舉的是特殊經行疼痛，如耳痛、目痛、肛門痛等，其發病原因與衝任血海功能失調有直接關係，同時也不排除七情內鬱、血瘀脈阻等誘發因素的影響。

(一)療法綜粹

1.內治法

(1)寒凝所致經行腹痛者：官桂9g、吳茱萸9g、良薑9g、當歸12g、川芎9g、烏藥12g、元胡12g、三七粉3g、桃仁12g、茜草12g、川牛膝30g，水煎服，日1劑。

(2)氣血瘀滯而行經腹痛者：香附12g、木香9g、烏藥12g、當歸12g、

川芎9g、丹參30g、元胡12g、枳殼15g、桃仁12g、三七粉3g、澤蘭12g，水煎服，日1劑。

⑶經前乳房脹痛者：柴胡9g、郁金12g、川楝子12g、橘葉9g、青皮9g、生牡蠣30g、元胡12g、香櫞12g、當歸12g、川芎9g、赤白芍各15g、川牛膝30g，水煎服，日1劑。（均為筆者擬方）

⑷經行咽痛音啞者：

生地12g、沙參15g、麥冬12g、當歸12g、赤芍15g、金果欖9g、山豆根9g、炙杷葉9g、桔梗12g、蘆根12g、胖大海9g，水煎服，日1劑（可配六味地黃丸1丸或9g同服）。（選自《中醫婦科臨床手冊》）

銀花30g、連翹12g、麥冬10g、丹皮10g、生地20g、當歸10g、杭芍10g、桔梗9g、殭蠶6g、土牛膝6g、甘草10g，水煎服，日1劑。也可用於化膿性扁桃體炎及喉頭炎。（選自《中醫婦科驗方選》）

⑸經行乳中結塊痛甚者：香附12g、郁金10g、橘核10g、佩蘭10g、赤白芍各10g、絲瓜絡10g、全當歸10g、生大麥芽30g、王不留行12g、路路通12g、蘇羅子12g、八月紮8g，痛甚者酌加製乳香、沒藥各10g、金鈴子10g、夏枯草12g，水煎服，日1劑。（選自《中醫婦科驗方選》）

2.外治法

⑴灌腸：當歸15g、川芎6g、赤芍12g、生地12g、香附8g、元胡9g、廣木香8g、川楝子12g、烏藥8g、官桂6g、吳茱萸6g、生甘草5g，共煎2次取汁250毫升，溫度約為36℃時可用。每次100毫升，保留灌腸4小時以上，每日早晚各1次。於經前3天開始至腹痛消失為止。可連用3個月經週期。

⑵塞耳：75%酒精或大蒜搗汁適量，用消毒棉球蘸藥塞耳孔中，5～30分鐘。適用於氣滯血瘀性痛經。（均選自《女病外治良方妙法》）

⑶坐浴：丹參30g、當歸尾12g、赤芍15g、血竭3g、紅藤15g、公英15g、透骨草15g、茜草15g、桃仁12g、紅花9g、劉寄奴15g、皂刺9g、艾葉9g，上藥用紗布包紮冷水浸泡1小時，煮沸20分鐘，提去藥包，待藥液

不燙手時行坐浴10～20分鐘，藥包再煮1次，棄去，用2次藥液同法應用。每日1劑，經前3～5天開始，經血來潮即停止。適用於子宮內膜異位症或週期性肛門疼痛等瘀滯性疼痛。（筆者擬方）

　　(4)熱熨：肉桂3g、吳茱萸6g、當歸9g、乾薑6g、艾葉6g、元胡9g、沈香3g、香附6g、小茴香6g共為細末，用雙層紗布密縫，敷臍固定，另用熱水袋置藥袋之上溫之。日3次，每次半小時。適用於寒凝氣滯痛經者。（選自《中醫婦科理論與臨床》）

(二)驗　案

■ 案例1　經期兩眼刺痛。陳××，32歲。❾

【證候表現】半年前正值經期，情志不舒，此後每逢經前3天左右開始兩眼球內如異物樣刺痛，檢查球結膜略充血，視力正常，經來痛減。月經色黯，夾血塊。舌紅苔薄黃，脈弦數。

【治療方法】理氣行瘀。

【　方　藥　】當歸、白芍、柴胡、茯苓、龍膽草、丹皮、山梔子、元胡各10g，白朮、薄荷、甘草各6g，香附8g，服8劑痛止而癒。

■ 案例2　經期耳痛。陳×，45歲。

【證候表現】患者幼年時曾患化膿性中耳炎，青春期後，每月經來潮及經後則發雙耳疼痛，遷延數日，以行經第3、4日至經後一週左右疼痛明顯，延時二十餘年，治無效驗，雙耳疼痛程度逐漸加重。耳部無溢膿，無耳瘡，耳鼻喉科檢查除鼓膜增厚內陷外，其他未見異常。月經週期正常，經量色質一般，時伴腰腹疼痛，詢問病史，訴每次經後頭昏、乏力，精神倦怠，腰

---

❾ 《四川中醫》，1993，(2)，「經期耳痛二則」，劉加禮。

膝痿軟，延至下次月經週期，經來又耳痛，舌淡嫩，苔薄白，脈沈細。

【治療方法】補中氣，益脾腎，通竅道。

【方　藥】補中益氣湯加減。

炙黃芪40g、潞黨參30g，白朮、當歸各15g，炒柴胡、陳皮、杜仲、益智仁、川芎各12g，石菖蒲、炙遠志、炙甘草各10g。第1個月經週期服藥4劑後，自覺各種症狀有所緩解。後以上方為基礎隨症加減，每月經週期服藥4～6劑，治療4個月經週期，耳痛消除，諸症緩解。隨訪2年，一切良好。

【按　語】耳痛，臨床多責之於肝膽火旺，三焦實熱，若肝膽風熱者，乾痛而癢治以疏風清熱；三焦相火熾盛者，耳腫脹而痛，治以清瀉三焦之火等。此乃一般而論，然臨床情況複雜，不可拘泥於此，須知常而達變，況且婦人有經帶胎產之異，不可執一而論。本例患者遷延多年，經後為甚，《內經》曰：「女子六七，三陽脈衰……，七七，任脈虛，太衝脈衰少……」。結合病者神差乏力，頭昏，腰膝痿軟，為氣血虧虛，脾腎不足，耳竅失養，經氣閉塞。故以補中益氣湯加杜仲、益智仁以益氣固養肝腎，炙遠志、川芎、石菖蒲行氣通竅，藥證相符而收效。

■ 案例3　經期乳房結塊疼痛。郭××，38歲。❿

【證候表現】患者半年前偶因抑鬱而經止，漸覺兩脅及小腹脹滿不適，逢經血來潮更甚，雙乳結塊，如雞子大，硬痛拒按。經血量漸少，色黯不暢。舌質黯紅，間有青紫斑點，脈弦細澀。

【治療方法】疏肝理氣，活血化瘀。

❿ 《中醫雜誌》，1985，(10)，「經期證候辨治四則·經期乳結」，鄧濤。

【方　藥】膈下逐瘀湯加減。

桃仁10g、紅花6g、當歸10g、川芎8g、赤芍10g、烏藥10g、香附15g、枳殼10g、元胡12g、柴胡10g、靈脂10g、甘草3g，水煎服3劑，經量增多，脹痛減輕，原方加穿山甲15g，再服3劑，月經淨，脹痛止，乳塊變小，質軟，觸痛亦輕微，小腹平軟舒適。原方去桃仁、紅花、枳殼破瘀之品，加山藥、白芍，益腎健脾，柔肝養血以調理善後。

【按　語】本病屬七情鬱結致病，氣鬱衝任，肝失條達，每逢經期隨衝氣阻滯而發雙乳結腫硬痛，故疏氣為首要，配以活血通經使血海溢泄，衝氣得舒而解。

■ **案例4　經前乳房冷痛。張××，39歲。**❶

【證候表現】患者2年多來，每值經前1週左右即感乳房寒冷脹痛，表面似雞皮，熱敷則減，經淨自癒。伴胸悶煩躁，少腹冷脹，經期延後，行而不暢，色深有塊，經期腰痛膝軟，畏寒肢涼，平素帶多清冷。曾服血府逐瘀湯、定神丹、逍遙丸、烏雞白鳳丸等罔效。就診時正值經前1週，諸症初作。舌質黯，苔薄白，脈沈弦遲弱。

【治療方法】暖肝溫腎，調理衝任，理氣化痰。

【方　藥】柴胡、香附、枳殼、當歸、吳茱萸、炒小茴香、烏藥、肉桂、川芎、桃仁、元胡各15g，青皮、沈香、巴戟肉、胡蘆巴各10g，煎服3劑。經期將屆，乳病大減，舌轉淡紅，惟氣短乏力，脈虛弱。原方去青皮，加黨參25g、菟絲子20g，續服3劑後，欣告乳房覺暖，痛失，當日晨起經潮，血量多夾塊色黯。後連續2次於經前1週服第2次方3～6劑。3個月後隨訪，

經行無羔。

【按　語】本病因情志失和，肝失條達，氣血鬱滯，經前陰血不得暢達衝任，乳絡失和，經脈壅阻，又因肝腎陽虛，寒由內生，肝經失溫，肝鬱胃阻，遂致乳房冷痛。乳頭屬肝，乳房屬胃，肝司血海之蓄溢，衝脈隸於陽明而附於肝，肝腎同源，故用暖肝煎合柴胡疏肝散加減，以暖肝溫腎，疏肝理氣，散寒化瘀，調理衝任，使肝氣得舒，腎陽充盛，則陰寒自散，衝任調和，冷痛自除，諸症皆癒。

乳病多以氣滯作脹，血瘀結塊，熱蘊成癰等多見，本案病因常見而症狀較為特殊，然分析機理透徹，立法正確，選方恰當，故病雖奇而療效顯著。

■ **案例5　經行吊陰痛。李×，36歲。** ⑫

【證候表現】經期除小腹脹痛之外，並伴有外陰掣痛，牽掣至兩側乳頭亦痛，似有筋脈從陰部吊至乳上，陣發性發作。3年來月經先後不定，量多少不一，經色黯紅而夾紫塊，經行不暢，月經將至則胸脅苦滿，乳房及小腹及少腹脹痛，經中吊陰痛，雖經治療，效果不佳。刻診行經第3天，其症狀如上發作，精神倦怠，夜難入寐，寐則多夢，納穀一般，二便尚調。舌淡紅苔薄白，脈弦細。婦產科檢查無異常發現。

【治療方法】疏肝理氣，活血化瘀。

【方　藥】柴胡疏肝散化裁。

北柴胡6g、杭芍15g、赤芍10g、枳殼10g、川芎10g、香附6g、元胡10g、金鈴子6g、烏藥10g、炙甘草5g。3劑後吊陰痛大減，守方再進3劑，其後療效鞏固。

⑫《婦科奇難病論治·經行吊陰痛》，班秀文。

【按　語】本病因多為七情所傷，肝氣鬱滯，衝脈裏急氣逆而起，衝脈
　　　　　起自胞中，附於肝，肝失疏達，衝氣裏急，以致氣機不利，
　　　　　氣血失調，陰中與乳頭絡脈不暢，故發陰痛掣乳。治以疏利
　　　　　氣機為主，活血通經以暢脈絡，此外尚有肝鬱化火者，當以
　　　　　養血平肝為主，方選一貫煎加夏枯草、凌霄花等；若為血虛
　　　　　寒凝者，當溫經散寒，補血化瘀為主，用《金匱要略》之溫
　　　　　經湯加減；若吊痛劇烈難忍者，宜赤白芍併用，且重用苦微
　　　　　寒之白芍（15～20g）以柔肝斂陰止痛；若由房事不節，或
　　　　　非理交合而致者，宜加通絡、化瘀、鎮逆之品，如元胡、通
　　　　　草、桑寄生、紫石英等。

■ **案例6** *經前肛門墜痛。王×，42歲。*❸

【證候表現】患者經前肛門下墜，甚則疼痛，且逐漸加重。平日陰部乾澀，
　　　　　分泌物色黃，粘稠，腰痠不舒。以往月經規律，18歲初潮，
　　　　　週期28天，經期4天，血量中等，色紅，少量血塊，無痛經
　　　　　史。經前肛墜為近5個月發現，同時經量亦減少，僅2天即乾
　　　　　淨。婦科檢查發現子宮後位，於其後壁下段捫及黃豆大小之
　　　　　觸痛性結節。

【治療方法】活血化瘀散結為主。

【方　藥】(1)首診正值臨近經期，故擬活血化瘀通經止痛之法，藥用桂
　　　　　枝9g、當歸9g、川芎9g、沈香6g、元胡12g、三七粉3g、枳
　　　　　殼12g、桃仁12g、紅花9g、茜草15g、川牛膝30g。
　　　　　(2)經後改擬活血化瘀軟堅之法佐治兼症（便難）處理，藥用
　　　　　丹參30g、丹皮15g、當歸9g、川芎6g、赤芍15g、桃仁12g、
　　　　　枳殼15g、龜板12g、元胡12g、皂刺9g、全瓜蔞30g、芒硝3g。

❸ 筆者門診病例。（初診日期1994年5月28日，末診於1994年8月23日）

(3)服藥後主症已明顯減輕，並述超音波檢查示「卵巢囊腫消失，子宮肌瘤變小」。惟經量甚少，2天即淨，腰痠，陰部乾澀減輕但未盡除。繼予散結並輔益腎養血助衝任之丸劑緩補精血。藥用丹參30g、當歸9g、川芎6g、赤芍15g、白芍15g、桃仁12g、紅花9g、丹皮15g、元胡12g、皂刺9g、雞血藤15g、焦楂30g、紫河車10g，配服調經助孕丸每日2次，每次10g。五診述腰腹痛明顯減輕，肛門墜痛極輕，月經量亦增多，持續時間增至3天，婦科檢查僅見宮頸輕度糜爛。再施滋腎養血法，藥用生地、熟地各15g、山萸9g、山藥12g、丹皮15g、澤瀉12g、枸杞子15g、桑椹子12g、龜板12g、鹿角霜12g、紫河車12g、當歸9g、川芎6g、赤芍15g、炒內金6g，配服調經助孕丸10g，每日2次。囑經前改服上方6劑。末診欣告本次行經原症皆除，精神食納均好，續服上方10付。月經如期來潮，經期3天，即淨血量近如以往，經前僅偶感外陰輕度乾癢。藥效穩固，囑再服上方10付以善其後，配調經助孕丸，每次10g，每日2次，六味地黃丸2次，每日1次，平調臟腑陰陽，以使經水調勻。

【按　語】經前肛門墜痛，常伴見於經行腹痛之中，本例卻為主症，且漸加重，同時表現為經少陰澀，結合查體應屬「胞脈瘀積」，與西醫「子宮內膜異位症」相似。因在經前下焦氣血瘀滯加重，故肛門疼痛明顯。血滯胞脈故血海溢泄不利而經少；氣血失和，腎精不得滋濡則見腰痠痛，陰澀不舒。依次經前活血，經後軟堅，平日滋益腎精，補養氣血，兼通陽明腸腑，諸法直接或間接地暢運了脾胃氣血。經3個月經週期的調治與觀察，其症狀體徵均有明顯改善，經前肛墜不再發作，經量亦增多，持續3天，腰痛、陰道乾澀已除，大便轉潤。婦

科檢查亦無異常發現，患者甚感欣慰。

■ 案例7　經期大便疼痛。何×，27歲。❶

【證候表現】患者2年前放置避孕環後即開始下腹疼痛，就診1年多前腹痛
　　　　　　加重，並於經期大便時又感下部痛甚，曾服中藥、止痛劑未
　　　　　　效。在某醫院檢查疑為痔瘡，後又否定。因經期大便疼痛不
　　　　　　減，難以忍受而再來求治。月經週期規律，血量多，夾血塊，
　　　　　　持續6～7天，伴明顯下腹及便時疼痛。

【治療方法】理氣活血，通經止痛。

【　方　藥　】依法擬方。
　　　　　　香附12g、烏藥12g，青皮、陳皮各6g，當歸12g、川芎9g、
　　　　　　赤芍12g、地龍9g、九香蟲9g、炮山甲15g、丹參30g、元胡9
　　　　　　g。3劑後再診告知，服藥當晚經潮，午夜後痛感明顯減輕，
　　　　　　每次痛症持續整個經期，本次僅出現兩個小時，血量亦明顯
　　　　　　減少，血塊亦減少，經行天數亦縮短為4天，病人精神形態
　　　　　　俱佳，甚感欣慰。

【　按　語　】本案例起於放置宮內避孕器，因異物內置，直傷胞宮衝任故
　　　　　　經期長，血失過多損耗日久又可成瘀，瘀積於胞宮，血行不
　　　　　　暢故經行腹痛，瘀積於肛腸會陰，故見便時下部作痛，瘀血
　　　　　　阻滯，血不歸經亦致月經多夾塊。診時正臨經期，故擬理氣
　　　　　　活血，因勢利導以治其標，辨證求因，審因論治，藥後效驗
　　　　　　顯著，病家實感愉悅，瘀滯除，故亦未再復發。

❶ 筆者門診病案。（初診於1987年12月22日）

■ **案例8　經間期腹痛。歐陽××，35歲。❶**

【證候表現】患者每於經間期開始腹痛，痛時需臥床休息，喜溫按，持續
　　　　　　到月經來潮緩解。月經週期正常，量中，有小塊，平素帶下
　　　　　　不多，苔薄，脈細。婦檢：外陰無異常，陰道暢，宮頸光滑，
　　　　　　子宮中位，正常大小，無壓痛，兩側附件正常。超音波檢查：
　　　　　　子宮前壁有1.8×1.7公分小肌瘤。

【治療方法】活血化瘀止痛。

【　方　藥　】當歸、元胡、製香附、蒲黃、五靈脂、川牛膝、茜草、紅花
　　　　　　各10g，官桂6g、香穀芽15g、茯苓12g、生草3g。上方於腹
　　　　　　痛前3日開始服，直至經淨。調治3個月後，腹痛依然，經前
　　　　　　乳脹明顯，大便不調，苔薄，脈細。據症狀分析，經間期陽
　　　　　　虛陰盛，氣滯血瘀，治擬溫陽理氣，袪瘀止痛。方藥：製附
　　　　　　塊、炙川草烏、川郁金、川桂枝、柴胡、川牛膝、蒲黃、五
　　　　　　靈脂各10g，茯苓12g，元胡、米仁、香穀芽各15g，炙甘草5
　　　　　　g。服藥當月，經間期腹痛終獲痊癒。8個月後隨訪得知，患
　　　　　　者腹痛未再發作。

【　按　語　】經間期中醫又稱氤氳期，是月經週期中重陰轉陽，氣血活動
　　　　　　顯著時期。經淨後陰精由虛至盛，精化為氣，陰轉化為陽。
　　　　　　而患者由於素體陽虛，轉化後陽氣不足，不能行其溫煦作用，
　　　　　　氣血瘀滯，故每月在此時發生腹痛。治療之初，單以活血化
　　　　　　瘀取效不顯，後以附子、川草烏溫補陽氣，輔以當歸、蒲黃、
　　　　　　五靈脂、柴胡、元胡、川牛膝等理氣活血之品加強衝任氣血
　　　　　　的流動，使體內陰陽保持動態平衡，氣血暢達，患者安度此
　　　　　　期。

❶　《四川中醫》，1993，（3），「月經前後諸症案」，趙雅萍。

第二節　經行風癢

【提要】經行前後機體氣血變化急驟，營衛失和，外界風邪易於襲表，傷於經絡，若素有血虛或臟腑不實更易致病，臨床可表現為外感表證、肌膚搔癢、抽搐癲癇等。如多次反覆發作則進一步損傷臟腑經絡氣血，以致胞宮亦失去定期藏泄的正常功能。

(一)療法綜粹

(1)經行感冒：當歸9g、川芎9g、乾地黃12g、赤白芍各15g、荊芥9g、防風9g、白蒺藜12g、蘇葉9g、太子參15g、黃芪15g、炒白朮9g、桔梗12g、板藍根12g、蘆根12g，水煎服，日1劑。

(2)經行身癢：當歸12g、川芎9g、赤白芍各15g、生熟地各12g、丹皮12g、山萸肉9g、紫河車10g、荊芥9g、防風9g、白蒺藜15g、地龍9g、地膚子12g、蟬蛻6g、薄荷6g，水煎服，日1劑。

(3)經行蕁麻疹：丹皮12g、防風9g、當歸12g、赤芍15g、鱉甲12g、地膚子12g、鈎藤9g、地龍9g、蟬蛻6g、花蕊石30g、川牛膝30g，水煎服，日1劑。

(4)經行抽搐：鈎藤9g、羚羊角9g、杭菊15g、白蒺藜15g、生地12g、丹皮15g、旱蓮草24g、生石決明30g、夏枯草12g、生牡蠣30g、白殭蠶9g、地龍9g、鮮竹瀝汁（兌服）30g，水煎服，經前2～3日始服為宜。（均為筆者擬方）

(二)驗　案

■ **案例1　經期感冒。餘×，19歲。❻**

【證候表現】患者就診時惡寒發熱3天，少汗，週身痠痛不適，鼻塞流涕，
　　　　　　喉癢，痰稀色白，曾服荊防敗毒散加減方2劑，無好轉。前
　　　　　　天晚經潮，腰腹隱痛，經量少，色淡質稀。面黃少華，體倦
　　　　　　乏力，舌淡苔薄白，脈浮細。體溫38℃，血常規及胸部透視
　　　　　　均屬正常。

【治療方法】養血調經，解表宣肺。

【　方　藥　】四物湯加味。

　　　　　　熟地6g、當歸6g、川芎3g、白芍5g、荊芥10g、防風10g、蘇
　　　　　　葉10g、杏仁8g、桔梗8g、陳皮10g、黨參10g。服藥2劑症減，
　　　　　　4劑而癒。

【　按　語　】婦女經期感冒與平日感冒不同，於經前經期氣血變化急驟，
　　　　　　血室正開，衛外不固，容易感受外邪。有於經前感冒延至經
　　　　　　期者，有逢經期感冒者，伴發熱惡寒，全身肌肉及腰部痠痛，
　　　　　　或鼻塞流涕，咳嗽等典型症狀，體溫在38～39℃之間。治療
　　　　　　應以治血為先，四物湯既養血又活血，是調經和血的良方，
　　　　　　在治血同時加以疏散表邪之味，是謂扶正祛邪的具體運用。
　　　　　　本文介紹用該法治療74例經期感冒患者。服藥2～6劑，平均
　　　　　　3劑而癒。在進一步辨證基礎上，以四物湯為基本方，屬風
　　　　　　寒者加荊芥、防風、蘇葉，兼咳嗽加杏仁、桔梗，風熱感冒
　　　　　　者，易生地，加牛蒡子、薄荷、蟬衣，咳嗽加瓜蔞、川貝、

❻ 《上海中醫藥雜誌》，1989，(11)，「四物湯加解表藥治療婦人經期感冒」，沈新
　　華。

前胡。若氣虛明顯者再加黨參、黃芪，經色黯質稠或夾瘀塊者易白芍為赤芍，加山楂。

■ **案例2　經期中風。**尹××，25歲。[17]

【證候表現】本患者經期受風，月經驟止，忽然頭昏，兩眼視物不清，額內脹痛，繼而口眼歪斜。曾數次診治無效，頭痛眩暈日甚，幾至不能起床，溲黃便結，舌苔淡黃，脈弦數。

【治療方法】平肝熄風法。

【方　藥】鈎藤15g、白菊10g、防風10g、黃芩10g、赤芍10g、夏枯草10g、蟬蛻（去翅足）5g、白芷10g、甘草6g。配合針灸治療（方法略）。服藥6劑後，面歪斜稍正，頭仍眩昏，大便燥結，改以破瘀通絡之法。藥用桃仁10g、桂枝6g、赤芍10g、大黃10g、鈎藤10g、蟬蛻6g、白芷10g。連服6劑，配合針灸3次，月水遂通，眩昏即止，顏面歪斜已除。

【按　語】本病來勢急，頭目眩暈併歪斜屬重症，清熱熄風罔效，乃辨證之誤。深思其乃經期受風，風熱入於血室，絡阻上焦，故發眩暈歪斜。故用桃仁、赤芍、桂枝破瘀通絡，大黃瀉熱，鈎藤、蟬蛻、白芷熄風，則瘀阻通，經血暢而諸症俱除。

■ **案例3　經行癇病。**

(1)羅××，21歲。[18]

【證候表現】患者每於月經來潮則發抽搐痰鳴，先兆頭昏，忽然喪失神智昏倒於地，痰聲漉漉，口吐白沫，四肢痙攣，發後如常人，面赤口渴，牙齦腫痛，舌苔黃乾，脈象滑數。

[17] 《黑龍江中醫藥》，1988，(1)，「婦科疑難病案三則・經期中風」，曾立昆。
[18] 《黑龍江中醫藥》，1988，(1)，「婦科疑難病案三則・經期癇病」，曾立昆。

【治療方法】養血平肝，熄風祛痰。

【　方　藥　】當歸10g、白芍10g、鈎藤20g、天竺黃10g、法夏6g、膽草10g、全蠍4g、地龍10g、生地10g、甘草6g。連服10劑，月經來潮，抽搐停止，惟頭稍昏，神志清，喉中有痰能自行吐出。原方加龍骨10g、郁金10g、茯苓10g、殭蠶6g。再診頭已不昏，口中無痰，尚心煩口渴，原方加石膏20g，6劑後，月經正常，癇病停止。1年後追訪未復發，已婚，並次年生育一男。

【　按　語　】本案患者月經來潮時，發生抽搐已4年半餘，當地縣醫院診為「經期癇病」。服用苯妥英納、定癇丸1年餘未效。繼服熄風化痰安神之中藥百餘劑亦反覆發作無常，又求秘方「尿浸蛋」，每月7個，連服48個仍無效。此室女經行抽搐已成定例，其母平日不敢外出以日夜守護。痼疾遠近皆知，婚嫁不能，母女同悲。本次治驗由於抓住經期血盛，觸動風、熱、痰，故發癇病之根本，用歸、芍、生地養血涼血；鈎藤、膽草、地龍平肝熄風；天竺黃、法夏、全蠍祛痰；甘草調和諸藥，使血熱清，肝風熄，痰自消，癇病除。

⑵鞠××，25歲。❶⑨

【證候表現】患者每遇經行前後發作性抽搐已4年餘，月經週期正常，抽搐發作漸頻繁。發作時突然昏倒不省人事，口噤目閉，口吐白沫，抽搐時間長短不一，醒後如常人，舌尖紅，脈弦緩。

【治療方法】養血緩肝，清熱化痰。

【　方　藥　】四物湯加味。

當歸9g、炒白芍12g、川芎4.5g、生地12g、麥冬9g、玄參9g、鈎藤9g、製半夏9g、梔子9g、蓮子心9g，服藥平妥，繼服下方：

❶⑨　《劉奉五婦科經驗·經期癲癇大發作一例》。

當歸9g、炒白朮9g、生地12g、川芎6g、白蒺藜9g、蔓荊子9g、木賊草9g、清半夏9g、生甘草9g、山藥12g。7劑後月經如期來潮，癲癇未發作，平日性情急躁，雙目乾澀，胸悶，溲黃，舌紅，脈沈緩。上方加天花粉9g、黃芩9g，以鞏固療效。

【按　語】「諸風掉眩皆屬於肝」，每於經期前後發作，主要由於血虛肝旺，結痰不化所致。經前衝任脈盛，肝氣偏亢，肝風容易引動，而經後陰血虧虛，血不養肝而致肝急風動。故治療以四物養血柔肝為主，而後養肝扶脾。劉氏認為蔓荊子、木賊草、白蒺藜三藥合用，既可清肝熱，涼肝熄風，又有養肝血之功，疏肝理鬱以熄內風，本案病患4年餘，服藥14劑癇病得以控制，確可效法。

■ 案例4　經行抽搐。

⑴易××，24歲。[20]

【證候表現】患者每於經前7～8天開始抽搐，頭左右搖擺，至經後消失。發作時神志清醒，但反覆發作，日久不癒。月經14歲初潮，近1年來有時16天一潮，或60多天一至，血量或多或少，色黑兼小血塊，伴腰腹隱痛。平日白帶偏多。面色無華，頭昏痛目眩，心慌氣短，少寐多夢，易驚惕，四肢不溫，口乾不欲飲，舌淡黯尖有瘀點，苔薄白而滑，脈沈細稍弦。

【治療方法】補益心腎，佐以柔肝熄風。

【方　藥】桂枝加龍骨牡蠣湯加味。
桂枝、甘草各8g，生龍骨、生牡蠣、桑枝各20g，鈎藤15g，白芍、殭蠶各10g為基礎方。就診時為月經週期第14天，尚無抽搐搖頭，加旋覆花、製半夏各10g，茯苓20g，陳皮5g，

[20]《新中醫》，1985，(6)，「月經周期性抽搐」，彭景星。

菖蒲6g、膽星3g（即沈堯封之《婦科輯要》之蠲飲六神湯）。服6劑，苔滑退，至經前（週期27天）僅輕度抽搐，諸症有減，藥增小麥20g、大棗3枚。取上述六神湯藥味，加仙靈脾、菟絲子各10g，連服12劑，去仙靈脾、菟絲子，加牛膝、澤蘭各10g，益母草20g，服18劑。月經來潮（週期35天），抽搐搖頭已止，眩暈諸症更減輕，又加仙靈脾與牛膝兩方各服半月，月經第3次如期來潮（週期30天），諸症消失，續按上兩方交替服用，2日1劑，服1月以鞏固療效，共服90餘劑，病癒未再復發。

【按　語】本案曾因病全身抽搐，頭左右搖動及右上腹痛，於某醫院內、外、婦科檢查，超音波檢查：慢性膽囊炎，其餘心、腦電圖，各種化驗均未發現異常，以「痙病」住中醫病房治療3個多月，療效不佳。久治不效而再求診治，經上述調治心腎而獲癒。

　　(2)王××，23歲。[21]

【證候表現】患者1年餘以來，經行即發四肢抽搐，掣動不可自止，經淨後方可消失。伴有兩乳脹，胸脅滿，心煩易激怒，少腹墜脹痛甚，經血色黯，夾紫黑色血塊，平日帶多，色淡質稀無臭氣，舌淡苔白，脈弦略數。

【治療方法】清肝開鬱，鎮靜止抽。

【方　藥】丹梔逍遙散加味。

丹皮15g、山梔20g、柴胡15g、白芍20g、當歸15g、鈎藤50g、元胡20g、蒲黃15g、靈脂20g、地龍20g、珍珠母50g，4劑。囑以後每於經前3日開始服方4劑。經3個月經週期治療觀察（共服藥12劑）於第4次經後再診，自述經行抽搐已無，惟輕微少腹痛，經色亦好轉，囑服逍遙丸以善其後。

[21]　《內蒙古中醫藥》，1986，(2)，「試述經行抽搐」，馬天義。

【按　語】本案患者以往無特殊病史，病由經潮之次日突受驚嚇而經血
　　　　　旋即停止不行，下次經時即發抽搐。其兼症均係肝氣失暢所
　　　　　致，經血瘀阻難下而見胸腹疼痛。病延年餘僅以10餘劑而取
　　　　　效，乃為證法相一也。

　　⑶薄××，35歲。❷

【證候表現】患者本案病起於4年前產後失血過多，致每次月經來潮時，
　　　　　即以抽搐，手足攣急，關節難以屈伸，口角發緊，平日四肢
　　　　　發涼，納少，舌黯淡，脈弦緊。

【治療方法】養陰柔肝，潤燥止抽。

【方　藥】四物湯加味。
　　　　　鈎藤50g、地龍20g、生龍牡各50g、當歸20g、蜈蚣3條、桂
　　　　　枝15g、木瓜15g、殭蠶15g、白芍50g、熟地20g，3劑後見服
　　　　　藥平妥，囑加強鍛練身體，增進飲食，共服上方30劑後，經
　　　　　行抽搐已不發作，後隨訪未再復發。

【按　語】本案屬陰血虧虛，筋脈失於濡養，經行之際陰血更虧，故隨
　　　　　之發生抽搐，治法乃求因施治，證藥合一故能獲效。

■ 案例5　經行身癢。

　　⑴李××，20歲。

【證候表現】患者近數月以來每於經前開始全身搔癢，經後則止，診見四
　　　　　肢、胸背大片成團疙瘩，奇癢難忍，下肢輕度水腫，舌質淡，
　　　　　邊有齒痕，苔薄白，脈沈細。

【治療方法】養血止癢。

【方　藥】阿膠12g，益母草、黃芪各30g，大棗10枚，3劑癢止。

【按　語】此診前經期飲甜酒後，全身搔癢難忍，西醫診為「蕁麻疹」，

----

❷ 同註❷。

用異丙嗪注射及「過敏丸」緩解，但3天後全身又出現大片
疙瘩，奇癢難忍，遂改服中藥，僅3劑而癢止，觀察半年未
再復發。

⑵王××，30歲。❷

【證候表現】患者經行前後全身奇癢，遇冷遇熱則發作加劇，月經停止後
3～4天身癢逐漸消失，反覆發作1年餘。診見全身散在大小
不等之丘疹及抓痕，舌質稍紅，苔薄黃，脈弦細。

【治療方法】調和營衛。

【　方　藥　】益母草、柿樹葉、黃芪各30g，大棗15枚、桂枝3g，服4劑後，
隱疹消退。觀察半年從未復發。

⑶李×，24歲。❷

【證候表現】患者每於經前乳房、下腹脹痛，心煩易怒，胸脅苦滿，繼而
全身發癢，出現紅色皮疹，忽起忽落。經行第1天，血量多，
色黯紅夾紫塊，軀幹、頭面、四肢均有紅色丘疹，或散在，
或成片，癢熱交織，抓之作癢加劇，舌邊尖紅，苔薄黃，脈
弦數。

【治療方法】清熱涼血，散風解毒。

【　方　藥　】生地20g、赤芍10g、丹皮10g、忍冬藤20g、野菊花12g、紫
草10g、防風10g、蒲公英15g、連翹10g、凌霄花10g、白蘚
皮10g、生甘草6g，3劑，同時配針刺法治療（方法略），3天
後，癢疹退，再以調和營衛法，配涼血解毒之品，用桂枝湯
加減（桂枝、白芍、生薑、甘草、大棗、紫草、丹皮、凌霄
花、夜交藤、生地等）治之，每月服6劑，連續治療3個月，
病不再發。

---

❷ 《四川中醫》，1989，⑶，「經來身癢治驗」，程潤泉。

❷ 《婦科奇難病論治·經行癢疹》，班秀文。

【按　語】本案患者經行癮疹發病已半年，併見月經先後不定，多少不
　　　　　一，色黯夾紫塊及肝氣鬱滯的全身脹悶，乃屬火熱之毒壅閉
　　　　　營血之間，迫血妄行為患，故以清解風熱之法取效。並貴在
　　　　　治於未發之先，以及連續治療3個月經週期方使療效鞏固。

　⑷陳××，21歲。㉕

【證候表現】患者每於經行次日即全身發風疹塊，下肢為甚，色紅，奇癢，
　　　　　時隱時現，血淨自消。月經多後延，經期多延長，血量中等，
　　　　　色鮮紅。腰痠耳鳴，溲黃，舌紅，邊有瘀斑，脈弦細。有經
　　　　　行鼻衄史，婦科檢查未發現異常。就診時正值經行第4天。

【治療方法】滋陰涼血，調經疏風。

【方　藥】生地、冬桑葉各15g，地骨皮12g，炒丹皮、赤芍、白芍、黑
　　　　　山梔、荊芥、防風、浮萍各9g，炒黃芩6g。4劑後再診，該
　　　　　次經期由7～15天縮短為7天，疹塊消退，仍頭目昏暈，耳鳴，
　　　　　下肢痠楚，舌紅苔薄。改擬滋腎養陰，平肝調衝。藥用生地、
　　　　　熟地、枸杞、首烏、炙鱉甲各15g，山萸肉、女貞子、菟絲
　　　　　子、淮山藥、川續斷、丹參各12g，白芍9g、五味子6g，5劑
　　　　　後再診時佐以舒肝活血，加減用藥共19劑，待第六診時，予
　　　　　滋陰涼血為主，佐以清熱疏風，以防疹塊再現。藥用生地、
　　　　　玄參各15g，麥冬、旱蓮草、酸棗仁、茯神各12g，丹皮、地
　　　　　骨皮、赤芍、炒山梔、芥穗、防風各9g。進5劑，七診時得
　　　　　知末次月經如期而至，5天乾淨，血量中等，經色正紅，風
　　　　　疹未再發，續予滋益腎陰，養肝調衝之法，從本調治以鞏固
　　　　　療效。

【按　語】本病多因風邪襲於血分，可由血虛、風熱，或夾濕等因素引
　　　　　起，本案為陰虛肝旺，血熱而風邪蘊阻肌膚，經行則陰血更

虛，血熱益熾，風邪乘虛而發。治法當以滋陰治本，疏風清熱治標，仿兩地湯及消風散兩方加減，平時則以左歸飲合二至丸化裁，滋腎平肝調衝，以調整臟腑陰陽，熱清風散，則疹塊自消。

■ **案例6　經行目癢。周××，44歲。**❷❻

【證候表現】本病多發於經期或經後，目癢而乾，肢體乏力，心悸煩悶，月經量少，色淡紅，週期不定，經後漸止。患者體質素弱，近期經量多，色淡紅，週期不定。經期兩目乾澀作癢，經量愈多癢愈甚，視力左1.0，右0.8，眼瞼、球結膜略紅，多次治療無效。

【治療方法】養血驅風。

【　方　藥　】熟地、當歸各12g，白芍20g，川芎、丹參、薄荷各10g，蟬蛻6g。共服6劑症狀消失，半年後隨訪未復發。

■ **案例7　經行舌麻。張××，38歲。**❷❼

【證候表現】患者經行之間舌感麻木，經後則消失，本案患者此病已近2年，形體肥胖，素性急躁，喜歎息噯氣。月經週期提前，甚或1個月2次，量少，色紅或紫，偶夾血塊，經行不暢，胸脅小腹脹痛。舌質紅，苔黃膩，舌下淺靜脈主幹增粗，色紫黯，脈弦澀。

【治療方法】疏肝解鬱，化痰行瘀。

【　方　藥　】柴胡、川芎、陳皮各12g，香附20g、甘草5g，白芍、當歸、枳殼、茯苓各15g、益母草30g、膽星10g。服5劑後正值月經

---

❷❻　《中醫雜誌》，1991，(8)，「辨證治療婦女月經期眼病經驗」，任義等。

❷❼　《新中醫》，1988，(5)，「經行舌麻治驗」，黃杏林。

來潮，自覺經行暢利，血量增多，血色紅無塊，胸脅小腹痛減。舌麻木明顯減輕。守方加丹參18g，繼服5劑，後服當歸浸膏片20天，每次5片，每日3次，次月經行正常，舌麻木未作，追訪至今未復發。

【 按　語 】本病乃由氣血阻滯，舌脈不暢所致，並因體胖多痰濕，氣機鬱阻，衝任失調而見月經失期，兩者病機一致，故取異病同治之法，用柴胡疏肝散加味化痰活血行瘀之藥，以使肝氣舒達，氣血通暢，衝任得調，而獲兩病盡癒之效。

第三節　經行精神異常

【提要】每於經前、經期出現精神情志狀態異常，經後消失，反覆發作者屬本病範圍。可由情志鬱結日久，心肝血分失和，神魂不寧，或內有痰熱上擾清竅等因素導致發病。其表現有抑鬱欲哭，心悸不寐，疑慮憂思，狂怒癲狂等，嚴重影響患者的身心健康及日常工作學習與生活。

(一)療法綜粹

(1)心血不足，見經前欲哭，恍惚不安，失眠，心悸者：淮小麥30g、炙甘草9g、大棗5枚、熟地12g、白芍9g、遠志4.5g、菖蒲9g、朱茯神9g、柏子仁9g，水煎服，日1劑。

(2)肝鬱火旺，見經前經期煩怒易激，或狂躁不安，登高棄衣者：膽草9g、山梔9g、丹皮9g、川連3g、黃芩9g、生甘草4.5g、生地12g、車前子12g、澤瀉9g，炒龍骨、牡蠣各30g，鈎藤12g，水煎服，日1劑。

(3)痰熱上蒙，自愁自泣，憂心少語，或語無倫次，不分親疏多猜疑者：製半夏4.5g、陳皮6g、茯苓9g、炙甘草4.5g、菖蒲9g、郁金9g、枳殼9g、竹茹9g，水煎服，日1次。

(4)心脾不足，經前或經期夜寐不安或不寐，寐則多夢紛擾，頭暈神疲者：黨參9g、黃芪9g、白朮9g、朱茯苓9g、酸棗仁9g、當歸9g、遠志4.5g、木香4.5g、大棗5枚、龍眼肉9g，水煎服，日1劑。(均選自《中醫婦科臨床手冊》)

(5)瘀血阻滯，經前突然精神異常，抑鬱不振，心煩意亂，注意力不集中，少語納差，愁哭自語，口唇乾燥甚而裂口出血，口臭，便結溲赤，經潮則症解如常者：莪朮100g、大黃30g、赤芍30g，製成糖衣片(稱達營片)，為1日量，分3次飯後服。(選自《上海中醫藥雜誌》，1992，(2)：11)

㈡驗　案

■ 案例1　經行精神抑鬱。王××，15歲。❷

【證候表現】幼年發育良好，個性內向，脾氣溫柔，少言。13歲初潮時有2夜失眠，緊張不安。第2次月經來潮，又連續3夜失眠，情緒緊張，經淨後好轉。第3次來潮前7天，又見動作遲鈍，失眠，情緒低沈，常哭泣，口臭明顯，曾經門診精神藥物治療9個月，仍不能控制其每月發作，乃轉中醫治療。檢查：接觸不佳，語言減少，發音較低，吞吞吐吐，意識恍惚，口臭極重，口唇乾燥，且見破裂。診斷為少女型週期性精神病。

【治療方法】活血化瘀。

【　方　藥　】達營片(見療法綜粹)。當月即控制，以後鞏固治療1個月，未再復發，每月來潮時照常上課，成績良好。1年隨訪，情況佳。

【　按　語　】應用活血化瘀法治療少女月經週期性精神病有效，因其臨床

---

❷ 《上海中醫藥雜誌》，1992，(2)，「活血化瘀法治療少女月經週期性精神病」，周龍標。

表現多屬「實證」、「熱證」。至於精神病人在臨床上所表現之血瘀徵象與其他疾病之血瘀不同。如《證治準繩·蓄血篇》曰：「**夫飲食起居，一失其宜，皆能使血瘀滯不行，故百病由瘀血者多**。」作者在這一理論啟示下，應用活血化瘀法治療少女週期性精神病，用以調整血運功能，使瘀血得以祛除，從而促進患者機體的氣血平衡，使病人得到有效的治療。本方達營片，是從14味復方❷中篩選並精製成片劑而成。精簡為三味主藥後，其用量加重，然在臨床上未發現因藥用量加重而出現經量過多，或經期延長，或超前而行等副作用，相反，原來經量過多，或經期延長，或超前而行者，經治療後，在期、量、色、質等方面得以正常。至於活血化瘀治療本病所以能獲效，上述只是一種推理，其真正獲效的有關機理，有待於進一步深入探討，然其為該病的治療拓寬了思路，是極有實際意義的。

■ **案例2　經前煩亂。於×，32歲。**❸

【證候表現】患者近1年來經前7天即出現心煩不安，伴全身輕度浮腫，頭暈，睡眠多夢，經潮自癒。月經規律，量多色黑，帶下量多色白，舌紅苔黃膩，脈弦滑。

【治療方法】清利濕熱，化氣消腫。

【　方　藥　】竹皮大丸合當歸芍藥散。

　　　　　　竹茹20g、石膏15g、白薇15g、桂枝6g、甘草6g、當歸15g、白芍15g、川芎6g、白朮9g、茯苓15g、澤瀉9g，連服10劑，諸症悉除。觀察半年未復發。

---

❷　《中華神經精神科雜誌》，1980年，第2期，第114頁

❸　《國醫論壇》，1992，(2)，「竹皮大丸治療經前煩亂驗案二則」，宋健民。

【按　　語】經前煩亂是婦科常見病之一，病機本於心神被擾，患者多屬
　　　　　　陽盛之體，遇到經期則衝脈之氣亦盛，陽熱因之而動，上逆
　　　　　　擾心，故發煩亂。用經方竹皮大丸（竹茹20g、石膏15g、白
　　　　　　薇15g、桂枝6g、甘草6g），具清熱平衝之功，合當歸芍藥散
　　　　　　使其藥後氣血順和，則心神寧靜，煩亂自止。

■ 案例3　經期狂亂。董××，18歲。**③①**

【證候表現】17歲月經初期，臨經受涼，以後每次行經神志不清，胡言亂
　　　　　　語，狂笑喊叫，飲食起居不能自理，四肢厥冷，時吐涎沫，
　　　　　　約發作1週，經後則恢復正常，舌紅，脈弦數。

【治療方法】養血清鎮。

【方　　藥】鮮生地、牡蠣各30g，鮮沙參、磁石各9g，龍骨18g、鈎藤12
　　　　　　g。4劑後神志清朗，次月行經未見上症發作。

【按　　語】婦女經期諸症，當以調氣血、理衝任為主，但當分清經與病
　　　　　　之先因後果。本例先有經水、血室空虛，後受驚悸，神明擾
　　　　　　亂，故以養血為先，血室充實則神明得安。

■ 案例4　經前驚恐。林××，23歲。**③②**

【證候表現】患者5年前被他人驚嚇後，反覆出現幻覺，似有人追捉，伴
　　　　　　心慌胸悶，時時歎息，哭笑無常，不自主外出行走，或喃喃
　　　　　　自語，或默默寡言，夜難入寐，惡夢紛紜。曾多次求醫，擬
　　　　　　診反應性精神病。服用西藥氯氮平、苯海索等。雖有好轉，
　　　　　　但反覆發作，時輕時重，近年來頭暈頭重如裹，咯白色痰，
　　　　　　少腹陣發性脹痛，經前尤甚，經期血塊排出後緩解。白帶多

③① 《浙江中醫藥》，1978，(5)，「婦女經期精神症狀治療體會」，朱南孫。

③② 《福建中醫藥》，1993，(2)，「活血化瘀法治療女子驚恐2例」，朱蘭。

而稠臭，溲短色黃，舌質暗紅，苔白厚膩，脈弦滑。

【治療方法】活血化瘀，清熱化痰。

【方　　藥】桃仁8g、紅花8g、赤芍12g、五靈脂6g、生蒲黃6g、柴胡6g、
石菖蒲12g、半夏10g、栀子8g、豆豉8g、牡蠣30g（先煎）、
淡竹葉10g，水煎服，日1劑。上方加減，共服40餘劑，諸症
悉平，隨訪1年，未見復發。

【按　　語】卒遇異常之事，乍臨異常之境，目睹異常之物，耳聞異常之
聲，致突然受驚，心無所倚，神無所歸，慮無所定而氣亂，
此為「驚」之所致。如果這種情志波動持續時間較長，轉而
成為「恐」，所以「驚恐」往往併提。本例因驚恐而致氣亂，
氣亂則肝之疏泄失職，衝任失調，形成氣血瘀阻，凝滯腦氣，
精神失守。治仿王清任癲狂夢醒湯之意獲效顯著。

■ 案例5　經行恐懼。朱×，29歲。[33]

【證候表現】患者於18歲時正值經期，夜遇一怪影而受驚，自此後每逢經
期則頭暈，心煩多夢，夜間常被惡夢驚醒，甚則懼怕聲響，
聞則心跳出汗，精神恍惚，月經量較少。經多方醫治，效不
明顯，遂致經期閉門在家，苦惱至極。診見：體瘦面白，兩
眼眶周圍發黑，舌淡紅，邊有小瘀點，脈沈細。

【治療方法】交通心腎，安神定志。

【方　　藥】經前方：熟地、枸杞子各15g，遠志10g，丹皮、黃連各9g，
生地、當歸各12g，肉桂3g，甘草5g。此方經前2天始服，日
服2次，朱砂安神丸1丸，睡前服，連服20日。二診：月經始
行，量較前稍多而色暗，心煩惡夢不作，惟聞響聲仍驚，時
有眩暈耳鳴。症稍有好轉，繼予上方去生地，加白芍15g，

連服5劑。後仍以丸藥緩之。如此調治4個月，10年頑疾獲癒。

【按　語】《素問·六微旨大論》曰：「氣之升降，天地之更用也」。心腎相交，水火既濟，是人體陰陽氣升降出入的運動形式。本例患者經期卒驚而恐，驚則氣亂，心神被擾，恐則氣下，腎氣受損，然腎司天癸，故於經行血聚胞宮之際，水不濟火，心神失養，陰陽升降乖違而恐懼不安。治病求本，法以補腎濟心，交通心腎陰陽水火，使君神得寧，驚恐不作而癒。

■ 案例6　經行煩怒併發癇病。尚××，21歲。❸❹

【證候表現】患者於1974年6月15日初診。素性急躁任性，13歲月經初潮，週期色量皆正常。半年前因與鄰居口角相爭，突然發作四肢抽搐，憋氣，昏厥數分鐘後始醒。從此經期失準，時或提前，量少色深，經前1週左右常感肢麻頭暈，目赤視昏，煩躁易怒，稍有不悅即哭喊叫嚷，怒不可遏，且口渴喜冷，納穀不香，便乾溲黃。近數月來，更發現經前1週左右發作抽搐神昏，口噤切齒，角弓反張，二目竄視，口吐涎沫，喉中痰鳴，每持續約2、3分鐘方止。諸症多發於晨、午之時，幾乎每日必發作，經行後即停止，然已體困神疲，旬日難復。刻診將近經期，頭暈肢麻諸將發端，舌邊紅，苔薄膩少津，根部略厚。

【治療方法】平肝熄風，豁痰開竅，兼予調經。

【方　藥】明天麻4.5g、嫩鉤藤15g、秦當歸12g、赤芍藥12g、粉丹皮15g，雲茯苓、川郁金、炒梔子各9g，龍膽草6g、天竺黃6g、白附子3g、白殭蠶6g、生白礬3g、蘇薄荷4.5g，5劑，水煎服。二診於6月23日，上藥服後於6月21日經潮，量較前多，排出

少許紫黑色血塊，癇病次數大減，僅經前3日發作1次，躁急之象亦輕，頭部清爽，惟寐差，便乾，舌邊紅，苔薄膩而潤，根部厚苔已化，脈弦緩略細。投藥已效，原法再進，按上方加減：明天麻4.5g、嫩鈎藤15g、天竺黃6g、甘枸杞、肉蓯蓉各9g、秦當歸12g、山藥12g、雲茯苓9g、粉丹皮、炒山梔、赤、白芍各9g、川郁金4.5g、炒棗仁9g、首烏藤15g、白金丸1付（分2次沖服），4劑，水煎服。囑藥後每日上午服加味逍遙丸1付，下午服桑麻丸1付，睡前服朱砂安神丸1付，均白水送下。於下次經前仍服一診方7劑，半年後隨訪，病癒未再復發。

【　按　語　】本例肝鬱既久，化火生風，加之脾運失健，聚濕成痰。經行前由於太衝脈盛，肝陽偏亢，激動內風，挾痰上擾，蒙蔽清竅，因而發作頭暈目眩，抽搐神昏，口噤切齒，喉中痰鳴等症。而口渴喜冷，便乾溲黃，乃因熱盛傷津，納少苔膩，則係脾不健運，痰結不化之故。《素問·金匱真言論》謂：「平旦至日中，天之陽，陽中之陽也。」說明晨、午乃自然界陽氣旺盛之時，陽邪旺於陽時，故癇病每在晨、午間發作，治用明天麻、鈎藤平肝熄風；雲茯苓、天竺黃、郁金、白礬化痰開竅。又以殭蠶、白附子搜風剔絡，定搐解痙；龍膽草、梔子、丹皮清熱涼營，以瀉肝火；當歸、赤芍藥養血活血，使血行風自滅；少佐蘇薄荷疏肝解鬱，使氣行火自散。二診結痰已開，風火漸熄，遂加甘枸杞、肉蓯蓉、山藥等，協秦當歸、雲茯苓健脾化痰，養血益腎，以杜發病之源；又予丸劑熄風化痰，疏肝和營，養血安神，緩緩調治，以期康復。

第四節　經血異行

　　【提要】月經本由氣血所化。按期由胞宮溢泄經陰道排出體外。當臟腑功能失常，氣血逆亂，衝任胞脈瘀阻損傷時，則經血排出途徑即可發生異常，有自口鼻出者，有自眼耳出者，還有肌膚疤痕呈週期性瘀腫出血，或自二便出者。此類經血異行者可同見於陰道排血，也有無陰道排血者。異行出血量多少不一，多者可致貧血，少者僅是點滴即止。常見病因有肝火上擾，肺熱損絡，腎陰虧損，相火偏盛，氣機逆亂等，總以火熱之邪內擾，陰絡損傷為主。

㈠療法綜粹

1.內治法

　　⑴經行鼻衄：丹皮12g、生梔9g、當歸9g、杭芍15g、生地12g、條芩9g、川楝子12g、川牛膝30g、地榆30g、郁金12g、小薊12g、生石膏15g，水煎服，日1劑。

　　⑵經行咯血：生地12g、沙參12g、玄參12g、當歸9g、條芩9g、炙杷葉9g、黑芥穗8g、丹皮12g、蘆根12g、白薇12g、藕節12g、川牛膝30g，水煎服，日1劑。

　　⑶經行便血：生地15g、地榆30g、全蔞30g、枳殼15g、川楝子12g、製大黃9g、郁李仁12g、當歸8g、麥冬12g、杏仁8g、條芩8g，水煎服，日1劑。（均為筆者擬方）

　　⑷經行吐衄血：小薊90g、竈心土15g，水煎服。（選自《中醫婦科學》，成都中醫學院婦科教研室編）

2.外治法

　　⑴壓迫止血：雲南白藥適量，用消毒棉蘸之塞壓局部。（筆者經驗方）

(2)溫和灸：關元、足三里、三陰交，每日1次，6次為1療程。（選自《婦科奇難病論治》）

(3)臍療：炙雞內金6g、黃柏10g、赤石脂6g、龍骨6g、枯礬10g、蠶繭衣5g，共研細末，清洗臍部擦乾，將藥末適量摻入臍處，無菌紗布覆蓋固定，每日早、晚各換藥一次。用於經行臍部出血。（選自《女病外治良方妙法》）

(二)驗　案

■ 案例1　經行鼻衄。

(1)劉××，18歲。❸❺

【證候表現】患者3年前月經初潮時，經量點滴，色紫黯，伴鼻衄，持續3天月經止，鼻衄亦止。此後27天，經血與鼻衄又同見，且經少衄多，仍又同時停止。自此每月呈週期性鼻衄而無月經，多方診治罔效。接診後患者情志不舒，時有兩脅及少腹脹痛，每以週期臨近時加劇，失眠，頭昏，舌淡紅，舌邊有針尖樣瘀點，苔薄白，脈沈遲。

【治療方法】疏肝理氣，活血化瘀為主。

【方　藥】血府逐瘀湯加減。
柴胡、枳殼、川牛膝、元胡各12g，桃仁、紅花、當歸、川芎各9g，生地、赤芍各6g，甘草3g，服藥2劑，月經如期而下，量雖少，卻未再鼻衄。再進原方4劑後，月經轉為正常，鼻衄瘥。隨訪7年未復發。

【按　語】凡與月經同時出現的上部孔竅出血，均屬中醫「倒經」，又稱「逆經」。西醫稱「代償性月經」。主要機理是血熱隨衝氣

❸❺《四川中醫》，1989，(1)，「倒經三年案」，王紹生。

上逆而成。多與肝鬱化火，胃熱熾盛，肺腎陰虛有關。治療以清熱降逆平衝，引血下行為主。本例以肝鬱為主要病機，故以疏肝化瘀之法而獲效。3年病史，6劑湯藥即將病症消除，並且多年未再復發，堪稱奇效。

(2)劉×，17歲。1988年5月10日初診。**㊱**

【證候表現】患者月經$13\dfrac{5\sim6天}{30天}$，量中等，色鮮，無痛經。半年前正值經期而高熱不退3天，鼻孔出血。此後每逢經期第1天鼻孔出血，量多難止，經量較前明顯減少，似有似無，但仍5～6天方淨。曾用維生素K4、安絡血、雲南白藥及中草藥治療無效。5月8日月經來潮，鼻衄如故。診見頭暈、口乾、便秘、舌紅少苔，脈滑數有力。

【治療方法】滋陰清火，涼血止血。

【　方　藥　】茅花10g、生地30g、生側柏葉15g、鮮生荷葉30g、生艾葉3g、生大黃6g，水煎服，日1劑，早晚分服。5月13日再診：服藥3劑血止，後隨訪方知每月繼續服上方3劑，共服3個週期未復發。

【　按　語　】經行鼻衄與現代醫學的代償性月經極為相似，其病多為肝經鬱火，木火刑金，肺腎陰虛，虛火上浮，灼傷脈絡所致。在治療上，有的醫者取龍膽瀉肝湯及三黃四物湯清肝瀉火，有的則用傅青主的順經湯滋腎潤肺，引血下行，有的則以重鎮而折其上逆之氣，還有的根據「血見黑則止」之說，選用大量炭藥。作者認為此病多由陰虧於下，且素體伏有血熱，每逢經期陰不潛陽，虛陽上行與血分之伏熱搏結，上灼肺竅，肺竅脈絡受傷，發為鼻衄。茅花四生丸中白茅花，性味甘涼，

㊱　《山東中醫雜誌》，1993，(3)，「茅花四生丸治療經行鼻衄21例」，李保良等。

入肺胃經，能清熱潤肺涼血止血；生地，甘寒質潤，微苦，能清熱滋陰涼血；生荷葉，苦澀性平，能清熱化濕止血；生側柏葉，苦澀微寒，可清熱涼血，收斂止血；用少量的生艾葉溫經止血，又可減輕大量苦寒藥傷陰之弊；大黃一味既是氣分藥又是血分藥，止血而不留瘀。據現代藥理實驗研究，以上六味藥均有縮短凝血時間的作用，生艾葉、白茅花還可降低血管通透性，有很好的止血功用。故本方用於治療經行鼻衄，效果較為顯著。

■ **案例2　經行耳衄。俞××，35歲。**[37]

【證候表現】患者於就診前1天之睡前經血來潮，量少，色紫黯，下腹痛且脹，夜中左耳出血，至清晨已血染枕上如手掌大小面積，色鮮紅，部分已凝。就診時精神緊張，小腹脹痛，經血仍少，色紫夾塊胸悶噯逆，左耳覺脹並無痛癢失聰之感，血仍外溢，點滴而下，舌邊尖紅，苔薄黃，脈弦數。平素心情抑鬱，易怒善感。自生育後常有月經無定期，乳脹腹痛，5個月前經至前1天曾有少量鼻衄，隨經淨而止。而後4個月經週期均有經前或經期衄血現象，或鼻衄，或齒衄，或齒鼻同衄，因量少而未就醫，但耳衄，衄血之多尚為首次。耳科檢查血自鼓膜溢出，左耳、外耳未見異常，無出血、外傷及其他病史。

【治療方法】清肝瀉火，理氣疏鬱。

【　方　藥　】丹梔逍遙散合金鈴子散化裁。

丹皮炭、焦山梔、炒赤芍、白芍、炒當歸、炒白朮、金鈴子、酒炒元胡各10g，柴胡8g，茯苓15g，鹿銜草20g，川牛膝、懷牛膝各12g，甘草5g，共5劑。另配婦康寧片1瓶（80片裝，

功能調經養血，理氣止痛）每次8片，日服2次。並用棉球（藥用棉）塞外耳，滲透即更換。

上藥服1劑後腹痛見緩，耳衄即止，2劑後經色轉紅，腹痛除，5劑時經淨症除。二診，恐次月再發，改以丸藥調治，配丹梔逍遙丸500g，日服2次，每次12g，服完後接服婦康寧片80片（服法同上）。是時恰值經潮，無腹痛衄血之症狀，經色轉紅亦無血塊，4日即淨。隨訪8個月，不僅耳、鼻、齒衄未再出現，且經潮規律穩定於20～30天。

【按　語】經行衄血以口鼻吐衄為多，耳衄者實屬少見，辨治依據乃是素性抑鬱善感，經前乳腹痛，週期先後無定，皆為肝鬱失達，氣鬱化火，經期衝氣更盛，衝氣上逆，血隨氣上，循經入耳，傷及絡脈故見衄血；氣滯血瘀，胞宮溢泄不暢故少腹痛脹，治之疏肝清熱，引血下行，故衄止經調。藥用鹿銜草、懷牛膝補腎養肝更為有益。

■ 案例3　經前目衄。張××，45歲。❸

【證候表現】患者3年前開始於經前3天左右出現雙目衄血，經後自消，曾於西醫院檢查，診為「子宮內膜異位症」，中西藥治療無效。刻診：經事將行，雙目衄血，視物不清，伴唇鼻乾燥，腰膝痠痛無力。平日經量多，色正常，週期提前，舌淡脈弦細。查血紅素95g/L。

【治療方法】益肝腎補脾氣，調衝任潛虛火。

【方　藥】順經湯加減。

生、熟地各30g，夏枯草、牛膝、旱蓮草、女貞子各15g，香附、白朮、白芍、枸杞子、當歸各10g，青皮、陳皮各7g，

仙鶴草20g、甘草5g。5劑後改服歸脾丸，日2次，次服1丸。
二診於經前再診，諸症較前減輕，上方加黃芪30g、肉桂3g，
5劑，其後仍服歸脾丸。三診述本次月經目衄未出現，經期
經量均正常，再進5劑，以歸脾丸調補善後。

【按　語】本案屬更年期婦女（患者45歲），肝腎虧虛，衝任之氣不能
統血下行，故上逆於目。治分標本，用生地、夏枯草、仙鶴
草涼血止血以治標，旱蓮草、女貞子、枸杞子、熟地補益肝
腎，調理衝任，以治其本用牛膝引血下行，肉桂振脾陽，溫
血脈，香附、當歸、青皮理氣調經，白朮、白芍、黃芪健脾
益氣，更有歸脾丸平補氣血。標本兼顧，本方10餘劑，3年
痼疾竟獲痊癒。

■ 案例4　經前球結膜溢血。陳××，44歲。❸

【證候表現】在經前經期無明顯誘因，出現球結膜溢血，不痛，不熱，不
影響視力，可伴乏力潮熱，心煩易怒，頭暈失眠，月經先後、
多少不一。本案患者近1年每逢經前3～5天之間，雙側球結
膜溢血，經後自止，伴頭暈失眠，心煩易怒，納差，潮熱健
忘，口鼻乾燥，月經先後不定，量少色黯，舌紅邊有齒痕。
苔薄白，中、根部微黃，脈沈數無力左關弦數。

【治療方法】健脾清肝。

【方　藥】歸脾湯加減。
人參、黃芪、當歸、遠志、龍眼肉、龍膽草各10g，白朮12
g、茯苓15g、木香12g、地榆20g、甘草6g。服12劑而獲痊癒。

【按　語】經行眼部衄血發生率不算高，但給患者帶來的痛苦並不亞於
其他之處經血異常，治療本應重視。女子以血為主，肝開竅

❸ 筆者門診病案。（初診於1986年5月12日）

於目，肝腎精血為月經的物質基礎，而衝任之脈受肝腎的資助以維持正常的月經，本案用滋腎清肝之法使精血充盛，則目衄自除，經水轉調，可供效法。

■ 案例5 經期咯血。曾×，29歲。❹

【證候表現】患者經期咯血6年，體檢無肺系及生殖器病變。曾用膠艾四物湯、八珍湯、逍遙散等10多種方劑和桃紅四物湯10劑治療均無效。仍於經潮時有黯紅色血自口中湧出。以往自月初潮即有痛經，頭昏面色蒼白，有血不自主地從喉內湧出，每天咯全口血10餘口，月經量少色黑，3～5天經止，咯血亦止。精神抑鬱，脈象虛略數。

【治療方法】疏肝涼血。

【 方 藥 】當歸、白芍、柴胡、生地、丹皮各10g，炒地榆20g、黑梔子10g、甘草6g，服7劑後，經量增加，腹痛甚，加元胡、益母草各10g，服12劑後腹痛已止，喉內咯血減少，惟面色蒼白，脈虛數。予益氣和血，引血歸經。生黃芪30g、黨參20g、當歸10g、酒白芍10g、熟地10g、川芎6g、阿膠10g、烏賊骨10g、牛膝10g、側柏炭10g、紅參2g、甘草6g。共服11劑，月經來潮，咯血止，腹仍脹以原方參芪減至10g，加大腹皮、厚朴各10g，再服10劑鞏固療效。6個月後隨訪未復發。

【 按 語 】咯血（指不嗽而自喉中咯出）較鼻衄為少見，然亦屬同理。亦為肝鬱化熱，迫血上逆，循經脈至咽喉損絡而出血，先以疏肝涼血令血熱清不上湧，後以益氣和血以治本，使氣順血和，6年之疾得以奏效。

---

❹ 《黑龍江中醫藥》，1988，(1)，「婦科疑難病案三則‧經期咯血」，曾立昆。

■ **案例6　經行指甲滲血。袁××，18歲。❹**

【證候表現】患者近1年來每於經期手腳指（趾）端即出現瘀紫，劇痛有
　　　　　　如針刺，難以忍受，血自甲縫滲出，涔涔不止，寢食俱廢，
　　　　　　週身痿軟無力，月經過後自然痊癒。月經每20天一潮，5～
　　　　　　6天淨，量不多。診時臨近經期，病將發作，心煩意亂，胸
　　　　　　脅苦悶，精神萎靡，默默懶言，面色黯紅，舌尖紅紫，脈弦
　　　　　　略數。

【治療方法】清熱涼血調經。

【　方　藥　】銀花炭、生地炭各30g，赤芍15g，黑山梔、當歸、阿膠、艾
　　　　　　葉、荊芥炭各9g，川連4.5g，2劑。並囑下次經前1週內再連
　　　　　　服2劑。3年後隨診他病時，自訴共服上方4劑，以後月經正
　　　　　　常，指（趾）甲滲血及疼痛均未再發作。

■ **案例7　經前指（趾）衄。張××，42歲。❷**

【證候表現】患者每次經前1～2天，指（趾）甲下出血已7個月，先從拇、
　　　　　　食指（趾）開始，繼則延及各指（趾）。出血時間最長者間
　　　　　　隔64天，最短26天，全部吸收最長14天，最短8天，每次均
　　　　　　在經後逐漸好轉。手指甲體微曲透明，質薄較軟，甲床紫黯，
　　　　　　目痕清晰，按之微痛，血波明顯。足趾甲床內不平，質厚堅
　　　　　　脆，表現粗糙，甲床紫黯，無明顯疼痛感。經前身痛乏力，
　　　　　　煩躁不安，手足心熱，頭暈頭痛，納食不佳，月經先後不定
　　　　　　期，色黯量多，夾血塊。舌質紅，苔黃而少，中間厚膩，兩
　　　　　　寸脈洪數，關脈弦數，尺脈沈數無力。查血紅素100g/L，出

❹　《新中醫》，1981，(1)，「婦女經期指（趾）甲縫滲血1例」，翁工清。

❷　《浙江中醫雜誌》，1986，21，(2)，「經前指（趾）衄治驗」，任義。

血時間3分鐘，凝血時間14分鐘。

【治療方法】補脾益氣，清肝涼血之法。

【 方　藥 】人參6g，白朮、茯苓、龍膽草、龍眼肉、焦山楂、生甘草各
　　　　　　10g，當歸15g。服7劑後煩熱好轉，頭暈頭痛減輕，飲食增
　　　　　　加，月經提前4天，指（趾）少量出血。舌紅，苔微黃，脈
　　　　　　數無力。原方加生地12g、玄參10g、地榆炭15g。又7劑後檢
　　　　　　查血紅素120g/L，出血時間4分鐘，凝血時間8分鐘。指（趾）
　　　　　　甲床恢復正常。1年後隨診，未再復發。

【 按　語 】指（趾）衄血，實屬罕見之疾病。四肢末端為陰陽經脈交接
　　　　　　之處，其循行亦由脾氣所統，內有鬱熱又可令血妄行，故用
　　　　　　補脾清肝之法而獲效。此兩個病案均有月經失調及相應的全
　　　　　　身證候，通過調整臟腑陰陽不僅使指（趾）衄消失，而且精
　　　　　　神、食納和經候亦均轉正常。

■ 案例8　經行足底滲血。李××，31歲。❸

【證候表現】患者2年前曾冒雨涉水而致經水不調，週期後錯，每至經行
　　　　　　足底滲血，腰痠腹痛。刻診：正值經行2日，足底痠脹，血
　　　　　　污覆蓋，鞋墊染有新鮮血，經量澀少，色紫黯有塊，腰腹疼
　　　　　　痛。平素腹冷帶多而清稀，手足燒灼感，舌有瘀斑，舌絡青
　　　　　　紫，脈沈弦。

【治療方法】溫經化瘀，引血歸經。

【 方　藥 】少腹逐瘀湯加減。
　　　　　　小茴香15g、炮薑10g、元胡15g、當歸20g、川芎15g、赤芍
　　　　　　10g、三棱10g、莪朮10g、柴胡10g、牛膝15g、甘草10g。4
　　　　　　劑後經量增多，腰腹痛轉輕，足下滲血減少，但覺體虛乏力，

❸　《內蒙古中醫藥》，1986，(2)，「經行足底滲血一例治驗」，王學勤。

脈亦虛弱，去三稜、莪朮，加黨參20g、元胡20g，補氣調血，3劑後血塊減少，疼痛消失，足脹輕，足血大減，再3日經淨。囑續服5劑，後以丸劑緩圖。2年多後追訪得知自末診後未再足下滲血，經行腹痛亦告癒。

■ 附：類案治驗　經行足衄。**❹**

　　該文作者分別於1954年和1973年遇到2例，均為室女，於經前1～2日出現規律地足蹠滲血，所著襪底染為血色，經後則足衄亦止。

【治療方法】滋腎固陰法。

【　方　藥　】百合、熟地、山藥、炒丹皮、龜板膠、女貞子、旱蓮草、枸杞子、桑椹子，每於經前10日服2～4劑而癒。（原文無劑量）

【　按　語　】上3案例均為隨月經週期而足下滲血，治法有溫通活血和滋腎固陰之不同，均獲良效。旨在辨證求因，實為同病異治之範例。

■ 案例9　經行便血。

　　經期或經前出現大便出血，經後即癒，週期性發作的一種病症。

　　⑴錢×，20歲。

【證候表現】患者就診前半年左右開始，每遇經潮前3～4天出現大便出血，血色鮮紅，質較稠厚，量中等，經潮則便血停止。平素性急易怒，口苦而乾，大便乾結，經色紫黑夾塊，血量稍多，輕度腹痛，舌質偏紅苔薄黃，脈弦細數。

【治療方法】清熱涼血，疏肝順經。

【　方　藥　】丹梔逍遙散加減。

　　炒丹皮8g、焦梔子8g、赤芍、白芍各10g、生地12g、玄參10

g、柴胡8g、茯苓10g、炒川芎5g、生白朮10g、製香附10g、薄荷梗5g、生甘草3g。5劑，囑下次經前再服5劑。藥後經前便血明顯好轉，痛經已緩解，苔薄黃，脈弦細。鬱熱得清，肝氣漸舒，去玄參、生地，加金鈴子10g，服7劑。經前便血告癒。隨訪1年多，均正常。

(2)馮×，36歲。**❹**

【證候表現】患者平素月經週期提前，血量較多，色紅，近5個月以來便血色淡量多，質稀薄，伴肛門墜脹，經淨1～2天便血自止。就診時已便血2天，頭暈乏力，心悸失眠，納少，面色蒼白，氣怯多汗，大便溏薄，舌質淡紅，苔薄白，脈細軟無力。

【治療方法】益氣攝血。

【　方　藥　】歸脾湯加減。

炙黃芪20g、炒黨參10g、炒當歸6g、焦白朮10g、茯苓10g、酸棗仁10g、炙遠志6g、仙鶴草15g、炙升麻9g、煨木香5g、紅棗15g、炙甘草5g。10劑。藥後再診經行便血已控制，心悸，乏力，頭暈諸症明顯改善，脈細較前有力。再以晨服補中益氣丸5g，晚服歸脾丸5g緩圖之，服2個月。隨訪3個月經水如常，便血未作。

【　按　語　】便血隨經而發，實與胞宮溢泄失常有關。案一乃由肝氣鬱結，疏泄失司，血海蓄溢失常，月經將潮之際，胞中氣血俱盛，引動伏熱，損傷腸絡而致便血，治以清肝胃之熱，涼血順經而獲效。案二病程日久，見頭暈、心悸、失眠、納少、便溏等心脾雙虛諸症，再值經潮之時，氣隨血泄，陰血失守，氣血易虛，故用益氣攝血，心脾雙補而收效顯著。

---

❹　《中醫雜誌》，1991，(9)，「經行便血治驗」，錢建強等。

(3)脾腎陽虛，血溢便血。劉×，28歲。

【證候表現】患者1年半前，因自然流產月經量漸少，而後每逢經前2～3
天大便下血，色淡質稀，4天後自癒。刻診值經前3天，月事
未至便血自發，周而復起，見倦怠乏力，少氣懶言，納穀不
香，四肢不溫，少腹冷痛，舌質淡，苔薄白，脈沈細。某醫
院診為子宮内膜異位症。血紅素85g/L。

【治療方法】補脾養血，佐以止血。

【 方　藥 】人參6g、黃芪30g、白朮15g、當歸10g、龜板膠10g、鹿角膠
10g、阿膠10g、黑薑炭10g、芥穗炭6g，水煎服，每日1劑，
連服6劑。二診：諸症悉減，脈象較前有力，效不更方。先
後共服12劑，便血止，月事準，半年後隨訪未復發。

(4)肝鬱化火，迫血妄行。吳×，27歲。

【證候表現】患者婚後3年未孕，曾多次求醫無效。1年前經水遞減，每行
經前2天大便下血，色深紅，3天後至便血自止，呈週期性發
作。因疑診痔瘡，服用槐角丸等無效。來診症見口苦咽乾，
乳房脹痛，渴喜冷飲，頭暈心煩，大便秘結，溲短黃，面紅
唇乾，舌質紅，苔薄黃，脈象弦滑。鋇灌腸無異常發現。

【治療方法】清熱涼血，佐以止血。

【 方　藥 】生地15g、丹皮9g、黃芩10g、茵陳30g、黃柏6g、地榆炭10
g、芥穗炭6g，水煎服，日1劑。囑服5劑，如無不適繼服上
方。再診：服10劑便血止，仍有輕度乳脹，時有口苦。方藥：
丹皮10g、梔子6g、柴胡10g、茯苓10g、赤芍10g、當歸10g、
橘核15g、絲瓜絡19g、炒香附15g，水煎服，日1劑。繼服9
劑諸症悉平。半年後隨訪受孕。

　　　　　　　(5)心腎不交，血自便行。李×，23歲。❹

【證候表現】患者平素腰膝痠軟無力，時常自覺心中不安，臥不成寐，心
　　　　　　煩口乾，每值經前1日大便下血，血色淡紅，經後2日便血止，
　　　　　　週期發作2載，延治數醫清熱涼血止血效不著，診見面色蒼
　　　　　　白無華，溲短清，舌質紅少苔，脈細數。

【治療方法】培補肝腎，以攝衝任，交通心腎。

【　方　藥　】泰山磐石散合交泰丸加減。
　　　　　　當歸10g、白芍10g、熟地10g、人參6g、黃芪15g、黃芩9g、
　　　　　　黃連9g、桂心3g、續斷10g、枸杞子15g、何首烏10g、芥穗
　　　　　　炭6g。經前2日，水煎服，繼服2個月經週期，每次3劑，服
　　　　　　藥僅6劑，諸症悉除。

【　按　語　】上舉三例均於經前便血，只是病史、證候有別，所以治法各
　　　　　　異，均獲良好效果，具有臨床實用意義。

■ 案例10　經行口唇瘀腫。龔××，26歲。❺

【證候表現】患者每於月經來潮，口唇青紫腫脹癢痛，甚者起泡，語言及
　　　　　　飲食均不方便，症漸加重。月經週期規律，經色紫黑有塊，
　　　　　　少腹冷，絞墜難忍。面有紫印。舌苔薄白，脈沈細而澀。

【治療方法】散寒化瘀。

【　方　藥　】少腹逐瘀湯加減。
　　　　　　小茴香12g，乾薑、沒藥、川芎、當歸、蒲黃、靈脂各15g，
　　　　　　赤芍、桃仁、肉桂、紅花各12g，元胡18g，每日1劑，水煎
　　　　　　服。3劑後口唇腫脹癢痛消失。面唇紫印部分已轉紅潤，再

---

❹ 上三案（(3)(4)(5)）均出自《山東中醫雜誌》，1993，(1)，「經前便血三則」，張
　子義主治。

❺ 《四川中醫》，1991，(1)，「經期口唇瘀腫治驗」，田中峰。

進9劑，月經來潮，血色變紅，量增多，血塊減少，少腹冷墜絞痛及環唇腫脹癢痛消失，口唇齒齦及面色已紅潤，經血調暢。隨訪2年未復發。

【按　語】衝任二脈起自胞中，會於咽喉，別絡唇口。本案為衝任之血被寒凝、瘀血內阻，瘀阻於唇口則見環唇青紫腫痛，瘀阻肌膚則見皮膚紫色斑印，正如「血瘀牙床紫」，「血瘀紫印臉」之說。治之以疏其氣血，使血和而經脈疏通。病發1年加重2個月，服湯劑11付即獲殊效。

■ **案例11　經前牙齦腫痛。趙××，28歲。**[48]

【證候表現】患者每逢經前4～5天牙齦腫痛，口乾喜涼飲，煩躁便秘，經行則牙痛自止，它症亦消。月經提前7天左右，經前腹痛，血色黯紅，量多有塊，常服「去痛片」。

【治療方法】清瀉陽明，逐瘀通便。

【方　藥】清胃散加減。

黃連、山梔、丹皮、赤芍、知母、丹參、牛膝、川楝子各15g，生地、玄參各20g，大黃7.5g，升麻、甘草各5g，水煎服，每日1劑。3劑後牙痛消失，飲食無妨，大便已暢。月經已下1天，夾多量黯紅色血塊。囑經止後服清胃黃連丸、血府逐瘀丸，每日各1丸至月經來潮停藥。再次經潮其血量較多，血塊減少，經前齒齦僅輕微腫脹，大便略乾。囑於下次經前半個月再服上兩種丸劑，經來停止。其後告瘥。隨訪2年未復發。

【按　語】本案屬血瘀化熱，壅盛陽明所致。瘀熱阻於衝任之脈，經前陰血不得下行，衝脈氣盛，壅於陽明，瘀熱循經逆上，故發

[48] 《上海中醫藥雜誌》，1989，(9)，「經前奇病驗案二則·牙齦腫痛」，王義良。

齒齦腫痛，伴見口乾、喜冷飲、大便乾結之陽明腑熱之象。故以清通胃腑之法使邪有出路，逐瘀亦瀉其血令經通而血止。症勢急重用湯劑以圖效速，直折上炎之熱，經後症緩則以丸劑緩圖令除餘邪。患病1年調治1個月而癒。

■ **案例12　經行紫癜。李××，32歲。** ❹

【證候表現】1989年8月10日診。患者自述近半年來，每於月經來潮的第2天，即出現雙下肢紫斑多處，呈散在性，大小不一，觸之有輕微壓痛，月經過去4、5日即自行消退，及下次來潮又發。經來量少，夾有血塊，並伴有腹痛、乳脹等。查無過敏史，血小板亦正常，曾服當歸丸、維生素C等藥無效，舌苔白，舌邊尖有瘀點，脈沈弦。

【治療方法】理氣活血，化瘀除斑。

【　方　藥　】逍遙散合傅氏順經湯加減。

當歸15g、白芍30g、熟地20g、丹皮12g、黑芥穗9g、柴胡9g、茯苓9g、薄荷9g、沙參15g、甘草9g、紅花9g、桃仁9g、紫草9g、旱蓮草30g、丹參25g、懷牛膝25g，5劑。囑於月經前5日服，每日1劑，水煎服。8月30日二診：患者欣喜相告，藥於24日服完，今日月經已淨，並未出現紫斑，但仍有腹痛乳脹，經來不暢感。囑於下次經期如法再服。10月2日診：經來已無血塊，量中等，色正常，無腹痛乳脹，更無紫斑出現，病遂告癒，隨訪療效鞏固。

【　按　語　】本例紫癜每發於經前，則當屬衄經。因肝氣拂鬱，氣滯血逆，瘀血不循正道而逆溢於肌膚所致。故治之法，重在理氣疏肝，養血柔肝而諸亂自平。方用逍遙散疏肝解鬱以調氣機；順經

湯養血柔肝以安血海，又加丹參、紅花、桃仁活血化瘀；旱蓮草、紫草涼血化瘀；牛膝引血歸經，經行順暢，紫癜消失。

第五節　經　瘡

【提要】經瘡是指以伴隨月經週期身體各部出現瘡瘍或痛或癢，經後減輕或消失為特徵。以青年或生育期婦女容易發病，最常見的是青年女子面部痤瘡，其次如口腔頰部、舌尖邊部，可見於任何年齡婦女。病因以肝脾鬱熱居多，次為瘀血阻滯脈絡蘊成瘡瘍潰破。

(一)療法綜粹

1.內治法

(1)經行口舌生瘡：丹參30g、玄參12g、生地12g、川連3g、條芩6g、小薊12g、赤芍15g、澤蘭12g、連翹12g、歸尾9g、茜草15g、蘆根12g、旱蓮草24g，水煎服，日1劑。

(2)經行面部痤瘡：丹參30g、玄參15g、丹皮12g、生地12g、地骨皮12g、條芩9g、澤瀉12g、白茅根12g、地龍9g、地榆30g、月季花12g、槐花12g、茜草15g，水煎服，日1劑。（均為筆者擬方）

(3)經行瘰腫：雙花15g、連翹15g、蒲公英15g、丹皮10g、赤芍10g、赤小豆30g、苦參10g、草河車15g，水煎服，日1劑。每於經前半月始服，經期停服。（選自《中醫婦科驗方選》）

(4)脾虛胃熱上炎之口瘡糜爛：蒼朮15g，厚朴、草豆蔻、砂仁、知母、高良薑、石菖蒲各10g，肉桂、甘草各3g，水煎服，日1劑。（選自《四川中醫》，1990，(2)，楊洪成）

(5)經前面部痤瘡：龍膽草9g、山梔9g、生地12g、丹皮12g、赤芍15g、當歸12g、川楝子12g、郁金12g、生苡仁30g、茵陳15g、車前草12g、

三七粉3g、川牛膝30g、玫瑰花12g，水煎服，日1劑。(選自《中醫婦科臨床手冊》)

2.外治法

⑴噴塗：石膏10份，雄黃、生蒲黃、黃柏、黃連、薄荷、生甘草、龍膽草、青黛、冰片各1份，上藥研細裝瓶備用（防潮防揮發），用時取藥粉適量噴灑或塗擦於潰瘍處，形成一薄層，每2～4小時1次。(選自《江蘇中醫》，1993，(4)，湯成秀)

⑵敷臍：細辛適量研細末，用甘油或陳醋調成膏，敷於神闕穴，外用膠布固定。適用於口腔潰瘍。

⑶灸臍：用艾絨或加丁香、吳茱萸、附子、細辛等做成艾條，用時點燃灸臍部至局部發紅為止（約10～15分鐘），日1～2次。適用於口腔潰瘍。(均選自《中醫臍療大全》)

(二)驗　案

■　案例1　經前口舌生瘡。王××，32歲。❺⓿

【證候表現】患者每於經前半月即出現口舌生瘡，口乾咽燥，大便乾結難解，3～4日一行。月經規律，無痛經。婦科檢查宮頸肥大，糜爛Ⅱ°，餘無明顯異常。其面色少華，口唇粘膜腫痛有潰瘍多處，舌紅苔黃膩，脈細弦。病史已3～4個月。刻診臨近經期故求治。

【治療方法】清熱涼血，活血通經佐以潤腸通便。

【　方　藥　】生地15g、地骨皮15g、丹皮15g、淡竹葉6g、赤芍15g、當歸12g、川芎6g、桃仁12g、紅花9g、地榆30g、條芩6g、寒水石30g、製軍6g、全蔞30g，水煎服，每日1付，服2劑後月經

---

❺⓿　筆者門診病案。(初診於1994年2月19日)

來潮，血量轉多，夾塊，無腹痛。口瘡未斷，大便已暢。諸症有減，正值經期再擬涼血活血通經法。丹參30g、當歸12g、川芎6g、赤芍15g、生地15g、懷牛膝30g、桃仁12g、紅花9g、茜草15g、枳殼15g、坤草30g，連服6付。於下次經前再診時，上症未再發作，予上方（通經方）去枳殼加小薊12g，6付，半年後隨訪未復發。

【按　語】本案臨床表現與經行口糜相同，其主要特點是，每於經期出現口舌生瘡，糜爛，伴隨月經週期反覆發作。求治者並非罕見。病因主要是熱，有胃熱蘊蒸和心陰不足兩種。治療以清熱為主。或清瀉胃火，或滋陰以清熱。因該症與月經併見，故在清熱之時常需配合活血通經之味，以使經通熱清而口舌生瘡自除。

■ **案例2　經行口糜。鄭××，39歲。** ❺

【證候表現】患者每值經潮前3～4天出現口舌潰爛1年餘，伴月經週期反覆發生，經淨漸癒。發病時口燥咽乾，灼熱疼痛，心中煩熱，失眠，不能進熱食、硬食，僅能啜涼稀粥，影響言語，時常張口深吸涼氣方得以緩其熱痛而舒，不時流口水，並伴尿頻、尿急，灼熱、澀痛，其痛苦不堪忍受。且月經週期超前，量多，色深紅，質稠。查：口腔頰角粘膜及舌部出現大小不等潰瘍面，呈圓形或橢圓形，邊緣整齊，四周紅暈。舌鮮紅，少苔，脈細數。

【治療方法】清心瀉火。

【方　藥】黃連導赤散。黃連6g、生地30g、木通8g，淡竹葉、甘草梢各12g，水煎服，日2次，3劑。外用珠黃散三瓶塗潰爛處。

❺　《新中醫》，1991，(10)，「經行口糜治驗」，李五有。

二診：口燥咽乾，心煩失眠，尿急、尿頻、灼熱澀痛已除，但口腔潰爛面尚未完全癒合。原方量加變更，再予3劑，繼用珠黃散外塗。三診：口腔糜爛面告癒，惟恐復發，囑其每週經潮前5～6天服上方3劑，連服4個週期，以鞏固療效。

【按　　語】《素問・評熱論》曰：「胞脈者，屬心而絡胞中。」《靈樞・經脈》曰：「手少陰之別……循經入心中，系舌本。」《素順・陰陽應象大論》中亦指出：「心主舌」，心「在竅為舌」。患者素體陰虛，心經有熱，當經水來潮之前，陰血下注胞宮致陰血愈虛，陰不制陽，心火上炎，循經上乘於口舌，發為口糜。宗心之經脈屬心而絡小腸，小腸經脈屬小腸而絡於心，一臟一腑，陰陽相配構成表裏關係。故心經之火，下移熱於小腸，則出現小便頻、急、灼熱澀痛之症。治以黃連導赤散，藥專力宏，恰中病機。

第六節　經行咳嗽

【提要】經行之際衝氣上盛，陰血下聚，肺氣失宣，氣機鬱滯，易發咳嗽，若感外邪，皮毛受侵，內傳入肺，亦可發生咳嗽。經後氣血和調，氣機調暢咳嗽自止。本病不屬常見，然肺司諸經之氣，隨症作咳不僅咳嗽胸悶不舒，又可影響經血溢泄，故當詳析辨治。

(一)療法綜粹

1.內治法

(1)風寒外侵，咳痰不止者：蘇葉梗各9g、荊芥9g、葛根12g、前胡9g、杏仁9g、清半夏12g、當歸12g、杭芍9g、旋覆花12g、生薑3片、桔梗12g，水煎服，日1劑。

⑵肺胃虛弱，咳嗽痰涎者：太子參30g、黃芪30g、枳殼15g、全蔞15
g、桔梗12g、炒白朮12g、雲茯苓12g、杏仁9g、陳皮9g、生薑3片、五味
子12g、砂仁9g，水煎服，日1劑。

⑶陰虛肺燥，咳嗽痰中帶血，素有潮熱者：百合12g、生地12g、玄
參12g、沙參12g、黃精15g、地骨皮12g、白薇12g、當歸9g、杭芍12g、
條芩9g、白茅根12g，水煎服，日1劑。

⑷風燥，乾咳無痰者：桑葉9g、炙杷葉12g、條芩9g、麥冬12g、杏
仁9g、生石膏15g、胡麻仁12g、沙參12g、桔梗12g、玉竹12g、藕節15g，
水煎服，日1劑。（均為筆者擬方）

2.針刺法

取穴：肺俞、足三里、膻中、乳根、風門、缺盆每日針1次，可配合
灸膏肓及肺俞。（選自《針灸治療學》）

㈡驗　案

■ 案例1　經前咳嗽。徐××，45歲。❷

【證候表現】患者於1年多前正值經行前1日遭雨淋，當日晚發熱、惡寒、
　　　　　　咳嗽無痰，對症用藥數日不應，直至經盡後咳嗽才自行停止。
　　　　　　自此，每次經前3日必發乾咳，咳甚則噁心，夜不能寐。就
　　　　　　診時正值經潮第1天，經色紫黯，夾瘀塊，腰痠，少腹不適，
　　　　　　兩脅脹滿，咳嗽劇烈，不能平臥，舌紅苔薄白，邊有瘀點，
　　　　　　脈弦澀。

【治療方法】調經活血，清肝潤肺。

【　方　藥　】當歸、生地、白芍、川芎、焦山梔、丹皮、北沙參、炙百部、
　　　　　　路路通各10g，五味子、烏藥各5g。服1劑後咳嗽稍減，兩脅

❷　《湖北中醫雜誌》，1986，⑷，「經前咳嗽案」，李肇怡。

脹滿緩解。進4劑後諸症若失。二診時臨近經期，咳嗽未發，少腹偶有隱痛，兩乳脹滿，苔薄邊有瘀點，脈沈實。擬補血養陰，佐以通經之法，再以四物湯加味。藥用當歸、生地、白芍、北沙參、玉竹、炒山藥、元胡、烏藥、三棱、莪朮各10g，川芎、五味子各5g，進3劑。後隨訪數月經前咳嗽已瘥。

【按　語】本案於盛夏之際經前冒雨，濕熱阻滯，氣血運行失暢，氣機鬱滯而化火，肝氣橫逆，上犯肺金，故發乾咳、脅脹。瘀血內阻，則經行不暢色黯夾塊。僅以宣肺止咳治其標自無效果，而用調經活血的四物，丹梔清瀉肝火，沙參、百部、五味子養陰潤肺；烏藥、路路通以暢達氣機。藥進數劑使1年痼疾獲癒。

■ 案例2　月經性氣胸。史××，16歲。❸

【證候表現】患者14歲初潮，近半年以來，每次月經來潮前3～5天，即出現胸悶、氣息、咳嗽、經來腹痛、量少色暗、月經錯後。近3個月，經前3天突然出現右側胸痛、氣憋、咳嗽而在醫院經胸透示：右側氣胸，肺壓縮30%。住院治療10餘天，氣體吸收。3個月後上述症狀再發而求治。刻診見患者煩躁氣急，口唇紫紺，舌質瘀暗，苔薄白，脈澀數。查體：體溫37℃，右側肋間飽滿，呼吸音減弱，叩之呈過清音。X光片示：右側氣胸，肺壓縮50%。診斷：月經性氣胸。

【治療方法】調理氣機，活血化瘀。

【方　藥】血府逐瘀湯。

桃仁、紅花、甘草各10g，赤芍、川芎各15g，當歸、生地、柴胡、枳殼、桔梗、牛膝各12g。上方加水800毫升，煎後取

❸ 《四川中醫》，1993，(3)，「血府逐瘀湯治療月經性氣胸」，陳利。

汁600毫升，分早、中、晚3次口服，每日1劑。服3劑後經潮，
量少有塊；服藥11劑後，胸透示氣體完全吸收。至第2個月
經週期後，氣胸再發，但症狀較輕，肺壓縮僅10%。繼續服
藥鞏固2個月經週期，1年後隨訪，病未再發，月經正常。

【按　語】月經性氣胸為經期伴發病，病因未明。多數學者認為可能與
子宮內膜異位種植於胸膜有關，和月經週期間雌激素、孕激
素等各種激素分泌失調，身體內環境紊亂有密切關係。西醫
對此苦無良策。此類患者發病時具有胸悶胸痛，氣急喘憋以
及月經量少色暗，經來腹痛等共同特點，據此而認為其病理
實質乃是氣滯血瘀。閉阻胸中，則見胸悶、胸痛、氣憋；氣
鬱血阻，衝任失調則見月經量少色暗，經來腹痛；氣滯血瘀，
留而不去，則每每隨月經週期而反覆發作。治療大法當以調
理氣機，活血化瘀為要。血府逐瘀湯功善調氣活血，用治「胸
中血府逐瘀證」，恰切病機，故每獲桴鼓之效。

第七節　經行嘔吐、多食

【提要】經行嘔吐最常發生於重度痛經患者，以嘔吐為主要症狀者
為數不多。主要病機與肝氣抑鬱，橫逆犯胃或素體中焦虛弱，時值經行
衝氣上逆，擾及胃腑令其和降失司而致嘔吐。

㈠療法綜粹

1.內治法

⑴肝胃失和，症見經行不暢，色黯有塊，胸悶胸脅脹，嘔吐甚者：
柴胡9g、條芩9g、蘇梗12g、青皮9g、竹茹9g、川楝子12g、枳殼12g、薑
半夏12g、烏梅9g、元胡12g、川牛膝30g，水煎服，日1劑。

(2)脾胃虛弱，症見面色萎黃，神疲，嘔吐痰涎者：

黨參30g、黃芪30g、炒白朮12g、雲茯苓12g、木香9g、砂仁9g、佛手12g、藿梗12g、薑竹茹9g、薑半夏12g、陳皮9g，水煎服，日1劑。（均為筆者擬方）

土炒白朮20g、乾薑10g、公丁香10g，共研為末，空腹米湯送服。每次6g，日2次。胃熱者忌用。適用於脾胃虛寒者。（選自《中醫婦科驗方選》）

2.針刺法

上脘、陽陵泉、太衝、梁丘、神門，泛酸乾嘔加內關、公孫，針刺用瀉法。適用於肝氣犯胃者。（選自《針灸治療學》）

(二)驗　案

■ 案例1　經前嘔吐。胡××，19歲。[54]

【證候表現】患者體質豐肥，平素甚為惡寒，吐涎頻作。近年每於經前10天左右發生不明原因之嘔吐，只要彎腰勞動則發頭目昏黑，眩暈，噁心嘔吐，需臥床休息3天自癒。惟乏力，頭昏仍作。西醫檢查未發現明顯異常。舌體胖嫩，苔薄潤，脈沈遲無力。

【治療方法】溫中散寒，補益脾胃，降逆止嘔。

【　方　藥　】附子理中湯加味。

附片10g，黨參18g，白朮、生薑、半夏各15g，茯苓20g，乾薑、炙甘草各8g。5劑後胸中豁達，精神大振，四肢轉溫，納穀已香。因藥後效著又索方續服15劑，其後未再發作。

【　按　語　】患者體質豐肥，形寒肢冷。痰濁內蘊，寒濕中阻，運化失司，升降失職，於經前衝任失調，氣機逆亂，故發昏眩嘔吐。治

---

[54]《四川中醫》，1989，(5)，「附子理中湯治療經前嘔吐」，胡兆滿。

以溫中散寒調其升降，配以夏芩生薑以和降之功而令升降有
序，頑疾告癒。

■ 案例2　經期嘔吐。蘇××，13歲。⑤⑤

【證候表現】患者半年前月經初潮，週期35天，行經6～7天，血量中等。
自第3次月經週期開始，每於經前幾天便開始嘔吐，頻頻發
作，不能進食，伴大便裏急後重感，便不成形，日行2～3次。
經期嘔吐更甚，嘔吐物伴膽汁及血性物，發熱37.5～38℃，
待月經乾淨後諸症自除，曾連續3個月經週期到幾個醫院急
診，均作胃炎處理，經大量輸液、鎮靜、止吐治療並無改善，
又作腦電圖、胃腸鋇餐透視檢查未發現明顯異常，就診前1
個月按倒經治療亦無效。本次來診是第2次住院，正值經期
第3天，嘔吐不已，不能進食，自覺胸脹滿，口乾，渴飲，
飲入即吐。檢查患者消瘦，精神疲憊，煩躁不安，嘔吐頻頻，
體溫37.8℃，脈搏100次／分，血壓102/70mmHg，皮膚彈性
差，呈失水狀態，經色黯紅，無血塊，經量中等，舌紅而乾，
苔白少津，脈弦數。血、尿化驗無明顯異常變化。

【治療方法】入院後予補液，指壓雙內關穴。中藥疏肝解鬱，和胃降止嘔。

【　方　藥　】丹梔逍遙散加減。
山梔、柴胡、白芍各6g，茯苓12g，法夏、竹茹、柿蒂、丹
皮、當歸各9g。進2劑後體溫正常，仍困倦，情緒安定，嘔
吐明顯減少，可進少量半流質飲食，經量已不多，大便亦正
常。小便仍較少，口乾，舌紅，苔薄白而乾，脈細緩。乃氣
陰虧損。擬理氣疏肝，調補氣陰。藥用麥冬、茯苓各15g，
熟地、白朮、白芍各12g，五味子、山萸肉各10g，柴胡6g。

⑤⑤《新中醫》，1983，(11)，「經期嘔吐」，司徒義。

3劑時月經已止，精神好轉，已無嘔吐，二便正常，口乾，苔薄白，脈細緩。擬理氣疏肝，健脾和營。藥用當歸10g，白芍、白朮各12g，柴胡、甘草、梔子、厚朴各6g，乾地黃、茯苓各15g，砂仁（後入）5g。依方加減至下一週期之前，覺下腹輕微脹痛，大便日2次，質稍稀，納穀正常，舌淡紅，苔薄白稍乾，上方加丹參12g，紅花、牛膝、香附各10g，以和血活血調經。3劑後經潮，血色黯，量較少，無腹痛，無嘔吐，二便正常，舌黯紅，苔薄白乾，上方去牛膝、紅花，加法夏以和中。本次經行5天，色量正常，無不適，而出院。囑連續2次月經前一週來門診服丹梔逍遙散方加減，以鞏固療效。後隨訪未再復發。

【按　語】女子月經與臟腑氣血盛衰及衝任盛衰的關係極為密切。本病嘔吐乃由衝氣上逆犯胃，加之素有肝氣鬱結，氣鬱肝陽偏亢，肝木橫逆，克犯脾土，使胃納失和，而發嘔吐，治療始終以疏肝清熱，和胃降逆為主，並隨病機轉變而靈活加減，擬法嚴謹，用藥得當，取效顯著。

■ **特案** 經期多食。王××，32歲。❺❻

【證候表現】患者平日口苦心煩，急躁易怒，經期食量漸增，日進5餐，每餐達8兩，經後2、3日漸減如常。面色晦黯，心情抑鬱，二便不利，經色紫黑，舌邊尖紅，苔黃厚，脈弦數。

【治療方法】疏肝解鬱瀉熱。

【方　藥】當歸、柴胡、白朮、丹皮各10g，白芍、生地各20g，石膏（先煎）50g、甘草5g。囑於經前7天開始，每日1劑。連服7劑。

【按　語】因患者情志不遂，肝氣失於條達，血行失暢，經前血海壅滯，

❺❻ 《四川中醫》，1991，(1)，「經期多顯」，劉明武。

溢泄不利而見經色紫黑量少；氣鬱化火，熱積胃腑則消穀善饑，故用疏鬱清瀉鬱火之法，首用7劑其經色轉紅血量適中，食量亦減半。下次經前再服上方7劑後即癒。隨訪2年未再復發。此病症不多見，案例典型，辨證求因，用藥貼切，故療效顯著。

第八節　經行泄瀉

【提要】經行泄瀉是指每值經前或經期則出現大便溏薄或清稀如水，日行次數不等，經後自止。病本是由脾腎虛弱，溫運失職，水濕內停，滲於腸中而成泄瀉。經行之際氣血流注胞中，脾氣益虛，無力運化，腎氣開闔失司，陽虛無以制水，故隨月經而發泄瀉。此外尚有極少數患者表現為陰道泄水，其機理相同，仍是因陽虛健運失職，水濕之邪乘之所致。

(一)療法綜粹

1.內治法

(1)脾虛，經行泄瀉伴倦怠，脘腹脹悶，納呆，浮腫等：黨參30g、炙黃芪30g、炒白朮12g、雲茯苓12g、陳皮9g、炒苡仁30g、炒山藥12g、蓮子肉12g、芡實12g、砂仁9g、藿香12g、枳殼12g，水煎服，日1劑。

(2)腎虛，經行泄瀉伴腰腹冷痛，排泄物清冷或完穀不化等：補骨脂12g、覆盆子12g、巴戟天9g、炒杜仲12g、鹿角霜12g、炮薑6g、黨參30g、炙黃芪30g、炒白朮12g、炒苡仁30g、蓮子肉12g，水煎服，日1劑。

(3)肝木克脾泄瀉，泄前腹痛，泄後則舒，經前可見乳脹脅痛等：柴胡9g、杭芍12g、青陳皮各9g、川楝子12g、香櫞12g、炒白朮12g、炒扁豆12g、蘇梗12g，水煎服，日1劑。

(4)逍遙痛瀉方：白朮10g、白芍15g、炒防風5g、陳皮5g、香附7g、茯苓10g、郁金5g、橘核10g、黨參12g、山藥12g、炒穀芽10g、炒山楂10g，水煎服，日1劑，適用肝脾不和之經行泄瀉。於經前7天始服5劑。(選自《湖南中醫雜誌》，1987，(6)，25)

(5)加味四神丸：肉豆蔻3g、補骨脂6g、五味子9g、吳茱萸3g、肉桂3g、菟絲子9g、覆盆子9g、山藥12g，水煎服，日1劑，適用於腎陽不足之經行泄瀉。(選自《女科證治》)

2.外治法

(1)敷臍：炮薑、附子末各等分，共研細末，敷臍處，用炒鹽加蔥熱敷於上。

(2)針刺：臍中四邊穴(即臍之上下左右各開1寸處，共四穴)，每日1次，以上、下、左、右為序針之。(均選自《中醫臍療大全》)

(二)驗　案

■ 案例1　經行泄瀉。陳×，41歲。❺⑦

【證候表現】患者經期腹瀉，日行3～5次，小腹隱隱作痛，畏寒肢冷，倦怠乏力，白帶量多，面浮肢腫，月經量多，色淡質稀，舌淡胖，苔白膩，脈象沈緩。

【治療方法】溫腎健脾，散寒止瀉。

【　方　藥　】右歸飲加減。

熟地12g、山藥30g、山萸肉10g、枸杞子15g、肉桂8g、附子10g、菟絲子10g、黨參15g、白朮15g、甘草6g、生薑3片。3劑後大便稍稠，便次減少。守方又進8劑，大便成形，日行1～2次，腹痛畏寒消失，白帶減少，惟感乏力，納差，原方

❺⑦《中醫雜誌》，1985，(10)，「經期證候辨治四例·經期泄瀉」，鄧濤。

去熟地，加茯苓、佩蘭。5劑，納增神爽，給理中丸調服而癒，隨訪7個月，無復發。

【按　語】本病總由脾腎虛損所致，經行氣血注於胞宮，則脾腎之氣更虛，溫運化生失司，水濕內停，滲於腸胃而成泄瀉。治以溫陽健脾是為根本。藥用得當，效驗良好。

■ **案例2　經前泄水。吳××，27歲。**❺⓼

【證候表現】患者婚後3年未孕，經前泄水1年餘。素日月經週期後延，白帶量多。病起於臨近經期遇綿綿陰雨並坐於濕地，4天後經潮，初時經與水俱下，經量多，色淡，其後每於經前必陰道泄水1～3天，伴週身乏力，困倦，腰膝痠軟，羞於就醫，持續半年後，經前泄水量多，少腹冷痛，而求診。其面色萎黃，舌淡苔白，脈濡，尺脈沈。

【治療方法】溫腎健脾，暖宮除濕。

【方　藥】溫通湯加味。（自擬方）

人參25g、山萸肉15g、仙靈脾15g、澤瀉15g、鹿角霜25g、茯苓25g、益智仁15g、紅花5g、茴香15g、肉桂10g、白朮15g、炙甘草10g、坤草25g、紫石英25g、菟絲子25g，5劑。藥後腰痠困倦好轉，食慾漸增，白帶仍多。月經將至，原方去澤瀉加羌活10g，5劑。經前泄水1天，量變少，經血色淡，夾塊，腰痠。經後囑服全鹿丸10丸，淡鹽水送服。每次1丸，日服2次，並於經前2週始服原方加紫石英25g，每週3劑，連服2個月後，經水如期，經前已無泄水，並喜得一男嬰。

【按　語】此病乃由寒濕之邪傷於衝任，損及脾腎之陽，陰寒致令血凝，

---

❺⓼　《吉林中醫藥》，1988，（2），「溫腎健脾法治療經前泄水證兩例‧例一」，劉傳秀。

胞宮溢泄失司，水濕留聚，陽氣不化，衝任失於溫化，故發經前泄水。治之以溫陽以化氣，健脾以運濕濁，寒濕得化則經血得行。經候如期則孕育生子。

第九節　經行發熱

【提要】係指伴隨月經週期出現的以發熱為主的一種病症。發病機理主要是氣血營衛失調所致。有因外感，有因內傷之別，證有虛及實。虛者乃為肝腎陰血不足而生內熱，氣血不足而營衛失和；實者乃為陽盛血熱，或瘀熱內阻。臨床以實熱較為多見，於發熱同時可伴見月經週期、經量的異常，故積極治療尤為重要。

(一)療法綜粹

(1)經行發熱，形寒自汗由營衛不和者：桂枝9g、杭芍12g、生薑3片、大棗5枚、當歸12g、川芎9g、乾地黃12g、荊芥穗9g、葛根12g、蘆根12g，水煎服，日1劑。

(2)肝腎虧損，平日低熱纏綿，經行體溫升高，口乾咽燥，經少體瘦者：丹皮12g、地骨皮12g、生地12g、當歸9g、杭芍15g、旱蓮草24g、鱉甲12g、青蒿9g、知母6g、龜板12g、銀柴胡9g，水煎服，日1劑。

(3)肝鬱化熱，經行發熱，經多或淋漓不淨伴胸脅脹痛口苦咽乾者：柴胡9g、枳殼12g、白芍15g、香附12g、川芎9g、川楝子12g、地榆15g、丹皮12g、郁金12g、生地15g、條芩9g，水煎服，日1劑。

(4)氣血虧虛，經行微熱，面浮胸悶心悸，神疲肢軟，經多色淡者：黃芪30g、黨參30g、當歸12g、川芎9g、杭芍12g、生地12g、柴胡9g、升麻6g、旱蓮草24g、鱉甲12g，水煎服，日1劑。（均為筆者擬方）

㈡驗 案

■ **案例1 經前發熱。王××，28歲。**❺⁹

【證候表現】患者因持續發熱45天，加重15天而就診。於經潮第2天與愛
人生氣而鬱結，隨之閉經，並出現畏寒，發熱，頭痛，身困
等。體溫37.5～38℃。曾診為感冒，服阿斯匹靈，地黴素及
中藥，症狀有增無減，寒戰高熱，馳張熱型，體溫38～40℃，
經1個月後又住院治療，期間查瘧原蟲陰性，診斷未明。先
後用抗生素及激素治療不效。診見面紅目赤，口苦咽乾，渴
不欲飲，胸悶脅脹，時時太息，煩躁，睡夢紛紜，少腹脹痛，
舌黯紅有瘀點及瘀斑，舌苔薄黃，脈弦數。

【治療方法】疏肝清熱，活血化瘀。

【 方　藥 】疏肝化瘀湯（自擬方）加雙花。
柴胡10g、酒白芍12g、枳殼10g、醋青皮10g、醋香附10g、
桃仁10g、紅花10g、歸尾10g、川芎10g、五靈脂10g、生蒲
黃10g、酒黃芩10g、青蒿10g、牛膝30g、甘草10g、雙花20
g。服藥第2天月經來潮，經行不暢，量少色黯，夾塊。體溫
降至38℃左右，繼服原方2劑，經色轉鮮，無塊，體溫降為
正常，停藥。經後第3日，稍覺腹脹，食慾欠佳，多夢眠差。
用柴胡疏肝散加味，藥用柴胡、白芍、枳殼、甘草各10g，
山楂30g、麥芽30g、川楝子10g、棗仁10g、合歡皮15g，以
疏肝解鬱，健運中州，兼寧心神。進6劑諸症悉除。追訪半
年未再復發。

【 按　語 】經前由發怒而致肝氣鬱結，經血突閉，日久化火故見面紅目

赤，口苦咽乾，胸脅少腹脹痛諸症。治法以疏肝化瘀並重，
方用柴胡疏肝散合桃紅四物二者化裁，加薊芩雙花以增清瀉
肝熱之效，芩芍酒製，引藥入血，無遏阻之弊。藥後經潮熱
退。再予疏肝健脾使肝脾心神均復正常，實為治經行發熱之
妙法。

■ **案例2　經期發熱。梁×，38歲。❻**

【證候表現】患者素日脾胃虛弱，3年前開始每次經前2～3日即發熱，體
　　　　　　溫在37.5～38℃之間，持續3～5天，經淨熱退。情緒波動或
　　　　　　勞累後加重，伴神倦懶言，頭暈耳鳴，心悸氣短，納少便溏。
　　　　　　近半年來月經先後不定期，經行小腹空墜脹痛，血量時多時
　　　　　　少，色淡質稀。婦科檢查無異常發現。西醫診為「植物神經
　　　　　　功能紊亂」，屢治不癒。刻診：月事將臨，身熱心煩，體溫
　　　　　　38℃，午後略降，煩渴不欲飲，頭痛失眠，身倦乏力，面赤
　　　　　　自汗，形寒怯冷，四肢欠溫，納穀不香，舌質淡胖，有齒痕，
　　　　　　苔白，脈沈細弱。

【治療方法】益氣健脾，甘溫除熱。

【　方　藥　】補中益氣湯加減。

　　　　　　炙黃芪、黨參、焦白朮各30g，升麻、黃柏各6g，地骨皮、
　　　　　　阿膠（烊化）、炙甘草各10g，石斛15g，肉桂3g。5劑後發熱
　　　　　　煩渴銳減，食納增加，精神好轉，經色轉紅。繼用原方去阿
　　　　　　膠，加丹參15g、益母草10g、焦山楂30g。後遵醫囑每於經
　　　　　　前1週服6劑，連服3個月，後發熱不作，月事如期，脾胃氣
　　　　　　復，納香神爽，用補中益氣丸善後。隨訪2年未復發。

【　按　語　】本案患者素體中虛，氣血虧損，中氣不足，加經期失血，發

❻《四川中醫》，1989，(3)，「補中益氣湯治癒經期發熱」，張良明。

熱日久，陰火熾盛，反灼傷陰血，或起居不時，元氣更損，脾胃愈衰，虛陽外越，陰火上攻而發熱。故治法仿前人補中益氣，甘溫補中為主，以益氣升陽；加地骨皮、黃柏、石斛、阿膠養脾陰潛降相火，滋陰退熱；丹參、益母草活血調經；肉桂引火歸元，溫運中陽。全方共奏調補脾胃，益氣升陽，使陽氣得升，陰火斂降，陰平陽秘而經期發熱自除。

■ **案例3　經期烘熱汗出。趙×，18歲。**❻❶

【證候表現】患者就診之4天前正值經期第一天，與人口角，憤怒不已，遂致胸脅脹滿，次日即月經停止，併陣發性烘熱，汗出，汗流浹背，襯衣皆濕若水洗，每日必發6～7次，飲食二便尚可，舌質黯苔薄白，脈弦。

【治療方法】疏肝解鬱，活血通經。

【　方　藥　】逍遙散方加減。

柴胡15g、香附20g、當歸15g、白芍15g、茯苓15g、川牛膝15g、坤草20g、薄荷、甘草各5g、白朮10g、生薑2片。2劑則汗止，經血至，兩乳作脹，餘無所苦。繼以逍遙丸善其後。

【　按　語　】患者月經應期而至，血海盈溢必須氣機暢達，本案正值經至忽遇發怒，氣機卒滯，而令經水驟止，阻於衝任胞宮，氣血失和，營衛失調，故發汗出經止，治法以解鬱利氣機，疏調營衛氣血，2劑病除，實為良效。

第十節　經行排尿異常

【提要】尿液排出由腎氣的固攝與開闔所主，若先天稟賦不足或後

❻❶ 《四川中醫》，1990，(2)，「經期自汗」，江培春。

天損耗則易致排尿異常，婦女經行前後，衝任氣血變化急劇，如有失慎則容易出現尿頻、急、疼痛或失其固約而發生遺溺等異常情況。本病雖不屬常見，但遷延日久，又可變生他症。臨床有因濕熱蘊積膀胱之實證，也有因腎氣虧虛，膀胱失煦之虛證，所以治療時需辨證確鑿，方可獲效。

㈠療法綜粹

1.內治法

⑴補骨脂9g、益智仁8g、桑螵蛸9g、烏藥6g、甘草6g、當歸9g、杭芍8g、熟地12g，水煎服，每於經前3～4天始服，連服5～10劑。適用於經行遺尿伴腹痛者，以補腎養血固脬。（選自《中醫婦科驗方選》）

⑵石葦15g、瞿麥12g、萆薢12g、天葵子8g、當歸12g、赤芍15g、小薊12g、白茅根12g、車前草12g、丹皮12g、坤草30g，水煎服，日1劑。適用於經行尿頻、急、疼痛者。（筆者擬方）

2.外治法

⑴敷臍：麻黃2份、益智仁1份、肉桂1份共研細末，用時取3g，以食醋調成膏狀，敷臍部，以膠布固定，36小時後取下，間隔6～12小時再用藥，3次後改為每週1次，連用2次。

⑵敷臍與腎俞穴：覆盆子30g，硫黃、菟絲子、仙茅、補骨脂、麻黃、石菖蒲、桑螵蛸、益智仁各20g，肉桂10g，共研末，酒調作餅。敷臍部及腎俞穴，臨睡時敷藥，次晨取掉，每日1次。（均選自《女病外治良方妙法》）

(二)驗　案

■ **案例1　經前遺尿。許××，32歲。**[62]

【證候表現】患者半年來經行錯後，量少，色淡質稀，經前3～4天遺尿，
白天2～3次，量不多，睡中遺尿次數不清，醒後內褲已濕，
經後其症自止。平日帶下連綿，質稀如米泔，腰脊痠軟，甚
或脹墜，四肢倦怠，納食不香，大便溏薄，小便清長，曾自
服烏雞白鳳丸、補中益氣丸、桂附八味丸等，效果不著。舌
淡嫩，苔薄白，脈虛細。

【治療方法】溫腎健脾，益氣固攝。

【　方　藥　】熟附子10g、炙黃芪20g、炒白朮10g、黨參12g、菟絲子15g、
山藥12g、當歸10g、鹿角霜20g、益智仁10g、芡實9g、炙甘
草6g。經前1週，每天1劑，連服6劑。同時用艾條自灸足三
里等穴位，每天1～2次，以助藥力。至月經來潮，色量均較
以往轉佳，惟週期仍後延1週，經前3～4天白天已不遺尿，
夜間仍作。再守上方加桑螵蛸10g、覆盆子10g，進6劑，月
經再次來潮，週期近於正常（後延5天），色量均正常，經前
遺尿未發，舌苔正常，脈象緩和，症已收斂，中藥停服，繼
艾灸以鞏固療效。

【　按　語　】本病不多見，然令患婦難於啟齒，久而更使正虛，經行之際
氣血聚注血海，脾腎之氣益虛，開闔失司，故致遺尿。治之
亦當溫腎健脾，益氣固攝為主。理法合一，使遺尿止，經水
調，收效顯著。

---

[62]　《婦科奇難病論治‧經前遺尿》，班秀文。

■ **案例2 經後遺尿。邢××，24歲。** ❻❸

【證候表現】患者近半年來每於經後3～5日內夜間必遺尿，夜寐不實，常令其丈夫喚之亦無效，甚是苦惱。16歲月經初潮，週期常錯後5～10日不等，量尚可，質稀，色淡紅。1992年初結婚，1993年5月妊娠7個月時小產一男嬰，存活3天夭折。次年9月第2次妊娠，妊娠2個月時誤服抗菌素類藥物而人工流產，術後一切正常。第1次月經淨後夜間連續遺尿3次，因當時無明顯其他症狀，自認為著涼所致。以後每次月經過後3～5日內必有遺尿症狀出現。曾多方診治無效，婦科檢查未見異常。本次月經後連續遺尿5天，無尿頻急等尿道刺激症狀。月經按期而至，量少，質稀，色淡紅，稍覺腰痠，下肢乏力，餘無它症。舌質淡紅，苔薄白，脈沈緩，兩尺脈弱。

【治療方法】溫補腎陽，益氣縮泉。

【 方　藥 】右歸飲合縮泉丸加減。

山藥50g、山茰肉20g、熟地黃20g、杜仲25g、菟絲子25g、肉桂7.5g、附片5g、枸杞子20g、桑寄生30g、川續斷30g、益智仁25g、生龍骨30g、升麻10g，水煎服，日1劑。烏藥100g、益智仁100g，共為細粉每服7.5g，每日服2次，隨湯藥同服。上方連續服用18劑，經血來潮，血色鮮紅，血量增多，經後未遺尿。腰痠已除，下肢有力。囑停服中藥煎劑，取縮泉散續服2月以鞏固療效。並囑勿受寒涼，適當節慾，10個月後方可受孕，以保腎之元陽，使攝轄有權，開闔有度，水道正常而告痊癒，隨訪半年一切正常。

【 按　語 】經後遺尿臨床頗為少見，文獻亦少有記載。該患者月經來潮

❻❸《中醫婦科理論與臨床》，第220頁，「經後遺尿症治驗」，李雲。

較遲，經期錯後，質稀，色淡紅，乃先天腎氣不足之象，婚後妊娠未足10月而胎兒小產，係腎虛胎元不固。產後近期又施人工流產手術，又傷真元之氣，更致下焦虛損。婦人經後為氣血虛弱之時，故見腰痠，下肢乏力，舌淡紅，脈沈緩，雙尺脈無力。蓋晝屬陽，夜屬陰，夜間陰氣盛，陽氣衰微。腎主司二便開闔之機，今腎陽衰，固納無權，膀胱失其約制，攝提無力故而夜間尿自遺。方中用山萸肉固精氣，補骨髓，收斂元陽；菟絲子益肝腎而強陰精，暖腎中之陽氣；熟地強肝腎，益精血，三藥合用補腎斂陽益精，桑寄生益血補腎主壯陽道；川續斷通百脈，調氣血，補腎尤佳；枸杞子滋陰壯陽補益精氣；杜仲助肝腎，旺氣血，止小便與夢遺，四藥相伍溫腎益陽填精補髓，通脈止遺尿。附片、肉桂導火歸源以通其氣，鼓舞氣血以補命門，使腎中真陰真陽皆得補益，陽蒸陰化，腎氣充盛，遺尿自止。益智仁行陽退陰之藥，治命門氣弱，夜多小便自遺之要藥也；生龍骨收斂元氣，治小便自遺，二藥相伍溫腎逐寒，固澀止遺；升麻升騰清陽之氣，陰中升陽也；以縮泉丸改為散劑，取二藥氣雄性溫，溫腎固氣逐寒止遺之效。

■ 案例3　月經期尿崩。葉××，34歲。❻❹

【證候表現】患者自1980年開始，月經前3～4日起及月經期每5～6分鐘小便1次，尿清長，經淨後逐漸自癒。伴小腹下墜，腰痠乏力，經前乳脹，經量減少，漸消瘦，口乾但不多飲，小兒已6歲。面色灰暗，舌淡胖，苔薄白，脈細。婦科檢查：宮頸輕糜，宮體前位，正常大小，活動。兩側附件正常。診斷：尿崩症。

【治療方法】補益腎氣。

【方　藥】黨參12g、生黃芪12g、淮山藥15g、煨益智9g、覆盆子12g、
菟絲子12g、五味子3g、枸杞子12g、烏藥9g、逍遙丸（包）
12g。原方服至21付時，精神好轉。月經再轉時，小便已正
常。後再服原方14付以資鞏固。4個月後隨訪，一切正常。

【按　語】尿崩症的發生與垂體分泌抗利尿素的缺乏有關。本例無外
傷、腎病史，每次發作均與月經有關，中醫認為腎司開闔，
主二便，腎氣虛損開闔失職而致尿崩，故用補腎益氣，固下
元之法而獲效。

■ **特案** 經期腫脹。沈××，27歲。[65]

【證候表現】患者就診時行經第2日。病起於產後腹瀉，經治腹瀉止。經
期超前量多，納少消瘦，氣短夢多，屢治不效，近3個月來，
經前面部及四肢腫脹，舌淡苔薄，脈沈細而緩。

【治療方法】益氣健脾，升陽化濕。

【方　藥】補中益氣湯加味。

黃芪20g、人參10g、柴胡10g、升麻6g、白朮30g、陳皮10g、
當歸12g、茯苓30g、苡仁20g、乾薑10g、白芍12g、大腹皮
10g、炙甘草10g。5劑，飲食稍增，氣短肢涼減輕。經前加
附子、龍眼肉，5劑後停藥，半月後再診，繼服原方5劑，經
至腫脹未作，納佳，餘症均消失。信訪半年未復發。

【按　語】凡腫，多由脾、腎兩臟為病。本案素有脾虛之患，加之經行
氣血下注血海，脾腎氣虛益甚，水濕泛溢故發腫脹。益氣升
陽乃除濕消腫之根本方法，奏效鞏固。

---

[65] 《中醫雜誌》，1985，(10)，「經期證候辨治四例・經期腫脹」，鄧濤。

第十一節　特殊性閉經

【提要】閉經是一個症狀，可出現於許多疾病之中，臨床分原發性和繼發性兩種。前者係指婦女年逾18歲或副性徵發育2年以上仍無月經來潮者；後者是指曾有規則月經來潮，其後因某種病理因素而月經停止6個月以上者。月經是在丘腦下部—垂體—卵巢軸統一調節下的生理現象，當任何一個環節發生障礙就會出現月經失調，也可導致閉經。如有子宮性閉經、卵巢性閉經、垂體性閉經、丘腦下閉經。常見的如子宮內膜損傷或粘連、子宮發育不全、卵巢功能早衰、席漢氏綜合徵、垂體腫瘤、閉經溢乳綜合徵、多囊卵巢綜合徵等等。中醫認為月經以腎為本，當腎氣虧虛，精血損耗時可致閉經不行，其次還可因氣血虛弱、氣滯血瘀、痰濕阻滯、陰虛血燥等因素造成，此五種類型可將西醫所列各種閉經概括盡全。本文僅舉幾例臨床較少見的閉經特案以供探討。

㈠療法綜粹

1.內治法

⑴肝腎虧損閉經，伴見腰痠腿軟，頭暈耳鳴，素體虛弱者：仙靈脾12g、覆盆子12g、菟絲子12g、紫河車10g、枸杞子12g、肉蓯蓉9g、當歸12g、熟地12g、焦艾葉9g、桑寄生15g、龜板12g，水煎服，日1劑。

⑵氣血虛弱閉經，伴見頭暈心悸，氣短乏力，納差，毛髮枯焦面黃羸瘦者：人參9g、黃芪30g、黃精15g、炒白朮12g、雲茯苓12g、當歸12g、杭芍15g、熟地12g、枸杞子12g、桑椹子12g、仙靈脾9g、紫河車10g、砂仁9g，水煎服，日1劑。

⑶陰虛血燥閉經，伴見心煩潮熱，骨蒸盜汗，舌紅少津，口咽乾燥者：瓜蔞15g、石斛12g、生地12g、玄參12g、麥冬12g、青蒿9g、鱉甲12

g、龜板12g、紫河車10g、百合12g、白薇12g、柏子仁12g，水煎服，日1劑。

⑷氣滯血瘀閉經，伴見胸脅脹悶，心煩易怒，少腹脹痛拒按者：酒丹參30g、當歸尾12g、桃仁12g、紅花9g、澤蘭15g、川牛膝30g、香附12g、川楝子12g、郁金12g、三七粉3g、坤草30g，水煎服，日1劑。

⑸痰濕阻滯閉經，伴見胸悶泛噁，肥胖痰多，帶下粘稠，倦怠浮腫者：炒蒼白朮各12g、雲茯苓12g、薑半夏12g、膽南星12g、枳實9g、陳皮9g、香附12g、木香9g、當歸12g、川芎9g、砂仁6g，水煎服，日1劑。（均為筆者擬方）

⑹驗方：

①䗪砂酒：䗪砂（炒黃）180g、陳酒1500毫升，浸泡36小時，隔水煮2小時。濾去䗪砂，取酒服用。每服30毫升，日2次。上午10點及下午4點各服1次。（選自《中醫婦科學》，羅元愷主編）

②調經助孕丸：仙靈脾15g、紫石英30g、菟絲子30g、川續斷15g、肉蓯蓉12g、當歸12g、川芎6g、杭芍12g、熟地12g、首烏12g、阿膠12g、雞血藤15g、香附12g、砂仁6g、陳皮9g、紫河車15g，製成片或水丸，每服10～15片或10g，日2次。忌辛辣。（筆者擬方）

2.外治法

⑴坐藥：土大黃15g、茜草10g，二藥共搗爛，紗布包成小團，繫一線在外，塞入陰道中，每日1次，連用5～7次。適用於血瘀閉經者。

⑵耳壓法：內分泌、子宮、腎、卵巢、肝、各穴消毒後，用綠豆貼壓，每次用一側，3日交換另側。適用於肝氣鬱結閉經者。

⑶敷臍：䗪砂30g、麝香0.5g、黃酒適量。麝香研末備用，䗪砂碾為細末，用黃酒調成厚膏備用。用時取麝香末0.25g填入臍孔中，再取藥膏貼敷臍上，外以紗布覆蓋並固定。2天換藥1次，連續敷至病癒。適用於原方及繼發性閉經之血瘀阻絡者。

3.針灸法

　　脾俞、胃俞、足三里、太溪、腎俞、氣海俞、關元、歸來、中渚、耳門、太陽、風池、針刺用補法加灸。適用於脾腎兩虛型。（均選自《女病外治良方妙法》）

(二)驗　案

■ 案例1　天寒閉經。羅××，30歲。❻

【證候表現】患者既往月經規律，11年來每於冬天10月左右停經，至次年2～5月之間，氣候轉暖之時又始行經。停經期間，每隔月餘則感精神疲憊數日，似欲行經而未見經行。西醫婦科檢查未發現異常，屢治無效。現症：近年40～60天經行1次，持續6～7天，量一般，經常白帶多，質清稀，夜尿多，間斷性天明時瀉泄1次，無腹痛。冬天畏寒較明顯，舌淡白齒痕明顯，脈平緩。

【治療方法】溫補脾腎，益火之源，調理衝任，溫通胞脈。

【　方　藥　】右歸丸加減。

　　　　　　熟地（砂仁3g拌）24g，山藥、菟絲子、仙靈脾、補骨脂、黨參、黃芪各15g，鹿角膠、仙茅各12g，枸杞子、當歸、山茱萸、製附子、香附各10g，肉桂、吳茱萸、乾薑各5g。4劑，定坤丹午間1丸。7天後再診，白帶減少，偶有1次夜尿，大便正常，繼服原方4劑，再7天後白帶基本消失，天明腹瀉已止，原方加白朮15g，再4劑，定坤丹午間1丸。7天後再診，白帶減少，偶有1次夜尿，大便正常，繼服原方4劑，再7天後，白帶基本消失，天明腹瀉已止，原方加白朮15g，再4劑，

---

❻ 《新中醫》，1989，(8)，「天寒閉經治驗一例」，劉善志。

配定坤丹1丸（午間1次），又7天後已無白帶，照上方連服15
劑，繼服定坤丹。次月經水如期而至，當年冬寒之際，月經
按期而至，諸症悉除，隨訪2年月經正常。

【按　語】天地溫和，則經水安靜。天寒地凍，則經水凝滯。遇素體元
陽不足，寒凝胞宮，因氣候寒冷，故致應時閉經。治以溫補
命火為主，溫通血脈，血得溫則行，故經水通而諸症除。

■ **案例2　騰療閉經。張×，36歲。**❻❼

【證候表現】騰療係用溫經散寒中藥裝入布袋，經蒸後趁熱敷局部。本案
患者因腰椎間盤脫出，於作騰療時適逢經期之當日，因過多
使用藥袋熱敷於腰骶、腹部及背部。治療後自覺熱血上湧於
胸中，遂感胸脘悶，頭暈，噁心，心煩不寧，當晚月經停閉，
諸症逐漸加重，3日後月經仍未行。診見患者面色及口唇晦
黯，舌黯紅兩邊有小豆大之瘀斑數塊，苔薄稍黃，脈沈澀。

【治療方法】清熱涼血，行氣活血，化瘀通經。

【方　藥】血府逐瘀湯加減。

生地30g、丹皮12g、赤芍12g、當歸10g、川芎10g、桃仁10
g、紅花10g、川牛膝20g、枳殼12g、柴胡10g、香附12g、沈
香末3g、梔子10g、薑半夏10g、甘草6g。3劑後月經復潮，
惟經色紫黯，血塊多，面唇晦黯好轉，胸悶煩躁大減。繼上
方加減調理，又服數劑而安。觀察3個月，經來均按期，量、
色、質均正常。

【按　語】本患者素有瘀滯，經行不暢，騰療時熱敷面積過大，用藥過
量，又因艾葉引起子宮強烈收縮使經血瘀滯於胞宮，使素有
瘀滯驟然加重，故致熱瘀閉經。治療以熱者清之，瘀者通之

❻❼ 《山東中醫學院學報》，1993，(5)，「騰療引起月經突然停止1例」，蘇明廉。

是為正法，其效也堪稱良驗。

■ 案例3　經來房事閉經。王××，45歲。❻❽

【證候表現】患者因經期房事，事後月經停閉8個月，婦科檢查無異常發
現，自覺腹痛脹悶，身困乏力，心煩難眠，多夢易驚，舌黯
紅有瘀點，舌下絡脈曲張，脈沈澀。

【治療方法】活血化瘀通經法。

【方　　藥】乳香、沒藥、陳皮各9g，當歸12g、生地9g、澤蘭30g、坤草
30g、赤芍12g、丹參30g、紅花12g。10劑後月經來潮，血色
紫黯有塊，諸症亦減輕，遂用四物湯加味以善其後，當歸12
g、生地9g、赤芍12g、川芎10g、澤蘭15g、坤草30g、丹參
30g。服16劑後症狀消失，月經一直正常。

【按　　語】經行之際血海氣血盈溢之時，房事干擾氣血運行，胞中瘀滯
則血泄不能，而導致閉經及煩脹失眠諸症，擬祛瘀活絡之法
使經水復潮，則是辨證詳確的結果。除此尚需避免經期同房，
防止精血搏結瘀久成毒而導致其他重症，不可不知。

■ 案例4　厭食性閉經。吳×，17歲。❻❾

【證候表現】患者因厭食、閉經1年，於1989年11月27日來診。14歲時月
經初潮，平素月經規律，1年前由外地轉學至北京就讀，因
成績優秀而遭同學嫉妒，終日精神緊張，用功過度勞累，休
息少，以致體力日漸下降，夜寐不安，需服安眠藥方可入睡，
飲食不思，每日勉強進食2兩米飯左右及少量水果，形體日
漸消瘦，月經隨之閉止。患者就診時身高1.65米，體重僅29.5

❻❽　《國醫論壇》，1991，（1），「婦科病驗案四則‧經來房事閉經」，曾青辰。

❻❾　《新中醫》，1991，（11），「厭顯致閉經」，謝海洲。

公斤，面色虛浮，口唇無華，精神萎靡，骨瘦如柴，下肢指
凹陷性水腫，手足發涼，舌質淡，苔薄白，脈沈細弱。查尿
蛋白（＋），尿酮體（＋）。

【治療方法】益氣消腫，健脾開胃。

【　方　藥　】防己黃芪湯（防己9g、黃芪30g、白朮12g、甘草3g、生薑3
片、大棗3枚）加黨參、茯苓補氣利水消腫，合保和丸健脾
開胃，增進飲食，配以當歸、益母草養血調經，木香舒肝理
氣，炒棗仁養血安神，桂枝溫經通絡。方中病機，藥後顯效，
腫消納增，諸症好轉。由於患者氣血虧虛日久，腸道津枯失
潤故大便秘結，病程日久，不能妄求速效。且患者納食漸增，
氣血津液可從飲食中化生，況浮腫已消，故減去防己、黃芪
等補氣利水諸品，而以保和丸化裁，啟脾開胃為主，以當歸、
肉蓯蓉潤腸通便，且當歸尚可養血調經，於閉經有益。經過
半年治療，患者脾氣已復，升降和調，飲食如常，體重增加，
月經亦已如期而至。

【　按　語　】本案之閉經，因由厭食營養不足，陰血化生不及，無物以作，
故在加強營養的同時，繼續以養血調經之法治之，選同仁堂
藥廠製造的「益仙救苦金丹」長服。益仙救苦金丹是古代醫
家總結的婦科經驗方之一。本方採用氣血雙補的八珍湯為
主，輔以大補元氣之黃芪，健中補脾之淮山藥，補血止血，
滋陰潤燥之阿膠，溫腎壯陽，活血散瘀之鹿角，再配合補益
肝腎，通脈強腰之補骨脂、續斷、杜仲，益腎固澀，收斂止
帶之赤石脂、雞冠花、白芷，調經養血止痛之益母草、紅花、
延胡、乳香，退熱除煩的黃柏、黃芩、青蒿、蘇葉，再加入
舒肝解鬱、理氣和中的砂仁、陳皮等。全方具有補氣養血，
調經散寒之功。

■ **案例5 肥胖閉經。黃×，20歲。❼⓿**

【證候表現】患者13歲月經初潮，一向錯後10〜15天，量多，色淡紅，質
稀。自17歲之後，經行錯後更長，往往2〜3個月一行，量少，
色淡質稀。18歲以後，即2年多來，閉經不行，必須用雌激
素、黃體素週期治療，月經始行，否則閉止不通。現月經已
半年多不潮，胸脘痞悶，納食不香，時欲嘔，痰多色白，全
身困倦，四肢乏力，帶下量多，色白質稠如米泔，形體日益
肥胖，由50公斤增到60公斤，脈象緩滑，舌苔白而厚膩，舌
質淡嫩。

【治療方法】燥濕袪痰。

【　方　藥　】蒼附導痰丸加味。

蒼朮10g、製香附9g、製半夏9g、白茯苓12g、製南星9g、炒
枳殼6g、廣陳皮6g、益母草12g、路路通10g、炙甘草10g、
生薑6g。每天清水煎服1劑，連服6劑。二診：胸脘痞悶減輕，
帶下量乃少。但經水仍未來潮。脈濡滑，舌苔白膩，舌質淡
嫩。證屬痰濕粘膩，暫時難化，胞脈不通，故月經不來。仍
守上方，再服6劑。三診：經水仍未行，少腹、小腹及乳房
脹墜疼痛，腰膝痠軟，似為月經將行之兆。脈濡滑，舌苔薄
白，舌質淡嫩。擬溫經通行之法，促其來潮。處方：製附子
10g（先煎）、蒼朮6g、製香附6g、當歸身12g、川芎9g、赤
芍藥9g、肉桂3g（後下）、益母草15g、川厚朴9g、枳實6g、
懷牛膝6g，連服6劑。四診：上方服至第5劑，月經來潮，量
一般，色澤暗淡。脈虛緩，舌苔薄白，舌質淡嫩。擬益氣養
血，以助經行。處方：當歸身12g、川芎9g、杭白芍6g、熟

地黃15g、黨參15g、炙黃芪15g、益母草15g、路路通9g、王不留行9g。連服3劑。五診：本次行經，持續5天淨。現腰俞痠困，帶下量多，色白，質如米泔，納食不香，大便溏薄，每天1～2次。脈象虛緩，舌苔薄白，舌質淡嫩。治宜溫腎助陽，燥濕祛痰。處方：白茯苓15g、炒白朮12g、正肉桂3g（後下）、當歸身9g、杭白芍9g、艾葉6g、香附6g、巴戟天10g、補骨脂10g、炙甘草6g。連服6劑。六診：半月不服藥。月經第2次來潮，量一般，色澤暗紅，持續5天淨。現感疲憊乏力，肢體痠困，餘無所苦。舌苔薄白，質淡，脈虛緩。仍以溫腎健脾，益氣養血之法，以善其後。處方：製附子9g（先煎）、黨參15g、炒白朮9g、杭白芍6g、白茯苓6g、巴戟天9g、炙北芪15g、艾葉6g、炙甘草6g。連服6劑。

【按　語】閉經的原因，一般有虛實之不同。實者多由七情所傷，氣滯血瘀，寒邪凝結，痰濕壅阻，胞脈不通，血不得下；虛者多是肝腎陰虧，精血不足；或氣血虛弱，無血可下。本例患者，乃肥胖之體，多濕多痰，痰濕壅阻入焦，胞脈不利，衝任失調而導致閉經。痰濕乃粘膩重濁之陰邪，非溫化不能為功。腎主水，脾主濕，痰之本在腎而源於脾，痰濕的治療，必須著眼於脾、腎二臟，故治療過程，燥濕祛痰，或溫通調經，或溫腎健脾，或益氣養血，均以達到溫化通行為目的。

■ **案例6　原發性閉經。覃××，26歲。[71]**

【證候表現】患者年已26歲，從未來過月經，但有週期性下腹脹痛與帶下增多等情況。平時自覺有陣發性心跳，睡眠欠佳，容易驚醒，胃納欠佳。近幾天有下腹脹痛感。過去曾有甲狀腺機能亢進

史，經治療後好轉。身體較消瘦，某醫院懷疑為子宮內膜結核，抗結核治療無效，又曾多次用西藥人工週期治療，月經均未來潮。第二性徵正常，肛診子宮較正常為小。舌尖有紅點，脈弦細略數。

【治療方法】滋腎安神，佐以化瘀行滯。

【　方　藥　】乾地黃25g、黃精30g、懷牛膝25g、桂圓肉15g、山楂肉30g、桃仁10g、赤芍12g、青皮10g、茯苓25g，3劑。再診：1973年12月18日。服藥後睡眠好轉，胃納增進，心跳減輕，月經週期徵兆已過。舌面有紅點，脈細略數。治則以滋養肝腎為主，佐以化瘀散結。方用：黃精30g、生地黃30g、懷牛膝20g、桂圓肉15g、麥冬15g、山楂肉30g、丹參15g、白芍15g、青皮10g、茯苓30g、浮水石30g，6劑。並囑每晚睡前服己烯雌酚1毫克連服22天，以中西結合增強療效。三診：1973年12月24日。服藥後精神好轉，胃納睡眠均佳，心跳減輕，舌脈同上。治則：滋養肝腎為主，兼散結化瘀行氣。處方：生地25g、熟地20g、黃精30g、山楂肉30g、杞子10g、青皮10g、白芍15g、桑椹15g、玄參15g、夏枯草15g、浮水石30g，6劑。四診：1974年1月7日，精神胃納均好，白帶增多，月經未潮。舌紅少苔，脈弦細。治則：滋養腎陰為主，佐以舒肝。處方：菟絲子20g、熟地25g、黃精30g、杞子15g、懷牛膝20g、桑椹15g、白芍15g、川芎6g、黨參15g、炙甘草10g、香附12g，4劑。五診：1974年1月11日。精神好，月經未潮，舌有小紅紫點，脈弦細略滑（己烯雌酚已服完），有下腹脹痛的月經週期徵兆。治則：補血活血，佐以化瘀通經。處方：當歸15g、川芎10g、熟地20g、生地25g、赤芍12g、山楂肉30g、劉寄奴15g、紅花10g、桃仁12g，4劑。六診：1974年1

月28日。週期徵兆已過,月經仍未潮。舌黯紅,苔薄微黃,脈細弱。治則:滋腎補腎。處方:熟地20g、生地20g、懷牛膝20g、淫羊藿15g、杞子15g、菟絲子20g、枳實12g、當歸15g。以後按上述方法,平時以滋養腎陰為主,佐以溫補腎陽,資其化源,至有月經週期徵兆期間,則著重活血化瘀通經,因勢利導。服藥至1974年5月,月經開始來潮,追蹤至1975年2月,月經基本正常按期來潮。

【按　語】本例為子宮發育不良之原發性閉經。患者曾有過甲狀腺機能亢進史。從中醫辨證來說,身體消瘦,眠食欠佳,常有心跳,舌有紅點,少苔或薄黃苔,脈弦細略數。結合其「甲亢」史,主要為肝腎陰虛,肝氣鬱結,虛火偏亢。腎陰為月經主要之化源,肝腎陰不足,化源不充,加以肝氣鬱結,故月經不能按期疏泄,但尚有週期性的小腹脹痛和白帶增多等月經週期徵象,這說明天癸之機能尚可,舌面有小紫紅點則是氣血瘀滯之徵。如能一方面滋其化源,一方面舒肝行氣活血化瘀,因勢利導是可以奏效的。故採用先補後攻、邊補邊攻之法,即平時用滋補,在有週期徵兆時用活血化瘀通經,反覆堅持一段時間,即為中藥人工週期療法。本例過去曾多次用西藥人工週期療法未效,本次以中藥為主,曾短期配服己烯雌酚以促進卵巢之功能。有些病例單用中藥或西藥治療未效,改用中西結合是可以取得療效的,本案患者即是其中之一。在中藥用藥過程中,曾重用山楂肉,目的是用以消導化瘀以通經;夏枯草、海浮石、玄參等鹹寒散結,目的是針對其「甲亢」病史,因「甲亢」可以導致月經失調,從中醫角度來說,此屬肝鬱、肝火之範圍,適當合併處理,有益於通經。

■ 案例7　外傷性閉經。張×，22歲。❼

【證候表現】患者8個月前被一鐵棒擊中頭部，當時暈眩不醒，醒後覺頭
　　　　　　腦脹痛，夜夢多，鼻乾，口乾而淡，大便乾結，3～4天一行。
　　　　　　從此月經便不來潮，至今已8個多月。面色較青，舌淡紅，
　　　　　　苔微黃，脈細弱。

【治療方法】活血寧神，佐以潛鎮。

【　方　藥　】當歸12g、川芎10g、丹參15g、遠志6g、磁石30g、桑椹30g、
　　　　　　牛膝25g、枳實12g、熟地25g、白朮10g，6劑。二診：服藥
　　　　　　後有少量白帶，餘症同上。依上法兼以溫通。處方：當歸15
　　　　　　g、川芎10g、懷牛膝20g、肉桂心15g、桑椹20g、香附12g、
　　　　　　菟絲子25g、白朮12g、黨參15g，6劑。三診：服藥後精神好
　　　　　　轉，白帶增多，仍頭暈夢多，脈緩弱，舌淡紅，仍以活血為
　　　　　　主，佐以行氣通竅潛鎮之品，照前兩方以澤蘭、鉤藤、生地、
　　　　　　枳實等加減。服藥1個月後月經來潮，持續5天淨，量中等，
　　　　　　色黯紅，經前2天有下腹痛，無明顯血塊。以後仍繼續門診
　　　　　　治療，月經基本按期來潮，追蹤4個月均正常。

【　按　語　】本例為腦震盪引起的繼發性閉經，故治法以活血寧神鎮靜為
　　　　　　主，適當佐以行氣之品。藥後陰道有分泌物排出，這是閉經
　　　　　　患者良好反應。因此種閉經主要由於氣血紊亂失調所致，故
　　　　　　應以調理氣血為主，佐以寧神鎮靜鎮痙法，使髓海安寧，氣
　　　　　　血調順，月經自可恢復。

❼ 同註❻

■ **案例8　垂體缺血性閉經。**

　　⑴**產後閉經1年半。蘇××，29歲。❼❸**

【證候表現】患者於產前10多天發生子癇，抽搐2次，產時神志不清，產後因大出血（休克）而致貧血。產後10天即無乳汁未能哺乳。其後逐漸出現頭髮、腋毛、陰毛脫落，倦怠乏力，氣短，納差，腰痠，性慾減退，陰道分泌物減少，全身畏寒，下肢不溫，記憶力減退，血壓偏低（13.3/10.0kPa）。婦科檢查：外陰經產型，陰道前壁膨出，粘膜皺襞小而光，宮頸小，子宮前傾，萎縮，約如玉米粒大小，質硬活動，無壓痛，附件未捫及異常。激情素水平輕度到中度低落。舌質淡，脈沈細無力。西醫診斷：席漢氏綜合徵。中醫辨證：產後氣血兩虛，腎氣虧損。

【治療方法】滋補腎氣，益氣養血。

【　方　藥　】四二五合方化裁。

　　　　　　黨參9g、當歸9g、川芎4.5g、熟地9g、炒白芍9g、菟絲子9g、覆盆子9g、枸杞子9g、五味子9g、車前子9g、仙茅9g、仙靈脾15g、懷牛膝9g，水煎服，服8劑後自覺食納氣短、乏力好轉，上方加巴戟天15g、肉蓯蓉15g、黃芪15g，服10劑後，自覺體力增強，食納增加，有時小腹隱痛，並自感小腹發涼，舌淡，脈沈細。上方再加肉桂3g，連服18劑後諸症均好轉，但仍小腹隱痛，四肢不溫，舌脈如前。擬方：黨參9g、黃芪15g、當歸9g、川芎15g、覆盆子9g、枸杞子15g、五味子9g、車前子9g、仙靈脾15g、巴戟天9g、懷牛膝15g、熟附片9g、製香附9g，前方共服4劑後，自覺症狀基本消失，且於此診

前10天月經復潮，血量中等，色黯紅，持續6天，無其他不
適，毛髮未再脫落，陰道分泌物增加，性慾增加，食納尚好，
睡眠可，二便調，仍覺下肢發涼，舌淡紅，左脈緩右脈略滑。
上方去附片，再進5劑。後再診自述於18天前在原醫院婦查：
宮頸光滑，大小正常。子宮軟如棗大。陰毛已稀疏再生，粘
膜潤滑。月經又已來潮（週期40天），量中等，4天淨，後用
方5劑，煉蜜丸，每重9g，日2次，每次1丸，以鞏固療效。

【按　語】本案開始用「四二五合方」（劉奉五驗方：當歸9g、白芍9g、
川芎3g、熟地12g、覆盆子9g、菟絲子9g、五味子9g、車前
子9g、牛膝12g、枸杞子15g、仙茅9g、仙靈脾12g）加黨參
以補氣，牛膝補肝腎而通經，服藥20餘劑後自覺症狀好轉，
因有小腹發涼隱痛等陽虛徵象，故加肉桂取其溫腎守而不走
之性，以增強溫暖下焦之功能，1個月後諸症輕，仍有四肢
不溫，又加附片以溫腎壯陽。由於陰血已虛，再加以助陽溫
經，則經血得復，子宮漸增大，乃陰生陽長之狀，後以丸劑
緩圖善其後，使其療效鞏固之意。劉老所擬四二五合方是為
產後大出血所致的血虛腎虧之閉經而設，原由產後大出血傷
腎、傷血，致使腎氣虛腎精耗竭，而出現一派生殖功能減退
的證候，方用五子衍宗丸補腎氣，二仙補腎壯陽，四物養血
益陰，再加牛膝補腎通經，全方功能在於補而不在於通，腎
氣充，腎精足，則月經自復，當產後氣血虛極可加人參、黃
芪則為「參芪四二五合方」，此乃以補氣之法，增強補血之
效，以氣帶血，同時又能增強補腎的功能。

(2)產後閉經16年。班××，43歲。❼❹

【證候表現】患者於16年前足月順產一男嬰，產時失血過多，產後閉經，

乳汁不下，毛髮逐漸脫落。診時倦怠乏力，氣短，畏寒肢冷，
嗜睡納差，面黃肌瘦，皮膚乾燥，性慾減退，大便乾，日1
次，有時小腹隱痛不適。西醫診斷：席漢氏綜合徵。曾反覆
用激素治療，症狀反而加重。檢查：尿17–羥類固醇0.7毫克、
17–酮類固醇1.3毫克，粗測基礎代謝率基本正常。促腎上腺
皮質激素試驗為陽性，糖耐量曲線低於正常水平。蝶鞍側位
片正常。舌紅苔少，脈沈緩。

【治療方法】益氣養血，滋補肝腎，以調衝任。

【　方　藥　】人參9g、當歸身12g、鹿茸片（另煎）6g、雲茯苓15g、肉蓯
蓉12g、丹皮9g、桑椹子15g、山藥15g、枸杞子15g、紅花6
g、胡桃仁9g、丹參15g、生黃芪12g、黑芝麻15g、何首烏15
g、炒白朮12g、甘草3g，水煎服，日1劑。26劑後倦怠乏力，
氣短，嗜睡略有好轉，胃納略增，大便略稀，日1次。腹部
較前舒適，毛髮未再脫落，苔薄白，脈沈緩。藥證已符，久
虛初復，上方加蓮子9g、仙靈脾9g，連進24劑，倦怠乏力氣
短明顯減輕，毛髮漸生。食眠尚可，體重增加，皮膚似有光
澤，情感偶或萌動，二便自調。舌苔薄白，脈沈緩。再步前
法，再服12劑，精神體力逐漸恢復，面紅潤，皮膚光澤，毛
髮已生，性慾有增，月經已潮，然色淡量少，四肢仍感欠溫，
苔薄白，脈沈緩較前有力。原方加肉桂3g，熟附片6g，連服
10餘劑，氣血得養，元氣漸復，毛髮生長，月經如期，精神
轉佳，體漸胖，諸症悉除。後以原方配丸劑，每丸9g，日3
次，每次1丸，以資鞏固。

【　按　語　】本案因產時失血過多，損及腎精。致精血虧耗，衝任虛損，
月事歷久不行，乳汁絕無，諸症繁多共見，治療用益氣養血，
滋補肝腎，調衝任之法。先予大補陰血，待陰血漸復之基礎

上，逐漸加用仙靈脾、桂附等壯陽之味，用藥得法，雖病16
年之久，治療僅8月餘即使機體功能恢復，月經復潮，堪為
妙法。

■ **案例9　閉經溺血。何××，40歲。**❼❺

【證候表現】患者婚後生育一胎已14歲。既往月經正常，自1977年1月起
閉經1年另8個月，但每月均出現有規律的血尿（肉眼可見），
為期3天乃止，血尿的同時無膀胱刺激症狀，惟自覺腰髖墜
痛。曾經溫州醫學院附屬醫院婦科檢查擬診為子宮內膜異位
症。同時又經該院泌尿科檢查，腹部平片兩腎區及尿路未見
明顯結石，膀胱鏡檢查無異常，平時小便常規正常，久治不
癒。於1978年9月4日來診。正值血尿後4天，察其唇舌紅，
苔微白，脈細數。問之頭暈腰痛，每屆血尿期更甚，神疲納
差，口燥多汗。

【治療方法】滋陰補腎，益氣扶脾。

【　方　藥　】生地、淮山藥、茯苓、牛膝、川續斷、女貞子、旱蓮草等，
不見大效。9月26日二診：本月血尿提前3天出現，腹痛加重，
脈舌如前。治以養陰涼血，調理衝任。處方：生地、淮山藥、
仙鶴草、海螵蛸各15g，丹皮、當歸各6g，女貞子、牛膝、
茜草根、生白芍各9g，白茅根30g。9月30日三診：服上方3
劑，據訴此次血尿為時2天半，但月經仍停閉不行，乃易滋
腎益陰，壯水制火，配以和血調衝之品。處方：熟地、海螵
蛸、淮山藥各15g，山茱肉、黃柏各6g，丹皮9g，澤瀉、麥
冬、牛膝、茜草根各9g，茯苓10g。服上方4劑後，患者於下
月有規律的血尿前按上方再服4劑。至10月26日未見血尿，

月經來潮，色鮮紫而稠粘，行經3天，除出現腰痠肢軟，左小腹稍有脹痛外，一般情況良好，此後月經按週期轉。

【按　語】本案閉經近2年之久，但按月出現有規律性的尿血3天，曾經婦科及泌尿檢查又無明顯炎症，其主要機理值得探討。《素問·氣厥論》說：「胞移熱於膀胱，則癃尿血。」《金匱要略·五臟風寒篇》說：「熱在下焦者則尿血。」這些論述已概括地提出了熱蓄腎與膀胱是尿血的主要發病機理。本例患者閉經期間出現週期性尿血及臨床見症，此腎水內虧，虛火蘊鬱，熱伏腎中，迫損血分，當行經週期之際，胞中氣血漸盛，引動膀胱伏熱，營血妄行，導致尿血，則胞中之餘血自少，形成血枯閉經，筆者暫定名為「血走腎經」，經血錯行所致。蓋腎為水火之臟，陰陽之宅，古人認為腎之為病有補無瀉，特別重視滋補腎陰，而創立「六味地黃湯」等代表方劑。作者在古人論證立法的啟發下，結合臨床實踐，方取六味地黃丸加川黃柏、麥冬滋養肝腎，壯水制火；配以牛膝引血下行，加海螵蛸、茜草根能澀能行，調理衝任，治療血尿、閉經大有協調之功。全方通過滋陰清熱和血調經而體現補中有瀉，寓瀉於補，通補開闔，三陰同治之意，達到腎陰滋，相火清，經脈通，衝任調，故血尿控制，經水應期來潮。

第十二節　特殊性月經失調

【提要】月經以週期、經期、經量的異常變化為多見，但還有特殊表現於某一方面者，如婦女絕經前經量甚多，甚或成為經崩之症，也有絕經後表現為月經樣陰道流血者，生育期有專在經間期陰道出血者，還有其他內分泌腺功能失常導致月經失調者等。其發病機理仍不失臟腑、

氣血、衝任功能紊亂，治法仍以氣血陰陽為總則。

(一)療法綜粹

1.內治法

(1)驟然經崩：人參（另煎兌服）9g、黃芪30g、烏梅30g、三七粉（沖服）3g、生炒蒲黃（包煎）各15g、坤草30g，先急煎人參頓服或用人參粉3～6g開水送服，繼用上方煎服，日1～2劑，如見面色蒼白，冷汗，脈微欲絕者加用炮附子9g以回陽救逆。

(2)經漏淋漓日久不止：黨參30g、丹參30g、黃芪30g、炒白朮15g、烏賊骨15g、炒蒲黃15g、三七粉3g、桃仁12g、川楝子12g、焦楂30g、牡蠣30g，水煎服，日1劑。

(3)經間期出血併少腹疼痛：丹參30g、當歸尾12g、赤芍15g、丹皮12g、枳殼15g、桃仁12g、皂刺9g、元胡12g、川牛膝30g、三七粉3g、茜草15g，水煎服，日1劑。

(4)經血驟止不下併少腹脹痛者：桃仁12g、紅花9g、當歸12g、川芎9g、血竭3g、元胡12g、香附12g、川牛膝30g、蘇木12g、劉寄奴15g、川軍（後下）6g，水煎服，日1劑。（均為筆者擬方）

(5)一笑散：阿膠（蒲黃炒珠）10g、鹽砂炭5g，共研細末，分4次服，日2次，用煮熟之糯米酒早晚沖服。（選自《四川中醫》，1989，(5)，「一笑散治崩漏」）

2.外治法

(1)坐藥：陳棕炭、血餘炭、棉子炭、枯礬各等份，共碾勻，取適量用消毒紗布或消毒絲絹卷成荸薺大小，以長線栓好，外面薄塗菜油或棉子油，取屈膝仰臥，將藥球塞入陰道達宮頸處，留長線在外，靜臥半日，待血止後取出。適用於崩漏出血不止。

(2)熏洗：吳茱萸、炒杜仲、蛇床子、五味子、陳皮各50g，木香、丁

香各25g，上藥共為粗末，盛入生絹袋中，以水3大碗煎數沸，乘熱熏下部，用手淋洗陰部，早晚2次。適用於經血淋漓不斷。（均選自《女病外治良方妙法》）

3.針灸法

取斷紅穴（位於手背二、三掌之間）進針沿掌內水平方向刺入1.5～2寸，留針20分鐘，起針後灸之，行雀啄灸法，10～15分鐘，以針感上行至肩者佳，灸時有熱氣上竄至肘者良。適用於崩漏不止。

(二)驗　案

■ **案例1　暴崩驟脫。張××，30歲。** ❼⑥

【證候表現】患者素體虛弱，多思慮，常失眠多夢，心悸氣短。3年來月經週期紊亂，經行伴腰腿痠軟，小腹隱痛，頭暈目花，納差便溏，疲倦乏力，近因過勞，經血超前，量多色紫，心悸，頭重耳鳴，臥床不起，3～4天後寐不安，煩躁，小腹陣性劇痛，驟然暴崩不止，血下如注，遂即不省人事，血壓測不到，當地診所施抗休克（用多巴胺、阿拉明、腦垂體後葉素、麥角等）治療，血崩未能控制，血壓不升，處於奄奄一息之危狀，診時見病人虛脫，氣短喘息，面色蒼白，精神疲憊，呼之不應，頭面冷汗，四肢厥逆，脈沈微欲絕，舌淡白無苔。

【治療方法】急則治其標，益氣回陽固脫。

【 方　藥 】急投獨參湯，再隨病機施藥。

高麗參10g煎灌服，20分鐘後額汗收斂，可聞微弱呻吟和太息。繼予大劑人參四逆湯加龍骨、牡蠣分次頻頻餵服，1分鐘後厥回肢溫，血壓回升為8/4kPa，見陽回脫固，再取峻補

---

❼⑥ 《福建中醫藥》，1993，(6)，「暴崩驟脫垂危症治驗」，駱安邦。

氣血以固本，塞流以治標，標本兼顧，方用當歸補血湯合膠
艾湯併用，另配五炭（蒲黃、山楂肉、棕櫚、側柏、地榆）
末，晝夜投2劑，過午夜下血已止，厥回神省，精神疲憊，
口燥欲飲，以稀粥啜之，後以十全大補，人參養榮加龜板、
鹿角膠補養氣血，固脫生津以善其後，調理月餘健康恢復。

【按　語】本案係稟賦素弱，氣血不足，又因過勞，損傷衝任而致崩。
血脫氣陷，陰陽離絕，病屬垂危，急以益氣固脫，繼行回陽
救逆，救治及時，後善其本，使危症得安，健康得復。

■ 案例2 漏下淋漓。王××，19歲。❼

【證候表現】患者15歲月經初潮，常半個月1次。近半年來月經淋漓不斷，
血量時多時少，血色紫黯，夾少許血塊，伴體倦乏力，頭暈
目眩，心煩易怒，口乾，舌紫黯，脈細數。西醫診為「功血」，
服消炎止血類西藥及雲南白藥均無效驗。查血常規、白血球
總數及分類均正常，血紅素70g/L，血小板正常。

【治療方法】清熱化瘀法。

【方　藥】速效固崩湯。
馬齒莧、生地榆、旱蓮草、益母草各30g，三七粉3g。3劑陰
道流血即止，繼服3劑以鞏固療效。隨訪2個月，經候如期。

【按　語】崩漏常見病型有氣虛、血熱、血瘀三類，病久又多瘀，瘀久
又化熱，瘀熱壅結，血行失暢，更難自止，以清熱化瘀法常
可獲效，待血止之後施以補益劑可善後而固本。本案所擬方
劑，既清熱止血，又無留瘀之弊，藥少力宏，實可借鑑。

---

❼ 《湖北中醫雜誌》，1991，(5)，「速效固崩湯治療崩漏102例」，杜俊寶。

■ **案例3　絕經前月經過多。向××，47歲。❼❽**

【證候表現】患者月經過多已數年，血塊特多，每次月經用紙5～6包，小
　　　　　　腹墜痛，肢冷自汗。面色蒼黃晦滯，面部佈滿黯斑，唇色淡
　　　　　　黯，舌淡白胖嫩，有齒痕，脈沈微弱。先後作痔科手術、輸
　　　　　　卵管結紮術、胃切除術。刻診月經將臨。

【治療方法】溫補脾腎，佐以養血澀血。

【　方　藥　】附子6g、炮薑5g、炙甘草9g、黨參30g、白朮18g、首烏30g、
　　　　　　崗稔根30g。4劑後月經來潮，血量較前大減，僅用衛生棉2
　　　　　　包多，血塊亦減，但仍肢冷，時有自汗，舌質較前紅活，脈
　　　　　　沈細。繼宗前法，加大用量。附子10g、炮薑6g、炙甘草9g、
　　　　　　白朮15g、黃芪15g、製首烏20g、陳皮6g。以上方加減連續
　　　　　　服用2個多月，諸症均減，經量轉為正常，血塊不多，精神
　　　　　　食納進增，已收近效。

【　按　語　】婦女處近七七，腎氣漸虛，封藏不固，本案患者屢行手術，
　　　　　　月經過多數年，精血損傷，陽氣虧虛，故見面色晦滯黯斑，
　　　　　　舌淡脈沈微。治法著重溫陽益氣，佐以養血收澀之品，調治
　　　　　　2月餘，獲效顯著，屬辨證施治之典範。

■ **案例4　絕經後陰道流血。金××，53歲。❼❾**

【證候表現】患者絕經1年餘，陰道突然大量流血3天，血色紅，伴頭暈腰
　　　　　　痠無力，胸悶煩急，流血前有乳房脹痛及鼻衄，婦科檢查無
　　　　　　明顯異常，宮頸刮片亦無陽性發現。舌黯淡苔薄黃，脈弦滑。

【治療方法】清熱平肝，涼血固衝。

---

❼❽　《羅元愷醫著選‧絕經期前月經過多例二》。
❼❾　《劉奉五婦科經驗‧絕經後陰道流血待查二例‧例一》。

【方　藥】黃芩9g、馬尾連9g、生地15g、丹皮6g、菊花9g、女貞子9g、旱蓮草9g、生牡蠣30g、木香6g、阿膠15g、側柏炭9g。2劑後血量大減，胸悶煩急已解，頭暈減輕，頻頻歎氣，肢軟乏力，小腹脹，排氣後則舒。舌紅，脈弦滑。再擬方如下：青蒿6g、地骨皮9g、黃芩9g、丹皮6g、椿根白皮9g、生白芍9g、旱蓮草9g、女貞子9g、生牡蠣30g、木香6g、阿膠15g、側柏炭9g。5劑後流血已止，諸症減輕，上方去青蒿、地骨皮、丹皮、椿根白皮、側柏炭，加當歸9g、柴胡9g，繼服。其後10餘天又曾出現陰道流血之先驅症狀，再用原清熱平肝，涼血固衝法，藥味多與首方相同，服後症狀消失亦未再流血，囑服芩心丸，以鞏固療效。隨訪1年半未再陰道流血。

【按　語】本案屬陰虛肝旺，熱迫血行，氣血逆亂，上成鼻衄，下成陰道流血，湯劑清熱平肝，涼血固衝之後用芩心丸清血中伏熱，使經血閉止。（芩心丸為黃芩用醋浸一晝夜曬乾，反覆浸曬3次，研成細末水泛為丸，每服9g，每日1次，取其涼血清熱之效）

■ **案例5　氤氳期陰道流血。韋×，33歲。[80]**

【證候表現】於2次月經之間，有1～3天情興較濃，性感增強，有思交不可待之勢。本案患者1年來經量多色紅，持續7天左右，每於經後10～15天，即有少量陰道出血，色紅，3～4天止，診時正值經後12天，心煩易躁，夜寐欠佳，腰膝痠軟，當日晨已有少許陰道出血，色紅，無血塊，無腹痛，舌邊尖紅，苔薄白，脈細數。

【治療方法】滋陰壯水以制火。

[80] 《婦科奇難病論治‧氤氳期出血》，班秀文。

【方　藥】生地18g、地骨皮9g、麥冬12g、玄參15g、旱蓮草10g、女貞
　　　　　子10g、山萸肉9g、山藥15g、藕節20g、苧麻根10g、何首烏
　　　　　15g、生甘草5g。3劑後陰道出血即止，再擬滋養腎陰之法，
　　　　　以善其後。藥用熟地15g、生地15g、山萸9g、麥冬9g、玄參
　　　　　15g、沙參10g、杭芍6g、山藥15g、女貞子9g。3劑，囑以後
　　　　　於經淨後10天連服本方3～6劑。觀察3個月未再出現經間陰
　　　　　道流血。

【按　語】本病多屬陰虛相火偏亢，虛火擾灼衝任，傷及胞宮血絡，只
　　　　　當陰陽平秘之時方可不發此病，治法重在滋養肝腎之陰，佐
　　　　　以止血之品，方用兩地湯、加減一陰煎化裁可獲良效。

■ 案例6　唾液腺腫大與月經不調。李××，22歲。❽

【證候表現】患者因唾液腺腫大，月經不調3年餘求診。每次經前4～5天
　　　　　唾液腺腫大，胸悶不舒，太息頻作，頭暈，乳房增大，納差，
　　　　　精神緊張，睡眠不佳，月經15歲初潮，近幾年月經呈4～6天
　　　　　／23～45天，經色黯紅，有時夾塊，帶下略多，經後期諸症
　　　　　自行減輕、消失。多家醫院就診，擬診為「經前期唾液腺綜
　　　　　合徵」，且排除唾液腺炎症及腫瘤。用苯巴比妥、安定、雙
　　　　　氫克噻等治療，病情時輕時重，終未獲效。近來又加重，又
　　　　　至某醫院中醫科就診。適值經前4天，前症俱在，舌質略黯，
　　　　　苔薄白，脈沈弦。辨證為肝鬱氣滯，治以疏肝理氣兼調衝任。
　　　　　藥用柴胡10g、當歸12g、香櫞皮12g、郁金12g、製香附12g、
　　　　　青皮12g、白芍12g、熟地18g、枸杞子12g、何首烏18g、菟
　　　　　絲子24g、炙甘草6g，服4劑，症略輕，又依方增減服7劑。
　　　　　月經34天復潮，前症如故，因伴健忘、多夢、心煩、口乾等。

❽ 《上海中醫藥雜誌》，1993，(10)，「唾液腺腫大·月經不調案」，王忠民等。

易方為：柴胡12g、青皮12g、郁金12g、丹皮12g、白芍12g、炒酸棗仁18g、遠志12g、當歸10g、何首烏12g、枸杞子15g、牛膝6g、炙甘草6g。進5劑，症狀稍減，於第3個週期時痼疾又發。再如上法，仍未收功。

轉診之時，諸症尚未發作，詳詢其症，每於經期提前時症狀較輕，推後愈長症狀亦明顯加重，經色亦愈黯，多夾有血塊。經量忽多忽少，曾服逍遙丸不效，且每次經前思想顧慮加重，精神緊張，數年來均如此。病人形體豐腴，並有前數診疏肝不效之鑑，認為病機乃瘀血阻滯，經脈不利，故改擬治法。

【治療方法】活血化瘀，調經通絡。

【　方　藥　】丹參12g、川牛膝24g、劉寄奴12g、益母草10g、澤蘭葉10g、穿山甲10g、桂枝10g、郁金10g、何首烏12g。藥進4劑，前症較以往為輕。遂以上方重用益母草、澤蘭各20g，穿山甲18g，加當歸12g、川芎12g。再進5劑後，唾液腺無明顯增大，乳房不脹，心情舒暢，繼而月經來潮，經色黯，少量血塊，無明顯腹痛，輕度下墜。宗前法再進5劑。隨訪1年未復發。

【　按　語　】本例初治之誤在辨證不準，經久不癒之疾，病機往往複雜，本例主要因於血瘀氣滯兼濕阻之候，故以活血化瘀為主，餘者氣鬱、濕阻皆可盡除。

■ 案例7　腎上腺皮質機能亢進致月經失調。劉××，38歲。❷

【證候表現】患者於10年前出現月經失調，5年前出現多毛、肥胖，近1年來上症加重，伴週身發熱，盜汗、乏力，口咽乾燥，腰痠脹痛，心煩失眠，少尿等症。曾經某醫院婦科檢查，診斷為「腎上腺皮質功能亢進，多毛症，月經不調」。1984年1月13日入

❷　《四川中醫》，1987，(6)，「腎上腺皮質機能亢進治驗」，陳達中。

院檢查：唇周有短鬍鬚，胸腹中線毫毛粗黑而多，長約1公分。化驗：尿17-羥皮質類固醇為15.1毫升／24小時，17-酮類固醇為8.2毫克／24小時。經用西藥治療50天無效，於1984年3月25日改中藥治療。

【治療方法】滋陰補腎。

【 方 藥 】加味地黃湯。

生地、熟地、北沙參各20g，枸杞、山萸肉各12g，山藥、澤瀉、茯苓各15g，丹皮、麥冬、知母、黃柏各10g，杜仲、牛膝各15g。6劑後腰痠，煩熱，口咽乾，心煩減輕，尿量增加。仍有盜汗，眠差多夢，舌紅白苔，脈細數。以上方去知母，黃柏加生龍牡各30g，五味子9g。連服15劑，上症基本消除。後守上方連服2月，鬍鬚及胸腹毛脫落大半。化驗：尿17-羥皮質類固醇6.4毫克／24小時，17-酮類固醇3.7毫克／24小時，帶藥出院。3個月後來院再診，已無鬍鬚，胸腹毛亦全消。

【 按 語 】本類病症臨床不多見，綜合整體表現屬中醫腎中陰精虧損，虛火偏盛，治法採用補腎滋陰為主，少佐清降相火之味，用藥得法，其效頗佳。

■ **特案** 多毛症。王×，22歲。**⑧③**

【證候表現】患者多毛已3年。3年前因其母病故，悲痛不已，又因家事爭吵，而致精神抑鬱，失眠多夢，繼之發覺唇上部汗毛生長，漸變為「鬍鬚」，持刀刮之後又生出，併見胸背部，乳房處多毛濃密，毛長約2.5公分，毛髮增粗濃黑，陰毛顯著增密，面部及四肢汗毛亦較常人為濃。伴見面色紅赤，頭面多汗，

口乾咽燥，頭痛耳鳴，頭頂脫髮，五心煩熱，腰膝痠軟，月經延期，經少色黑，曾診為特發性多毛，多方求醫罔效。舌紅少津，脈細數。

【治療方法】滋陰潛陽，疏肝理血。

【　方　藥　】白芍40g、麥冬20g、沙參15g、生地30g、丹皮15g、龍骨30g、牡蠣30g、當歸12g、丹參30g、梔子12g、川楝子10g、合歡花20g、甘草10g，水煎服，3劑後再診，口乾心煩略減，餘症同前，宗上方15劑，「鬍鬚」黑色漸退，胸背、乳房處病毛減退，餘症遞減。繼以原方20劑，「鬍鬚」轉為稀疏黃短，它處病毛亦退，月經正常，原方量減半，繼服20劑鞏固療效。追訪3年未復發。

【　按　語　】本病臨床少見。據以上病史，結合病人舌紅少苔，脈細數等體徵，因肝腎陰虛，肝陽上擾而起。肝陽上擾，侮及肺金，熱傷皮毛則見多毛、脫髮；肝腎陰虛，疏泄失職，故見月經延期，經少色黑。故予滋陰潛陽，疏肝理血之法，使陰充陽潛，氣血調和，則症全消。

■ 案例8　難治性陰道大出血。何××，46歲。❽

【證候表現】患者因皮膚瘀斑8個月，左腹隱痛半年於1990年4月12日第2次入院。患者於1989年9月21日因腹部隱痛伴皮膚牙齦易出血在廣醫二院住院治療，病情有所好轉於1990年1月18日出院。出院診斷：1.慢性脾周炎；2.特發性門脈高壓症；3.骨髓纖維化；4.慢性淺表性胃炎；5.慢性結腸炎。

此次入院，患者腹部隱痛，以左腹為著，伴乏力、噯氣、納差、便溏等症。查體：體溫36.5℃，血壓16/11kPa，呈慢性

❽ 《新中醫》，1991，(10)，「難治性道大出血治驗一則」，沈忠源等。

病容，雙下肢皮下數處紫癜，週身淺淋巴結未捫及腫大，腹軟，左中下腹可捫及6×5公分包塊，質中度硬，有輕度壓痛，無反跳痛，肝於右季脅下可捫及1.5公分包塊。特殊檢查：超音波檢查：早期肝硬化、脾腫大；胃鏡示慢性淺表性胃炎；結腸鏡示慢性結腸炎；腹腔鏡示：肝稍大，表面光滑，脾被大網膜所包裹；骨髓穿刺：粒細胞增生；脾動脈造影：1.脾動脈擴張，脾臟腫大，2.肝動脈纖細。實驗室檢查：白血球長期在14000～30000／立方毫米，嗜中性球80%以上，紅血球333萬／立方毫米，血紅素110g/L，血小板14萬／立方毫米。肝凝血象檢查：凝血酶原時間22秒，部分凝血活酶時間43秒，凝血酶原時間16.5秒，中國蘄蛇毒時間13.5秒，其他時間皆相應稍有延長。但谷丙轉氨酶、蛋白電泳與A/G比值皆正常。

該患者此次入院推斷和第1次住院彼同，但久久未能確診。內科提出行脾臟摘除術，而外科認為無手術指徵，其脾功能無亢進。血液專家認為有感染存在，不支援惡性血液病。治療方面長期予以青黴素、慶大黴素、先鋒黴素等抗感染及對症處理20餘日，病情未見明顯改善。至5月8日患者突然陰道出血，量多，呈鮮紅色，夾有暗紅色血塊。當日婦科會診，認為患者近更年期，為月經紊亂而過多所致，予以宮縮劑、復方18-甲基炔諾酮及止血芳酸、止血敏等治療處理，次日病情未減，又請婦科會診，其意見為凝血機制障礙，加輸鮮血及血小板治療。按上述意見處理4天，病情惡化，出血不止，並出現似鵝蛋大暗紅色血塊。雖輸血1000毫升，血紅素77g/L，紅血球257萬／立方毫米，血壓降至11/6.0kPa。患者精神疲乏，表情淡漠，面色蒼白，眩暈，不思飲食，於5月

11日又急請婦、內科專家集體會診。婦科建議刮宮治療，但又考慮其凝血機制障礙會引起進一步大出血。而內科則認為：若凝血機制障礙就不會出現凝固的血塊，而且血小板數目一直正常，僅血小板吸附能力稍差，問題不大，可以刮宮。在此舉棋不定，病情危急的情況下，患者求治於中醫。根據患者面色蒼白，表情淡漠，下血，血色鮮紅伴暗紅色血塊，左下腹包塊推之不移，腹痛，納差，便溏，乏力，舌暗淡，邊有瘀點，苔薄白微膩，脈微細滑。

【治療方法】益氣溫經固脫，化瘀止血。

【　方　藥　】人參（另煎）30g、黃芪40g、炒白朮15g、炮薑炭各12g、阿膠（烊化）60g，茜草炭、山萸肉、益母草各20g，白茅根、苡仁各30g，柴胡9g。3劑，水煎日1劑，分3次服盡。急煎1劑當日服後，出血大減，僅少許滲血。3劑服後陰道出血停止。守原方法人參、白朮、炮薑炭等，加淮山藥20g、雞內金9g、當歸15g，阿膠減為30g，重在補益氣血，調中化瘀，繼服5劑後，患者精神振起，無頭暈乏力，腹不痛，胃納佳，活動自如，行超音波檢查子宮：其大小正常，未見出血。

【　按　語　】陰道出血屬於中國醫學崩漏的範疇，亦稱「崩中漏下」。該病的發生機理是因諸種因素導致衝任損傷，不能制約經血之故。其病變主要責之於腎脾肝，因腎為元陰元陽之府而主胞宮，脾主運化而統血，肝主疏泄而藏血。本病例集諸種頑疾於一身，久未確診，且治療乏效，更傷形體，耗及元陰元陽，致臟腑功能低下，加之長期使用多種抗生素，克伐脾胃，以致脾胃虛弱難主運化，統血失職。左腹包塊推之不移，舌暗邊有瘀點，說明瘀積於內，影響肝主疏泄而血難歸藏，故出現下血不止夾有暗紅色血塊，以及一派肝、脾、腎虧虛的症

狀。在治療方面，作者將歷代醫家沿用的「塞流」、「澄源」、「復舊」三法溶為一體，選用既能化瘀，又能止血的茜根炭、艾葉炭配以炮薑炭、白茅根、益母草及重用阿膠等，化瘀止血以其「塞流」、「澄源」；選用人參、黃芪、山萸肉以復元陰元陽，固脫止血而主胞宮；選用炒白朮、苡仁健脾助運化而統攝血液；配用柴胡以疏暢血道，使瘀血得去，新血歸藏，共奏「復舊」。其「塞流」治法之中寓以「澄源」、「復舊」治法之中寓以「塞流」，其「塞流」，「澄源」有利於「復舊」。三法形成一個有機整體，相輔相成，相得益彰，故藥到病除。

■ **特案** 原發性血小板減少致月經過多。陳×，16歲。1991年4月13日初診。[85]

【證候表現】患者於1990年2月月經初潮時量即偏多，而後連續幾次週期尚準但量仍多，未介意。1990年10月20日月經來潮後連續20多天未止而求醫。化驗：血紅素55g/L，紅血球2.3×10^9/L，白血球5×10^9/L，血小板0.032×10^9/L，出血時間2分，凝血時間4分，診為原發性血小板減少，住院50天，使用止血敏、維生素K、強的松、肌苷、輔酶A、長春新鹼等藥物，病情暫得控制（1991年1月29日查血小板70×10^9/L）。出院後復發，經血淋漓不斷，衰弱已極。現患者經血不止已10餘日，量忽多忽少，色淡質稀無塊。自覺咽乾，口渴、心煩。精神不振，面色蒼白，口唇、指甲淡白。體溫36.2℃，血壓12/6.5kPa，舌淡少苔，脈象細而無力。4月12日化驗：紅血球4.05$\times10^9$/L，白血球8.8×10^9/L，血小板38×10^9/L。

【治療方法】益氣養陰，攝血止血。

【　方　藥】炙龜板10g、地骨皮10g、生地20g、阿膠10g（沖）、焦梔子

10g、地榆10g、白芨10g、旱蓮草30g、連翹10g，水煎服，日1劑，並囑患者不用任何西藥。上方連服10劑，症無起色，且近日鼻衄2次，加白茅根20g、黃精10g，又進10劑，5月5日化驗血小板$60×10^9$/L，症情基本同前，因思病以氣虛不攝為主，故改立補氣養血攝血一法，取當歸補血湯合膠艾四物湯加減：熟地30g、當歸8g、白芍12g、川芎3g、阿膠10g（沖）、黃芪30g、炒艾葉10g、仙鶴草20g、連翹10g。5劑後症有所減，血已減少。上方去熟地、川芎，加黨參12g、生地炭30g，繼續服用。後值經期，血量又增，囑患者不須停藥，至20劑時，血漸止，有時仍淋漓而下。6月2日化驗：血紅素140g/L，紅血球$4.5×10^9$/L，白血球$7.8×10^9$/L，血小板$90×10^9$/L。上方加烏賊骨12g，連服15劑，出血已停，6月28日查血小板$110×10^9$/L。囑停中藥注意飲食調補。1991年12月、1992年2月隨訪，月經恢復正常已4個月經週期，體質轉佳，並已上學。

【　按　語　】本例初診給予升提血小板驗方，結果療效欠佳，轉而根據氣不攝血的病機，立補氣養血攝血治法，以常方而獲平中見奇之效。說明作為中醫臨床之靈魂的辨證論治原則，必須時時遵循。本例的病機關鍵為氣虛，故重用參芪等補氣藥，因病程長，出血多，血虛嚴重，故亦配以較大量的膠、歸等補血藥及生地炭、仙鶴草等止血藥，氣血同治而收功。

第二章 帶下類

【提要】帶下是婦女特有的生理性的陰精物質之一，可直接或間接地反映機體的健康狀況及內分泌水平，與腎、脾兩臟關係密切。當腎氣虛衰精血虧耗，脾氣不健，水濕不化時，任帶兩脈失其固約，而使陰液滑脫造成帶下量多淋漓不斷，甚而伴發腰痠腹冷肢軟乏力；如有濕邪外侵或肝經鬱熱，濕熱損及下焦時又可造成帶下黃稠臭穢甚而伴發陰部搔癢疼痛，胸脅煩悶，尿頻淋瀝等症。帶下病包括西醫所指的生殖系統炎症病變，如附件炎、子宮內膜炎、宮頸炎、陰道炎、外陰炎等，尤以宮頸炎、陰道炎最為相近；其次某些腫瘤亦可出現帶下異常，如子宮粘膜下肌瘤、子宮內膜癌、宮頸癌、陰道癌等，但病變的良惡性質截然不同，故治療亦絕不相同，切勿均以一般帶下而論。

㈠療法綜粹

1.內治法

⑴白帶：

黨參30g、黃芪30g、炒白朮12g、炒山藥12g、山萸肉9g、炒蒼朮12g、雲茯苓12g、炒芥穗9g、車前子9g、柴胡6g、白果9g、陳皮6g，水煎服，日1劑。若帶下清冷如水，腰部冷痛如折，形寒畏冷者，加覆盆子12g、狗脊9g、鹿角霜12g、紫石英30g、製附子6g等。（筆者擬方）

紫花地丁、蒲公英、金雞尾各20～40g，烏賊骨、白朮、茯苓、薏苡仁各10～20g，水煎服，日1劑。

烏賊骨15g、樗白皮、白雞冠花各15～20g，水煎服，日1劑。

炒菟絲子、鹿角霜、巴戟天、焦白朮各12g，益智仁、五味子各9g，

黨參、山藥、蓮子各24g，熟地、車前子各15g，水煎服，日1劑。（均選自《男女病奇效良方》）

⑵黃帶：

柴胡9g、條芩、茵陳12g、生梔子6g、黃柏6g、炒苡仁30g、枳殼15g、車前草12g、澤瀉9g、萆薢12g、蒼朮12g、丹皮15g，水煎服，日1劑。若帶下穢濁，黃赤相兼，或黃綠如膿，氣味臭穢或伴尿頻尿疼者，加土茯苓30g、石葦30g、生地12g、小薊12g、蒲公英15g、飛滑石15g、生草梢9g。（筆者擬方）

白果、芡實、薏仁、山藥各30g，土茯苓20g，地骨皮、車前子各12g，黃柏9g，水煎服，日1劑。

當歸15g、川芎10g、生地20g、赤芍20g、椿皮20g、防己20g、萆薢20g、蓮肉20g、蒼朮20g、苡仁50g、芡實20g、地丁50g、公英50g、雙花20g，水煎服，日1劑。

茯苓、澤瀉、苡仁、黃芩（炒）各6g，茵陳、金毛狗脊、晚蠶砂各6g，豆卷、烏賊骨各15g，萆薢12g、白通草3g，水煎服，日1劑。

白頭翁15g、黃柏9g、苦參12g，水煎服，日1劑。（均選自《男女病奇效良方》）

⑶赤帶：

生地12g、地骨皮15g、丹皮12g、旱蓮草24g、芡實12g、梔子6g、黃柏6g、丹參30g、玄參12g、赤芍15g、白薇12g、藕節12g、地榆12g、百果4g，適用於年高月經已絕或過早絕經帶下黃赤如水有臭氣，陰部灼痛搔癢難忍者。（筆者擬方）

萹蓄（鮮全草）90g、五月艾（去淨葉取莖）45g、粳米90g、白糖30g，水煎服，日1劑。

地榆15g、梔子9g、荊芥穗3g，水煎服，日1劑。（均選自《男女病奇效良方》）

2.外治法

⑴陰道坐藥：

蛇床子300g、苦參150g、黃柏150g、枯礬100g、川椒100g、兒茶300g、生百部200g、樟腦100g、上藥烘乾共為細末，紫外線照射後裝瓶備用。用時將藥末裝入膠囊，塞陰道深入，隔日1次，7次為1療程。用藥期間忌房事，經期停用。用此方藥治療滴蟲、黴菌性陰道炎108例，痊癒68例（占62.96%），無效1例（占0.93%）。（選自《中醫婦科理論與臨床》）

暖宮丹：蛇床子120g，白礬、母丁香、肉桂、杏仁、吳茱萸、北細辛、砂仁、牡蠣、菟絲子、薏苡仁、川椒各40g，麝香3g。上藥共研細粉，以30%的生蜂蜜和勻，做成丸藥如龍眼大。先用白花水（蛇床子、白礬、花椒、杏仁、艾葉共煎水去渣）沖洗陰道，後以暖宮丹納入陰道內，每天換藥1次，3天後則2、3天換藥1次。適用於白帶，對滴蟲性陰道炎有特效。（選自《男女病奇效良方》）

⑵雙黃連粉劑治療宮頸糜爛：予宮頸糜爛患者施電熨術後用帶尾線棉球蘸取雙黃連粉塗壓創面，24小時後自行取出。兩週後檢查並2次塗藥。治療中（30天）禁性生活及盆浴。2個月後檢查判斷療效為：76例中1次治癒93.42%（71/76），第2次治癒6.58%（僅5例需2次治療），與對照組28例（單純電灼者）相比有顯著差異，即1次治癒對照組為71.43%，2次治癒為28.57%（P＜0.01）。雙黃連粉為中國哈爾濱中藥二廠生產的注射用雙黃連粉針劑，每瓶600毫克。（選自《山東省第九屆中醫婦科學術交流會論文集》，1995，10）

⑶外洗方：

透骨草、苦參、地膚子各30g，蛇床子、白蘚皮、馬齒莧各15g，土苓20g，白頭翁、百部各10g，水煎外洗陰部，早晚各1次。癢甚加冰片1.5g，伴大量膿臭帶者加魚腥草30g。（選自《浙江中醫雜誌》，1990，（6），「止癢湯治療陰癢」，李湘奇）

苦參30g、蛇床子90g、黃柏15g、土茯苓30g、車前草15g、白蘚皮30g、地膚子15g、龍膽草15g、木通9g、魚腥草15g、冰片1.5g、紗布包，水煎煮沸20分鐘，提出藥包，撒冰片半量待溶立即離火，手試不燙即用之洗敷外陰，有條件者可配合陰道沖洗，藥涼棄之。藥包可重複煎煮15～20分鐘，餘下冰片再溶入，同法洗用，每日1劑，洗2次。適用於各種濕熱、濕毒型帶多黃穢並陰癢尿黃赤淋痛者。若陰癢乾灼澀痛，帶下黃赤氣臭者：丹皮15g、丹參30g、當歸12g、川芎9g、赤芍15g、仙靈脾12g、黃柏9g、土苓30g、白蘚皮30g、木通9g、車前草15g、冰片1.5g，用法同上。（筆者擬方）

鹽炒黃柏12g，梅蒼朮、車前子（包煎）、茵陳各9g，炒苦參、紫地丁、赤茯苓各6g，水煎服，每日1劑。另予蛇床子60g、炒苦參30g、生黃柏16g、川椒9g、明礬9g，煎湯熏洗。主治黃帶。（選自《男女病奇效良方》）

(二)驗　案

■ 案例1　經前白崩。李××，28歲。❶

【證候表現】患者月經初潮13歲，週期正常，22歲結婚之後白帶多，治療時好時犯，每逢經前白帶多如崩。平日腰腿痠軟，畏寒，食納不佳，大便時溏，舌淡有齒痕，苔白，脈沈細而弱。

【治療方法】溫補脾腎。

【　方　藥　】附子（先煎）12g、肉桂10g、萸肉12g、炒白朮15g、雲苓18g、蓮肉15g、桑螵蛸15g、金櫻子15g、芡實18g、沈香7g、紫蔻7g、烏藥7g。依上方略加增減，連服22劑後病瘥，並已妊孕，翌年分娩得一女嬰。

❶ 《天津中醫》，1989，(5)，「月經病治驗五則」，張連城。

■ 案例2 白帶增多。于××，32歲。❷

【證候表現】患者服長效避孕藥已1年，近月來白帶增多如水樣，納差，
　　　　　　口淡，睡眠欠佳，尿量減少，大便2天一行。面部色素沈著
　　　　　　明顯，舌淡白，唇亦色淡，脈沈滑略弦。

【治療方法】健脾固腎，收斂止帶。

【　方　藥　】菟絲子25g、白朮15g、炙甘草10g、白芍10g、海螵蛸15g、
　　　　　　白芷10g、崗稔根30g。4劑。藥後帶量大減，納增，面部色
　　　　　　素沈著亦減輕，睡眠仍欠佳，尿已正常，舌淡紅，苔薄微黃，
　　　　　　脈細滑。依法，原方加首烏20g。6劑後白帶已淨。

【　按　語　】本案屬脾腎陽虛，任帶失約而致帶下色白如水，並兼見納差，
　　　　　　面黯少華，二便澀少，予以溫補脾腎令水濕得運，濕濁得化，
　　　　　　氣血和調，而見帶止，中州得運，納增面色轉華。再予以首
　　　　　　烏養血而使心神得養，五臟安和。

■ 案例3 帶下濕濁。陳××，40歲。❸

【證候表現】患者患帶症已6年餘。量多色黃，有異氣，陰部搔癢，面色
　　　　　　浮黃，頭目昏重，內熱體痛，微感惡寒，精神倦怠，苔黃膩，
　　　　　　脈濡數。

【治療方法】祛風清熱化濕，活血行滯。

【　方　藥　】羌活、防風、升麻、黃芩、葛根、蒼朮、白朮、澤瀉、茯苓、
　　　　　　蓮鬚、貫眾炭各10g，墓頭回12g，椿根白皮、黨參、苦參、
　　　　　　茵陳各15g，牡蠣30g。
　　　　　　另用山苦參30g、生明礬20g、蛇床子20g、黃柏10g。煎湯熏

❷ 《羅元愷醫著選·白帶增多症》。
❸ 《浙江中醫雜誌》，1986，(7)，「當歸拈痛湯異病同治體會·帶下」，王應模。

洗坐浴，早晚各1次。

10日後帶下顯著減少，搔癢已除，內熱體痛好轉，繼服原方10劑，諸症均瘥。後以調理脾胃，補益下元而癒。

【按　語】當歸拈痛湯由下列藥味組成：當歸、茵陳、黃芩各9g，葛根、白朮、知母、豬苓、澤瀉各6g，羌活、人參、升麻、甘草各3g，防風4.5g，苦參1.8g。有祛風止癢，清熱化濕，活血行滯之功。凡瘡毒、淋病、帶下屬濕熱鬱滯者均可應用。

■ 案例4　赤帶連綿。李××，27歲。❹

【證候表現】患者陰道經常流出血性粘液已數年。自以為是帶經日久，月經週期提前，經後血量少夾白色粘稠物，有時心慌氣短，平時倦怠乏力，納穀不香，末經提前10天，持續11天，曾按濕熱治療未效。舌淡紅，脈細緩。

【治療方法】健脾除濕，解熱化帶。

【方　藥】炒荊芥穗8g、柴胡6g、山藥15g、焦白朮12g、蓮肉12g、椿根白皮12g、川續斷12g、烏賊骨12g、牛膝9g。6劑後赤帶已除，再進7劑鞏固療效。

【按　語】本案曾按經期延長，用清熱涼血法施治，未能獲效。詳析其病史，正氣已虛，改用健脾除濕，解熱化帶之法。方中荊芥、柴胡升陽除濕並可散發鬱熱，山藥、白朮、蓮肉補氣健脾，椿根白皮、川續斷、烏賊骨收斂止帶固衝。雖血分有熱，然不可過用苦寒，故用健脾升陽除濕，解熱化帶，佐以牛膝引熱下行從血分而解，亦為通因通用之意。升降收開，各適其從，則熱邪得解濕邪得除。

■ **案例5　帶下穢臭。**曹××，36歲。❺

【證候表現】患者半年前曾施人工流產手術，嗣後帶下量多色黃，綿綿不淨，穢臭殊甚，伴少腹兩側脹痛。西醫診為「盆腔炎」，抗生素治療未效，近又增低熱，纏綿不退，肢體乏力，舌紅苔薄黃，脈數。

【治療方法】清熱利濕，排膿祛瘀。

【　方　藥　】土茯苓30g，椿根皮、敗醬草各15g、雞冠花10g、大生地15g、當歸10g、紫丹參15g、赤芍、丹皮各10g。14劑後帶下減少，低熱已退。上方加蒲公英15g、元胡10g。10劑後再診帶下已止，少腹脹痛已除，舌苔薄白，舌略紅，脈細。改服知柏地黃丸10g，日2次，連服1個月。半年後檢查，盆腔已無陽性體徵發現。

■ **案例6　頭痛與帶多。**王××，40歲。❻

【證候表現】患者平素體虛弱，經常頭痛，痛甚時用力敲打頭部稍感舒服，伴頭重目眩，不能睜眼，神疲乏力，胸悶不舒，胃納欠佳，苔薄膩，脈細。曾就診於內科，初投平肝潛陽，祛風止痛之劑（石決明30g、珍珠母30g、牡蠣30g、鉤藤9g、天麻9g、桑葉9g、蔓荊子9g、細辛4.5g、女貞子9g、旱蓮草9g）。連服10劑，仍頭痛且重，兩目昏暗，形體消瘦，面色萎黃，苔薄膩，脈細。繼以補氣活血，祛風止痛（當歸9g、川芎6g、枸杞子9g、雞血藤12g、炒白芍9g、紅花9g、黃精9g、地龍9g、蠍蜈片5片分吞）治之，又連服10劑，頭仍痛，帶多，症狀

❺　《江蘇中醫雜誌》，1984，(2)，「婦科驗案二則·帶下穢臭」，陳沛嘉。
❻　《上海中醫藥雜誌》，1993，(2)，「頭痛與帶多」，李祥雲。

不減。後以帶下量增多就診於婦科，經詢知其頭痛與帶下有關聯，每當頭痛劇烈時帶下增多，頭痛如裹，痛甚則嘔吐，曾在外院做腦電圖，未發現腫瘤。

【治療方法】健脾燥濕止帶。

【　方　藥　】完帶湯加減。

黨參15g、炒白朮30g、淮山藥30g、柴胡3g、炒薏米12g、炒荊芥3g、澤瀉9g、炒白芍15g、蒼朮9g、椿根皮15g、赤石脂9g、白芷9g，服5劑後白帶量明顯減少，頭痛未作。再服5劑帶下止，頭痛亦癒。1年後隨訪未復發。

【　按　語　】傅青主曰「帶下俱是濕症」。本案患者以脾虛濕盛為主要病機，濕盛下注，任帶失其固約而致。其症狀一在上表現為頭痛，乃濕邪上蒙清竅，故頭痛不已，一在下表現為帶多不止，並非肝陽上越，故內科治法未能見效。改用健脾燥濕之後，藥量雖輕卻取效快捷，乃是辨證詳析，用藥妥當之故。

■ **特案** 急性盆腔炎。陸××，43歲。❼

【證候表現】患者因帶下量多，色黃伴下腹痛10天，發熱4天於1994年1月19日入院。症見發熱惡寒，下腹疼痛拒按，月經1月13日來潮，量多未淨，色鮮紅，挾血塊，口乾口苦，納呆，小便黃短，大便乾結。查體：體溫38.8℃，心率90次／分，下腹肌緊張，壓痛（＋＋），反跳痛（＋＋）。婦科檢查：外陰正常，陰道通暢，子宮頸光滑，舉痛，宮體後位，稍大，固定，觸痛明顯，雙側附件均增厚，壓痛明顯。實驗室檢查：白血球16000／立方毫米。超音波檢查：子宮大小正常；雙附件區

---

❼ 《中醫婦科理論與臨床》，第89頁，「中醫綜合療法治療盆腔炎210例的臨床研究」，黃健玲。

混合性包塊，右4.2×3.8×4.9公分³，左3.7×2.7×3.4公分³，考慮為炎症性包塊。

【治療方法】清熱解毒，利濕通腑。

【方 藥】急盆方。

銀花藤30g、蒲公英20g、敗醬草20g、白花蛇舌草20g、虎杖15g、赤芍15g、丹皮15g、大黃（後下）9g、厚朴15g、枳實15g。因月經來潮量多，加地榆15g、茜草根15g、益母草30g，以涼血活血止血。配合清開靈注射液40毫升加入5%G.S.、500毫升，注射用雙黃連3毫升加入5%G.S.、500毫升靜脈點滴，毛冬青保留灌腸，四黃水蜜外敷下腹。用藥2天熱退，月經乾淨，諸症減輕。繼守上方治療10天全身症狀消失。腹部檢查：腹平軟，全腹無壓痛及反跳痛。婦科檢查：外陰正常，陰道正常，宮頸光滑，無舉痛，宮體後位，大小正常，活動好，無觸痛，雙側附件未及，無壓痛。超音波檢查：血常規正常，痊癒出院。

【按 語】盆腔炎是指婦女子宮、附件及其周圍組織，盆腔腹膜的炎症，急性盆腔炎病情急重，感染濕熱毒邪為其主要發病原因，因此治療盆腔炎應以清熱利濕，行氣活血為主。清開靈注射液有效成分為牛黃、水牛角、黃芩、金銀花、梔子。注射用雙黃連由金銀花、連翹、黃芩組成。兩藥均有清熱解毒利濕之功效，已廣泛應用於內科急症、熱症，我們用於治療婦科盆腔炎，聯合用藥，取效更佳。上述各藥據臨床藥理研究均有不同程度的抗菌作用，製成針劑，能靜脈用藥，使藥物迅速被機體吸收，直達病所，故能有效地治療盆腔炎症。中藥內服除了清熱利濕，行氣活血，同時應注意通腑瀉熱，使邪有出路。盆腔炎患者往往有腹脹，大便乾結或溏而不爽等腑氣

不通的表現，用大黃，配合厚朴、枳實以通腑瀉熱，一般都能使腑通熱退，諸症減輕。毛冬青功用活血化瘀，清熱解毒，據藥理實驗研究有很好的抗炎作用，用毛冬青煎劑保留灌腸，通過直腸粘膜吸收，以提高其藥效。中藥四黃散（大黃、黃芩、黃連、黃柏）具有清熱解毒，活血化瘀的功能，用其紮蜜外敷下腹部，能促進局部血液循環，使藥物直達病所，可迅速減輕炎症所致的下腹疼痛。應用中醫綜合療法，能提高對盆腔炎的治療效果。

第三章　妊娠類

第一節　妊娠惡阻

【提要】婦女妊娠後出現噁心、嘔吐、頭暈厭食，或食入即吐者，稱為惡阻。因其噁心阻礙飲食而得名。多因素體中虛，脾胃虛弱或肝氣偏旺，隨經犯胃而導致胃失和降故令上逆嘔噁。病熱日漸加重甚可見嘔吐不止，吐出膽汁或血性物，精神萎靡，形瘦氣弱，目眶下陷，發熱口渴，口唇乾燥，尿少便秘，舌紅苔黃乾或光剝等氣陰兩虧的嚴重證候。即相當於西醫所指的妊娠劇吐。

(一)療法綜粹

1.內治法

(1)脾虛痰阻，素日體弱，孕後嘔吐清液，口淡厭食者：黨參30g、黃芪30g、炒白朮12g、雲茯苓12g、薑半夏12g、陳皮9g、薑竹茹9g、藿蘇梗各12g、砂仁6g、生薑3片、竈心土30g，以竈心土煎湯去渣後代水煎煮諸藥，日1劑，低溫頻頻服之。有少許陰道流血者加苧麻根30g，腰痠者加杜仲30g。

(2)肝氣盛，嘔吐黃苦水，煩渴口苦者：柴胡9g、條芩6g、炙杷葉9g、淡竹茹9g、薑半夏12g、川連3g、苦丁茶6g、陳皮9g、藕節12g、甜梨1個、烏梅12g，水煎服，將梨食之，日1劑。

(3)唇舌乾燥，氣陰雙虧者：人參9g、玄參12g、黃精15g、生地12g、麥冬12g、石斛12g、條芩6g、藕節12g、蓮子心9g、旋覆花12g、藿梗12

g、郁李仁12g，水煎服，日1劑。（均為筆者擬方）

⑷三豆湯：扁豆10～15g、大刀豆10～15g、綠豆10g，煎湯加大青鹽1粒，薑汁2滴，少量頻服。適用於胃虛失降者。（選自《中醫婦科驗方選》）

2.外治法

⑴鼻嗅：鮮芫荽、蘇葉、藿香、陳皮、砂仁，將上藥煮沸，坐於藥旁，吸聞藥物的氣味，早晚各聞1次。

⑵敷臍：丁香15g、薑半夏20g、鮮生薑3g，前2味烘乾為細末，用鮮生薑汁調為稠膏，敷於神闕穴，用紗布覆蓋，膠布固定，1～2日換藥1次。一般1日後嘔吐漸止，再敷3日納食如常。適用於脾虛痰濕型惡阻。

⑶壓耳穴：神門、交感、皮質下、內分泌，用王不留行籽，按壓於各穴，每日3～4次自行按壓之，每次約半分鐘。若劇吐伴腹痛者，加平喘穴，一般2～3天換藥1次，4次為1療程。適用於妊娠劇吐。（均選自《女病外治良方妙法》）

㈡驗　案

■ **案例1　沈××，26歲。**❶

【證候表現】患者孕50天，近日胃脘嘈雜，煩躁不安，嘔吐不止，進食尤甚，大便數日未行，每日僅進少量流質飲食，舌尖紅，苔薄黃，脈滑數。

【治療方法】理氣和胃，清熱止嘔。

【　方　藥　】旋覆代赭湯加減。

旋覆花、太子參、薑半夏各10g，生赭石（先煎）24g，黃芩、竹茹各12g，大棗3枚，甘草3g，每日1劑，水煎，冷服頻飲。2劑後嘔吐止，即能進食。

---

❶ 《四川中醫》，1991，（1），「旋覆代赭湯加減治療妊娠惡阻」，王擁軍。

【按　語】《別錄》謂赭石能墜胎，一般方書中孕婦須慎之。《内經》則
　　　　　謂「有故無殞，亦無殞也。」《醫學衷中參西錄》亦謂其平肝
　　　　　氣之逆，降衝脈之氣，無破血之弊，於胞胎無損，且有一定
　　　　　的補血作用。本案用此是以清熱止嘔逆，配旋覆花下氣降逆，
　　　　　太子參健脾益氣，薑半夏和胃止嘔，黃芩、竹茹清熱止嘔安
　　　　　胎元，大棗和中，甘草調和諸藥，全方共奏和胃理脾，清熱
　　　　　止嘔之功。若有自然殞墮史，或本次妊娠後有胞漏下血，或
　　　　　腹墜腰痠等胎元不固之症狀者，仍以不用重鎮下墜之藥物為
　　　　　妥。

■ 案例2　王××，25歲。❷

【證候表現】患者婚後2年連續孕兩胎均因重症惡阻而流產。此次孕40天
　　　　　即頻頻噁心嘔吐，甚則進食即吐。伴見胸脅脹滿、惡食、坐
　　　　　臥不安、頭重目眩，煩躁，舌質淡苔白膩，脈滑數。

【治療方法】健脾和胃，降逆止嘔。

【方　藥】黨參12g、白朮12g、茯苓10g、陳皮8g、薑半夏12g、木香6
　　　　　g、砂仁4g、甘草3g、生薑12g、大棗15g，水煎服3劑。藥後
　　　　　無效，嘔吐更劇，吐出為多量清涎，精神萎靡，形體消瘦，
　　　　　雙目無神，四肢困倦，舌淡苔白膩，脈細數。改擬降胃氣之
　　　　　逆以急則治其標。藥用大黃10g、甘草10g、鮮開水250毫升，
　　　　　浸泡30分鐘，取汁頻頻服下，每次4毫升，服後嘔吐全止。
　　　　　遂易香砂六君子湯。然於停大黃甘草湯後，嘔吐又作，較前
　　　　　更劇。又用大黃甘草湯如前法服用，嘔吐即止。囑其每天堅
　　　　　持服大黃甘草湯，間服香砂六君子湯。2個月後康復，足月
　　　　　順產一男嬰，母子無恙。

❷　《四川中醫》，1983，(4)，「重症惡阻治驗」，王天國。

【按　語】大黃苦降，蕩滌胃腸積滯，故可用於胃腸宿食燥糞，腹脹不通之實證。本案由於惡阻脘腹脹逆作嘔，故用大黃之苦降止嘔，加甘草以緩急並防苦寒太過而傷陰礙胎，藥用得宜而獲顯效，又與香砂六君子交替服用健脾益氣和胃暢中調理氣機，使妊娠繼續至足月順利分娩，其治法頗有特色。

■ 案例3　楊××，32歲。❸

【證候表現】患者停經3個月半，妊娠反應2個月餘，近半個月飲食難進，惡聞食氣，又作嘔，不食亦吐。斷續輸液6天，嘔吐未減，面色蒼白，語言無力，身體虛弱。舌淡苔薄膩，脈緩滑稍遲。

【治療方法】安衝降逆，柔肝和胃。

【方　藥】安衝降逆湯（自擬）加炒白朮、炮薑。
　　　　　烏梅20g，炒蘇子、杷葉、炒杜仲、川續斷、半夏、砂仁各10g，生薑（為引）3片，炒白朮10g，炮薑12g。僅1劑，嘔噁顯減，飲食稍進，又服2劑嘔吐全止，雖仍有胃中不適和輕度上泛感，但自覺神清體爽，遂以香砂養胃湯3劑調理而告癒。

【按　語】安衝降逆湯為該文作者經驗方，藥物組成如上，西醫治療均以輸液補充電解質為主要治療方法，療效不夠滿意，少數患者甚而非終止妊娠不能使病情緩解。用該方治療46例，患者年齡均在22～24歲之間。持續半個月以上者34例，1個月以上者8例，2個月與3個月以上者各2例。46例全部治癒，未有復發。其中進1劑嘔止能食者34例（占74%），3劑治癒10例，6劑治癒2例。
　　　　　臨床見腹痛者加炒白芍15g、炒白朮12g；脾胃氣虛者加黨參

15g；血虛者加當歸10g、炒白芍15g、熟地24g；胃寒者加炮薑12g、吳茱萸10g；胃熱者加黃連、蘇梗各10g。服用方法不宜大劑頓服，應多次服用，吐後再服直至嘔噁停止，必有效驗。

第二節　妊娠出血

【提要】妊娠期陰血下聚供養胎元，衝氣及肝氣相對偏盛，又因生活調攝失宜，則易造成各種出血證候，如咳血、吐血、衄血、便血、陰道下血等。由於出血又可進一步損傷陰血，虛熱內生，衝任損傷，終致胎元失固，甚而發生殞墮。

(一)療法綜粹

1.內治法

⑴熱灼肺絡而咳血、咯血者：百合12g、生地12g、麥冬9g、玄參9g、桔梗9g、貝母9g、白芍12g、桑葉9g、炙百部9g、地骨皮15g、丹皮12g、旱蓮草24g、白芨9g、龜板膠12g，水煎服，日1劑。

⑵肝鬱氣逆化火而吐血、衄血者：柴胡9g、條芩6g、梔子9g、郁金12g、紫蘇9g、杭芍15g、丹皮12g、旱蓮草24g、地榆15g、生地12g、竹葉心9g、生草6g、川楝子12g、花蕊石15g，水煎服，日1劑。

⑶濕熱蘊積膀胱尿血者：石葦15g、生地12g、丹皮15g、赤芍15g、澤瀉9g、車前子12g、白茅根9g、小薊12g、蘆根12g、茵陳12g、生草梢6g，水煎服，日1劑。（均為筆者擬方）

⑷胎漏下血者：阿膠、黑梔子、側柏葉、條芩、生地、白芍、川芎、當歸各等分，水煎服，日1劑。若漏下黃汁，或如豆汁甚多者：黃芪2兩、糯米1分，煎服；氣血兩虛，胎漏不止者：人參、炙黃芪、蜜炙白朮、炙

甘草各4.5g，當歸3g，陳皮1.5g，升麻、柴胡各3分，薑3片，棗2枚，阿膠3g，艾葉1.5g，水煎服，日1劑。（選自《女科秘訣大全》）

(5)妊娠血崩（妊娠6～7個月卒然下血由早期胎盤剝離者）：黃芪30g、黨參24g、白芨末6g，前兩味水煎取汁，白芨末另吞服。忌蔥酒。（選自《中醫婦科驗方選》）

2.外治法

(1)敷臍：炒杜仲、炒補骨脂各20g，共為細末，取適量水調成膏，紗布包裹，敷神闕穴。適用於胎漏下血屬腎虛不固者。（選自《女病外治良方妙法》）

生大黃適量，烘乾研細末，用醋調成膏，用法同上，用於尿血、便血。

大小薊、白茅根各等份，大蒜適量，前三味炒焦研細，加大蒜搗如泥。用油紗布包裹，敷神闕穴，適用於咳血、二便下血。（選自《中醫臍療大全》）

(2)敷貼：黃柏、丹皮、山梔、郁金各15g，大蒜適量，共搗爛作餅狀，敷貼於雙腳湧泉及神闕穴。適用於吐血、衄血。（選自《女病外治良方妙法》）

(二)驗　案

■ **案例1　妊娠咳血。徐×，30歲。❹**

【證候表現】患婦孕4個月，泛噁未平，又起發熱、喉癢、咳嗽。自服板藍根沖劑及止咳糖漿，症狀稍減，因與家人爭吵氣鬱不消，次日晨5時許，突然咳嗽陣作，即咯血碗許（約250毫升），顏色鮮紅，遂即送其就診。查血常規正常，胸透提示：雙肺

紋理增粗。診斷:「支氣管擴張」咯血，患者拒服西藥要求
中藥治療。症見胸悶、心悸、面色少華。苔薄，脈弦滑。

【治療方法】 以平肝降氣，止咳寧血。

【　方　藥　】 旋覆代赭湯加減。

旋覆花10g、代赭石30g、薑半夏6g、炒生地20g、北沙參12
g、生白芍12g、茯神30g、仙鶴草30g、桑白皮10g、黃芩10
g、龍骨、牡蠣各30g。服藥3劑咯血已止，心平神怡。原方
加減繼續治療半個月而癒。後生一男孩。

【　按　語　】 患者素體虛弱，孕後衝氣偏盛，陰血偏虛，因憤怒令木鬱火
盛，肝火灼金，致使肺絡損破出血，故見咳嗽咯血、胸悶、
心悸諸症。

前案妊娠惡阻亦為旋覆代赭湯化裁而取效，乃均由衝氣上
逆，為異病同治之理。

■ 案例2　妊娠齒衄。姚××，29歲。❺

【證候表現】 患婦孕9個月餘（初孕，雙胎），突然齒齦大出血49小時急就
診。診時嚴重頭暈，耳鳴，浮腫，尿少。血壓20.8/12.3kPa，
尿檢驗:蛋白（＋＋＋），紅血球（＋），顆粒管型（＋）。
就診之前天夜間突然口吐大量鮮血，約300毫升。經會診為
「左下Ⅴ、Ⅵ牙舌側搏動性出血」，予局部壓迫，撒止血藥
未效，又出血300毫升;再配合安絡血、止血敏、利血生等
多種止血劑，仍罔效，刻診仍出血不止，額汗淋漓，手足發
涼，欲寐。舌紫絳，苔膩，脈芤。面色蒼白而黯，表情淡漠，
反應遲鈍。肢體凹陷性水腫。血壓13.3/7.8kPa。

【治療方法】 回陽救逆為首。

【方　藥】參附湯加桂枝。

人參30g、製附片15g、桂枝6g。服藥3小時後額汗止，手足轉溫，又現煩躁，出血仍不止，證屬肝陽上亢化火，氣血上逆而致齒衄。

急擬滋陰清火，引血下行，以防肝陽化風引動子癇，佐以活血止血。藥用生地40g，懷牛膝（鹽炒）、阿膠珠、炒山梔、廣地龍各30g，參三七粉10g。配利血平1毫克肌注，速尿20毫克肌注。服藥6小時血已止，仍頭暈欲倒、尿少，守方加連翹、生牡蠣、靈磁石各30g。煎服3劑，諸症緩解。後以知柏地黃湯加懷牛膝、阿膠、山梔等10餘劑告癒出院。後訪知足月順產雙胞胎，母子均健康。

【按　語】本案為一罕見的重症妊娠齒衄，用局部或全身止血劑均未取藥，前後出血約1000毫升，實屬危症。所見除嚴重齒衄外，還伴頭暈、耳鳴、血壓升高等陰虛陽亢及尿少、浮腫、蛋白尿等腎氣虛憊，氣化失司諸症。此乃腎虛於下，肝亢於上。故宜滋腎平肝，滋陰瀉火以治其本。然首診時正值氣隨血脫，陰陽離絕危急之候，故應急投參附湯回陽救逆，加味桂枝旨在避免時值冬季有陽氣受遏之慮。俟危候消除之後即予治本，用鹽炒牛膝、生地以補肝腎之陰清虛火，引血下行；阿膠，白芨滋陰潤燥，止血安胎；山楂止血、瀉熱、利尿；三七止血祛瘀；地龍清熱、利尿、定驚。用藥貼切，故取效亦捷。

■ 案例3　妊娠尿血。韋×，32歲。❻

【證候表現】患婦孕5個月餘，小便頻數而澀痛，尿色淡黃，混夾血液，

❻ 《婦科奇難病論治》，班秀文。

五心煩熱，咽乾口燥，夜難入寐，寐則多夢，腰脊困倦，大便乾結。舌紅少苔，脈細數。

【治療方法】滋陰補腎，佐以涼血。

【　方　藥　】地骨皮10g、生地15g、麥冬9g、玄參15g、杭芍9g、黃柏6g、知母6g、阿膠珠10g、通草6g、旱蓮草15g、蓮藕葉10g。每日清晨煎服1劑，連服3劑。藥後3天尿中已無血，惟小便仍有澀痛之感，脈細而略數，舌紅少苔，仍守上方出入。

生地黃15g、玄參15g、麥冬9g、杭芍9g、阿膠珠12g、通草6g、藕節20g、竹葉6g、車前草9g、甘草3g。3劑後尿澀痛已除，亦無血3天，舌淡紅，脈細緩。囑以飲食療法善其後，用鮮嫩冬瓜（連皮）、鮮藕、黑豆各適量，加油鹽煮之做菜食之，可續服1週而鞏固療效。

【　按　語　】婦女在妊娠期間，出現小便頻數，淋漓不斷，點滴澀痛，或小便頻數不痛而尿中混有血液者，稱之妊娠尿血。本病不論虛實，均由腎和膀胱功能失司，絡脈受損，血不循經所致。本案係因腎陰不足，水不制火之變，故本著「壯水之主，以制陽光」之則，擬滋陰補腎佐以涼血之法而獲效。若伴見心煩口苦，舌尖紅苔黃乾，脈弦細者，乃屬心肝火盛，移熱於膀胱與小腸。治宜清熱涼血，佐以滲利攝血之品，用導赤散（生地、竹葉、木通、甘草）去木通，加玄參、麥冬、藕節、車前草、通草、黃芩治之。原方中木通，恐其過於苦寒通利，損害胎元，故以甘淡微寒之通草代之，則利而不傷陰。

■ 案例4　妊娠衄血併流產。常××，33歲。❼

【證候表現】結婚10年，5次受孕。每於孕後40餘天出現吐衄，血色鮮紅，

歷10餘日不治自止。每次均致流產或嬰兒夭折（其中三胎，孕後3個月餘流產，兩胎足月順產，產後20餘日嬰兒即吐衄血、便血而亡）。此次受孕，上症又見。孕50餘天，鼻口出血，色鮮紅，伴眩暈，心煩易怒，口乾欲飲，面色如常，唇稍紅，舌紅，苔薄白，脈滑數無力。

【治療方法】滋陰清熱，涼血安胎。

【　方　藥　】生地、熟地各24g，懷牛膝、玄參、麥冬各10g，焦梔子、黃柏、黃芩、女貞子各9g，旱蓮草、焦白朮各18g，白芍12g，3劑，水煎服，每日1劑。忌辛辣食物。二診：藥後衄血勢減，眩暈心煩好轉，舌脈同前，藥已中病，效不更方，擬上方懷牛膝加至20g，繼進5劑。三診：吐衄止，偶有胸悶口乾，上方去熟地，白朮減至10g，加佛手10g、沙參30g，5劑。並囑其節飲食，戒憤怒，後依其症狀變化，稍作調理，足月順產一男嬰，1年後隨訪，嬰兒發育良好。

【　按　語　】本案例古今醫籍記載甚少，亦頗為難治。妊娠衄血，實屬罕見，究其根源，乃素體陰虛，精血不足，加之善怒多鬱，陽熱亢盛化火，逼血上溢為衄；陰血耗傷，衝任受損，無以養胎，故致滑胎。正如巢元方《諸病源候論・妊娠吐血候》曰：「吐血，皆由臟腑傷所為，憂思驚恐皆傷臟腑，氣逆吐血。吐血而心悶胸滿，未欲止，心悶甚者死。妊娠病之，多墮胎也。」至於嬰兒吐血便血，實為母病及子，熱鬱傷及嬰兒陰陽二絡所致。方中二地、芍藥、二至、玄參、麥冬滋陰涼血，填補衝任；芩、朮、柏、梔清熱，除煩安胎；懷牛膝引血下行，歸於胞宮，濡養胎元。懷牛膝雖為妊娠禁忌之品，然唐容川《血證論》中曰：「牛膝降火也，皆以墮胎之藥安胎，用之得宜，正無畏縮。」筆者重用牛膝引血下行，以達安胎之效，臨床頗見奇功。

第三節　妊娠急性痛病

【提要】妊娠期間由於特殊的生理狀態，臟腑功能易受病邪之干擾而發生病變，造成氣血運行失常或瘀滯或逆亂，以致出現積結疼痛等證候表現。如妊娠腹痛、異位妊娠、妊娠脅痛、孕痛（妊娠闌尾炎）等等，直接或間接地影響著孕婦及胎兒的健康。

㈠療法綜粹

⑴妊娠合併闌尾炎：生大黃6g、生地9g、敗醬草9g、丹皮9g、赤芍6g、紅藤9g、蘇梗9g、焦白朮9g、條芩6g、砂仁3g、甘草3g，水煎服，日1劑，分2次空腹服。發病時禁食，等大便排出後病緩可進流質或半流質飲食。忌海蟹、厚味、脂肪、高蛋白等刺激物。

⑵妊娠腹瀉：黨參18g、焦白朮15g、山藥15g、覆盆子30g、金櫻子30g、甘草6g，水煎服，日1劑。忌食辛辣。

⑶妊娠合併蛔蟲：茵陳30g、烏梅30g、川楝子15g、檳榔12g、烏藥12g、使君子12g、木香10g、川椒10g、乾薑6g、黃柏12g、白朮6g、黃芩10g，水煎服500毫升，每4小時口服100毫升，嘔吐頻繁者，每次100毫升頻服。

⑷妊娠大便不通：無花果20g、桑椹子15g，水煎服，日1劑，連服3天。

⑸異位妊娠破裂：

　　①內出血基本控制，血壓穩定者：阿膠珠9g、艾葉3g、香附6g、元胡6g、赤芍6g、川芎3g、蒲黃9g、五靈脂9g，水煎服，日1劑。如血壓不穩定或持續下降立即手術治療。

　　②內出血停止，以下腹疼痛拒按為主者：歸尾9g、赤芍6g、川芎

3g、炮薑1.5g、生蒲黃9g、官桂1.5g、靈脂9g、元胡6g、香附6g、烏藥6g、小茴香3g、乳沒各3g，水煎服，日1劑。

③內出血停止，腹痛漸輕，以下腹包塊為主者：在上方基礎上酌加三棱9g、莪朮9g、鱉甲12g、牡蠣30g等。(以上均選自《中醫婦科驗方選》)

(6)妊娠下肢抽筋：

①知母12g、木瓜12g、白芍12g、炙甘草6g，水煎服，日1劑。

②當歸9g、白芍15g、牡蠣30g、雞血藤15g、炙甘草9g，水煎服，日1劑。(選自《中醫婦科臨床手冊》，上海中醫學院婦科教研室編)

(二)驗　案

■ 案例1　先兆流產。顧××，28歲。❽

【證候表現】患者停經60天，陰道流血3天，於1982年8月16日初診。婚後5年間，曾流產3次。首胎孕2個月因無生育指標，行人工流產手術。再次二胎都在孕2個月餘，陰道漏紅，經中、西醫多方治療，依然腰痠如折，腹痛，下墜而胎元墮落。末次流產於1992年1月2日。以後月經週期延後每38～45天1潮，量少色淡，持續3～4天。平素腰痠腿軟，神疲乏力，小腹隱痛下墜，小便量多，頻數，6月16日月經來潮，迄今60天未潮，於8月14日陰道漏紅，量或多或少，色淡暗，舌淡，苔白滑，脈沈略滑。尿妊娠試驗陽性，拒絕婦檢。西醫診斷：先兆流產；習慣性流產。中醫辨證：腎虛氣弱，衝任不固，胎失所繫。

【治療方法】補益腎氣，固衝任，安胎元。

❽ 《中醫婦科理論與臨床》，第109頁，「補腎安胎飲治療先兆流產55例」，陳華等。

【方　藥】補腎安胎飲加味。

黨參12g、白朮10g、菟絲子15g、寄生15g、杜仲15g、熟地10g、山萸肉10g、黃芩10g、苧麻根12g、益智仁10g、白芍10g、阿膠12g（烊化），3劑。8月19日二診：藥後陰道漏紅減少，餘症亦減輕，惟納呆噁心，上方去熟地，加炙陳皮6g，砂仁（後入）3g，繼服5劑。8月24日三診：藥後陰道漏紅止，納食增加，腰痠減輕，小腹稍有墜感。上方去苧麻根，加黃芪12g，5劑。以後以此方出入，每隔2日進服1劑至妊娠4個月，以資鞏固，隨後多次來門診作產前檢查，子宮增大，與妊娠月份相符，胎心胎位正常，於1993年3月20日赴該院分娩，母子平安。

【按　語】本患者3次妊娠都以人工或自然流產告終，重傷腎氣衝任必屬自然。作者抓住主要病機，以補腎固胎為本，極為得法，用藥適宜，故取卓效。本文用補腎安胎飲方（藥有：黨參12g，白朮10g，菟絲子、桑寄生、杜仲各15g，熟地、山萸肉、黃芩各10g，苧麻根12g），加減治療先兆流產55例。痊癒43例（服藥3劑，血止胎安，兼症減輕，隨症加減再服5劑，兼症消失，觀察2週仍無症狀，則停止用藥，經血或尿ACG或超音波等檢查證實繼續妊娠者），好轉11例（指服藥3劑，漏紅減少，隨症加減，再進5劑，漏紅停止，兼症改善，經檢查仍為正常妊娠者），無效1例，表明中醫藥保胎效果好。

■ **案例2　妊娠合併闌尾炎。陳××，27歲。** ❾

【證候表現】患者既往有慢性闌尾炎史，孕8個月時復發。診時訴右下腹持續性鈍痛加劇已1天，全腹脹痛呻吟。其腹如箕如8個月妊

❾ 《江蘇中醫雜誌》，1987，(5)，「婦科急症治驗‧妊娠晚期闌尾炎」，林君玉。

娠狀。發熱，體溫38.4℃，觸診右下腹無明顯包塊，左側臥並伸展右下肢時全腹疼痛加劇，尤以右下腹為甚。舌紅苔薄略膩，脈弦略滑數，大便澀。血常規化驗：白血球9400／立方毫米，嗜中性球80%，西醫診斷：闌尾炎。中醫診為妊娠後期腸癰腹痛。

【治療方法】清熱解毒，和血安胎。

【　方　藥　】當歸芍藥散加減。

當歸10g、赤白芍各15g、茯苓12g、苡米30g、澤瀉10g、川芎5g、蒲公英20g、銀花10g。服藥3劑，痛止熱除，白血球計數恢復正常。1個月後順產一女嬰。

【　按　語　】妊娠晚期合併闌尾炎比較常見，西醫治療方法局限，中醫治療較為穩妥。本方芎歸二芍和血化瘀而緩急；茯苓、澤瀉、苡仁淡滲健脾瀉濁；銀花、蒲公英清熱解毒消腸癰。用方3劑胎安病除，功效卓著。

■ 案例3　妊娠合併急性胰腺炎。楊×，34歲。❿

【證候表現】患者平日體質尚健，嗜食肥甘厚味，近日生冷油膩之品雜進。刻診：受孕2個月餘，昨日下午突然上腹部疼痛，當夜11時到某醫院急診，按常規處理，疼痛未減。故轉中醫診治，診時患者疼痛連及左脅，呻吟不已，伴發熱，汗出，口苦咽乾，小便黃赤，大便4日未解。查體：左上腹實痛、拒按，唇乾舌紅，舌苔薄膩微黃，脈弦滑略數。體溫37.6℃，血壓17.3/12kPa，尿澱粉酶1028u／溫化法。血象：白血球12000／立方毫米，嗜中性球91%，血紅素82g/L，紅血球2.83×10^{12}/L，尿妊娠試驗陽性，末次月經1983年1月28日（就診日期1983

❿ 《婦科奇難病論治》，班秀文。

年4月14日）。西醫診斷為早孕合併急性水腫胰腺炎，中醫辨證：濕熱蘊積中焦，脾胃氣機受阻，土壅木鬱。

【治療方法】瀉熱通腑，疏肝和胃。

【 方　藥 】大柴胡湯合大陷胸湯治之。

柴胡10g、黃芩10g、大黃10g、枳實10g、黃連10g、生甘草10g、瓜蔞殼10g、砂仁10g、竹茹10g、郁金10g、半夏8g。急煎，每天2劑，各煎至150毫升，分4次溫服，每4小時1次。禁食，配合補液（5％萄葡糖注射液＋維他命C）維持。藥後，大便得解，量少，腹仍脹痛難忍。翌日守原方，大黃後下，再進2劑，分4次溫服。另加芒硝8g，分2次沖服。藥後下稀便4次，量中等，腹痛顯減，舌苔漸淨。6天後可予少許半流質飲食，上方去芒硝，每天服1劑。檢查：尿澱粉酶64u／溫氏法。血象：白血球9000／立方毫米，嗜中性球77％。至第8天，尿澱粉酶16u／溫氏法。服後，疼痛止，略有腹脹，大便溏薄，日行數次，慮其苦寒傷中，遂易方健脾疏肝，利濕行氣，以逍遙散調理。住院10天康復出院，後追訪未復發。

【 按　語 】急性胰腺炎乃西醫學病名。常由感染、外傷、梗阻等引起，可繼發於膽道感染及膽道蛔蟲病等，常突然發作，以腹痛劇烈，大便秘結等症為特徵，故可歸於中醫學之痞、滿、燥、實、堅的陽明腑實證。發於孕期又可列於妊娠胞阻之範疇。中醫認為其發生機理是由於氣血運行不暢，因於暴飲暴食之後，中州運化失司，肥甘厚味積結腸胃之中，鬱而化熱化火，灼傷津液，以致陽明腑氣不通，波及肝膽，故發左上腹痛等症。擬以通行之法，為防傷胎從治病安胎併舉著手，選仲景方大柴胡湯（柴胡、黃芩、芍藥、半夏、枳實、大棗、大黃、生薑）為主方，依兼症而行加減。本案與大陷胸湯（大黃、

芒硝、甘遂）合用，去甘遂之逐水，取其大黃，芒硝是為蕩滌腸內熱結之燥糞，有利於恢復中州運行之機並可使熱邪由大便而除。方藥選用得當，故取效甚捷。

■ 案例4　妊娠脅痛（膽囊結石）。徐×，32歲。●

【證候表現】患者妊孕110天，右上腹疼痛7天，不思飲食，噁心嘔吐，西藥治療無效。某醫院超音波檢查：膽囊炎併膽結石症。症見右脅膽區疼痛難忍，按之痛甚，伴畏寒、身熱、大便乾結。舌紅苔薄，脈弦滑。

【治療方法】清膽利濕，和胃安胎。

【　方　藥　】蒿芩清膽湯化裁。

青蒿15g、生白芍12g、法半夏10g、黃芩10g、淡竹茹10g、廣郁金10g、雞內金10g、製大黃12g、柴胡10g、碧玉散（滑石、甘草、青黛）（包煎）12g、苧麻根15g。服藥3劑而痛止。吐除。前方加神曲20g，5劑後諸症消失。後足月順產一男嬰。

【　按　語　】蒿芩清膽湯原方由青蒿9～12g、淡竹茹9～12g、薑半夏6～9g、赤茯苓9～12g、黃芩6～9g、枳殼4.5～6g、陳皮4.5～6g、碧玉散9～12g組成。適於濕熱中阻，氣機不暢及發熱。本案以之化裁使濕熱得除，開通鬱氣而胎安痛止。

■ 案例5　異位妊娠。陳××，29歲。●

【證候表現】患者停經48天，6天前突然腹痛伴陰道少許流血，半天自淨，尿妊娠試驗陽性，腹痛雖能緩解但隱痛未罷，遷延至第10日中午因腹痛加劇、裏急氣逆、嘔噁而就診。診時顏面蒼白，

● 《上海中醫藥雜誌》，1991，（10），「妊娠併發症治舉隅」，儲水鑫。

● 《江蘇中醫雜誌》，1987，（5），「婦科急症治驗・宮外孕」，林君玉。

腹痛持續並突發加劇，拒按，汗出，四肢厥冷，血壓10.1/4.9
kPa，陰道有黯紅色血液流出，量不多，小腹壓痛，反跳痛
明顯，右少腹有6×6公分^{2}包塊可觸及。小便妊娠試驗陰性，
舌黯苔白，脈沈細。西醫診斷：宮外孕，屬中醫氣滯血瘀，
不通則痛之血瘕病症。

【治療方法】活血化瘀，回陽救逆。

【　方　藥　】琥珀散合生化湯化裁。

當歸10g，川芎5g，三棱10g，肉桂5g，莪朮8g，丹皮、烏藥、
白芍、劉寄奴各10g，元胡8g，琥珀末（沖）10g，炮薑、桃
仁各3g，炙甘草5g。服藥3劑，腹痛減輕，汗出止，四肢溫
度升，陰道流血亦止，血壓回升。續服4劑後腹中包塊縮小
1/2，壓痛反跳痛均無。繼用黨參12，菟絲子10g，川芎5g，
當歸、熟地、茯苓各10g，烏藥、艾葉各5g，焦楂、白芍各
10g。調治半個月後包塊消失，病告痊癒。

【　按　語　】中醫典籍雖無宮外孕的病名記載，然其臨床症狀頗類中醫的
小產和血瘕等病症範圍。本案所選兩方劑（琥珀散：琥珀、
青黛、滑石、甘草；生化湯：當歸、川芎、桃仁、炮薑、炙
草）協同作用可建活血化瘀，止痛消癥和回陽救逆之效。對
癥瘕已成、痛急、汗出、肢涼等瀕於厥脫的患者具有一舉兩
得之優點。待病情穩定後再以四物湯加黨參、茯苓、菟絲子、
烏藥、艾葉、焦楂等補血益氣，調和衝任，少佐順氣和血以
助營血及消散癥積。本法療程短，且可避免盆腔包塊留滯難
消。

■ 案例6　妊娠合併痢疾。平××，34歲。❸

【證候表現】患者妊娠已7個月，診前20餘天突然腹痛便稀，便中有粘液及膿血樣物。化驗發現為細菌性痢疾。曾服痢特靈、合黴素等藥未癒。刻診：噁心、納差，腹痛即瀉，裏急後重，大便日解4～5次，尿少，色黃。大便檢驗：紅血球10～15個，白血球30～40個。舌尖紅，苔薄白，脈滑數。西醫診斷：妊娠合併痢疾，中醫辨證：胃腸積滯，濕熱下痢。

【治療方法】清熱分利，活血燥濕。

【　方　藥　】銀花15g、黃芩9g、黃連4.5g、白頭翁15g、白芍12g、甘草3g、滑石塊15g。服藥3劑後，腹痛減輕，大便日解4次，量多，胎動明顯。上方去滑石塊加馬齒莧15g，繼服3劑，大便日解4次，早晚手腳發脹。大便化驗，紅血球0～1個。舌脈如前，原方繼服3劑。藥後大便次數仍如前，色紫紅粘稠，手足仍脹，腰痠腹痛，脈弦滑略數，舌淡苔薄白。上方加大黃7分，進服1劑後，大便日行1～2次，諸症大減，鏡檢大便：紅血球陰性，白血球4～5個，繼服3劑，療效鞏固。

【　按　語　】本案療程較長，用藥先後至為關鍵，當應用馬齒莧後大便鏡檢細胞明顯減少，但白血球多數，餘症如前，說明濕熱並未清除，後加入大黃（僅7分）進藥1劑則症情迅速好轉，及至3劑而病除。大黃一味能入血分，清血分毒熱，能導滯熱外出，再配白頭翁則治濕熱毒痢更增療效。通過本案需進一步理解和處理「痢無補法」與「妊娠忌下」的矛盾關係，主要根據病情實際，若屬濕熱實證者，仍當以「通因通用」為原則。將清法與下法結合起來，具體情況具體處理，然大黃用

量不可過大，以7分至1錢為宜（2.1～3g），中病即止。

■ **案例7 妊娠腳攣急合併坐骨神經痛。關××，26歲。❶**

【證候表現】患者自孕40餘天始，即感腰及右腿輕微疼痛，活動則加劇，
　　　　　　未曾治療，已2個月多。此診前2天於途中突然右腳攣急，不
　　　　　　能行走，腰及右腰陣陣疼痛，汗出，夜寐不安，納差，大便
　　　　　　乾燥難解。患者痛苦病容，步履艱難，右下肢難以屈伸，面
　　　　　　色蒼白，舌淡苔薄，脈細滑。血壓15.6/10.4kPa，紅血球4.0
　　　　　　$\times 10^{12}$/L，血紅素70g/L。

【治療方法】滋養肝腎，緩急舒攣，佐以健脾益氣，生血安胎。

【　方　藥　】生白芍30g、炙甘草15g、大熟地10g、川續斷10g、黨參10g、
　　　　　　白朮10g、菟絲子10g、桑寄生10g、黑芝麻15g。服藥1劑後
　　　　　　腳能伸，腰腿痛均減輕，5劑後諸症消失，步履如常，納增；
　　　　　　睡眠安寧，孕足順產一女嬰，母女均健。

【　按　語　】本案乃由孕後陰血下聚供養胎元，肝腎陰虛，脾氣耗損，筋
　　　　　　肉失於溫煦濡養。故用芍甘養血滋液，舒攣解痙鎮痛；加熟
　　　　　　地補精血，滋腎養肝；川斷補肝腎，通血脈安胎；黨參、白
　　　　　　朮健脾益氣生血安胎；菟絲子補腎固精；桑寄生補肝腎，養
　　　　　　血安胎；黑芝麻補肝腎並潤燥通便。全方共奏充精血，養筋
　　　　　　肉，舒攣急安胎元之效。

■ **案例8 妊娠小便淋痛。陳××，28歲。❷**

【證候表現】患者妊娠70天，惡寒，發熱，尿頻，尿急，尿痛，腰痛數日，
　　　　　　舌紅苔薄黃，脈細數。尿培養：大腸桿菌10萬／毫升。診斷：

❶　《中醫雜誌》，1991，(2)，「妊娠腳攣急合併坐骨神經痛1例治驗」，唐永芬等。
❷　《江蘇中醫雜誌》，1984，(5)，「子淋治驗」，竇國祥。

妊娠期急性尿路感染（大腸桿菌型）。中醫辨證：濕熱型子淋。

【治療方法】清熱利濕，安胎止血。

【 方　藥 】黃芩、杜仲各12g，川續斷、生地各10g，薺菜花30g，小薊、仙鶴草、旱蓮草各15g，甘草梢5g。晝夜各服1劑，共2日，熱退症減。再3日服6劑，出現胃部不適，噁心欲吐，知由苦寒太過而胎氣上逆所致，故予加陳皮、竹茹、乾薑，又10劑而胃安。檢查尿培養轉陰。後隨訪孕足月順產，至今已9年餘，母子均安。

【 按　語 】子淋即孕期婦女患發尿路感染，常與惡阻、胎漏等同時出現，給臨床用藥帶來困難。某些西藥對胎兒生長發育常有不育影響（如磺胺類藥、呋喃坦丁、新生黴素等可導致孕婦、胎兒發生黃疸；四環素不僅損害孕婦的肝臟，並可使胎兒及小兒齒質發生異常；鏈黴素、卡那黴素類又可損胎兒聽神經而致耳聾），故中藥治療極受病人歡迎，本著治病與安胎併舉的原則，除清利濕熱外則視有無其他兼症給予加減用藥，然不可苦寒太過以免中州被克，影響氣血生化而致胎元失於載養，甚而造成殞墮。筆者治療本病除內服治療外而常配合外治法（煎劑留渣再煮去渣後行會陰局部濕敷），如此對緩解尿頻、急、疼痛具有顯著功效。此外，還應告知患者飲食宜清淡，多進流質類飲食物，多食新鮮菜果，適當休息，避免房事等生活事宜，對提高療效，縮短病程均有裨益。

■ **案例9　妊娠合併子宮肌瘤伴變性壞死。董××。**[16]

【證候表現】結婚3年，1977年2月1日因下腹疼痛作婦科檢查為妊娠合併

---

[16] 《湖北中醫雜誌》，1986，(1)，「治妊娠合併子宮肌瘤變性壞死」，李雲樵。

子宮肌瘤收住院。經超音波檢查確診。用西藥黃體酮及中藥
「保胎片」治療，下腹仍然隱痛，子宮增大較快，時隔1個
月，子宮右側可觸及包塊，上界在臍下二指，壓痛明顯。3
月5日右下腹疼痛加劇，用解痙鎮靜劑無效，肌注杜冷丁劇
痛方可緩解。3月9日婦產科組織會診，病情發展和臨床表現，
考慮為中期妊娠合併子宮肌瘤變性，認為以手術治療為宜。
因患者不願手術，故求診於中醫。刻診：輾轉呻吟，四肢發
涼，下腹疼痛，在子宮右角可觸及堅硬腫塊，拒按，苔薄黃，
脈浮弦而滑。

【治療方法】祛瘀活血，行氣止痛緩急。

【　方　藥　】當歸12g、杭芍12g、川芎10g、澤蘭12g、卷柏12g、莪朮10
g、川楝子10g、烏藥12g、寄生12g、小薊12g、雞血藤12g、
炙甘草10g，水煎服。當日下午二診，服藥後自覺疼痛減輕，
但子宮出現收縮痛，囑其暫停中藥1天，觀察病情變化。3月
11日三診，腹痛稍有減輕，壓痛亦減，宮縮消失，繼服上方
5劑。3月16日四診，藥後腹痛明顯減輕，略有隱痛，但見頭
昏乏力，少氣懶言，噁心欲吐，納呆，脈弦滑，舌紫暗。此
瘀結未散，又見氣血兩虛，脾胃不和，治宜攻補兼施，原方
去小薊、烏藥、寄生，加黃芪、黨參、枸杞、香附、竹茹，
6劑。嗣後以當歸、白芍、黃芪、黨參、枸杞、澤蘭、卷柏、
莪朮、川芎、炙甘草為基本方，隨症略予加減，每天1劑。
服藥至5月20日，疼痛已完全消失1個月，精神尚好，囑停藥
觀察。7月11日妊娠已達8個月零4天，出現較密而有規律的
宮縮，有胎兒宮內窒息之現象，遂行剖腹產及子宮肌瘤摘除
術，摘除肌瘤9個，最大者如拳頭，新生兒重2.3公斤，發育
尚正常。術後母女情況良好，病理報告為「子宮平滑肌瘤伴

變性壞死」與術前診斷相符。

【按　語】本案屬妊娠合併癥瘕，由於胎兒居於胞宮，加重了氣血瘀滯，導致孕婦腹痛難忍。治療若袪瘀不慎，容易傷胎，若安胎又易助邪，此時瘀不去，則痛不止，胎兒安能保全，所以非破瘀攻堅之品而不能緩其疼痛。故在第1方中以當歸、川芎、澤蘭、卷柏、雞血藤活血化瘀；更取莪朮一味，性猛力雄，破肝經瘀血，消積止痛；烏藥、川楝行少腹之氣，以助血行。諸藥合用，共奏袪瘀消癥，行氣止痛之功。現代醫學認為，妊娠合併子宮肌瘤變性壞死，主要原因為子宮內胎兒增大壓迫瘤體使肌瘤的血液循環障礙所致。據近年來報導，活血化瘀藥能擴張血管，改善局部微循環。本文所舉病例採用破瘀散結之品治療妊娠合併子宮肌瘤變性獲得成功，可能與活血化瘀藥的藥理作用有關。

■ **案例10　妊娠高熱。沈×，27歲。** ❶❼

【證候表現】患者高熱12天，以肺炎、胸膜炎、中毒性心肌炎、敗血症入院(已孕5個月)。入院後用多種抗生素及中藥治療效果不佳，體溫持續在39～40℃。診見患者面部紅赤，肌膚灼熱，口渴煩躁，舌絳苔乾，脈洪數。

【治療方法】益氣養陰，清營瀉熱。

【方　藥】救陰解毒湯加減。

生地90g、玄參30g、麥冬30g、雙花30g、連翹15g、丹皮15g、玉竹30g、板藍根30g、石斛30g、青蒿30g、地骨皮30g、黃連15g、黃芩15g、梔子9g、石膏60g、知母30g、羚羊角粉(沖)3g，水煎分3次服，日服1劑。3劑後體溫降至38.2℃，

諸症均減，連服12劑體溫正常，1個月後痊癒出院，後順產
一男嬰。

【按　語】本案診斷雖多，但統屬邪毒感染，傷津耗陰，致使臟腑氣血
失常，熱勢不退，危及母、兒雙方，實屬重症。醫者擬救陰
解毒湯，藥理研究證實，本方有很強的消炎，解熱鎮靜、抗
菌、抗毒作用，又有較強的強心止血，滋養強壯之功效，所
以用於敗血症、膿毒血症、乙腦、流腦、流行性出血熱等病
的熱入營血，可收奇功，施用於婦產科療效亦著。

第四節　妊娠奇難雜症

■ 案例1　妊娠小便不通。李××，33歲。[18]

【證候表現】患婦已孕5個月餘，小便不通，憋悶感，下腹重脹，心煩不
安，臥則稍減，伴周身疲乏無力懶動，氣短，納呆，形體消
瘦，面色蒼白，痛苦表情，口唇淡，舌質淡，苔薄白，脈細
數無力而微滑。

【治療方法】補中益氣，升陽舉陷，佐以安胎。

【方　藥】補中益氣湯加減。

黃芪30g，白朮、陳皮各6g，柴胡、升麻、當歸、黃芩各10
g，人參（或黨參30g代之）、炙甘草各6g，蘇梗12g。藥進1
劑後症狀大減，臥之小便可出，3劑後諸症全消，小便通暢，
後足月順產一男嬰。

【按　語】本案屬中氣下陷，為壓迫性尿閉，用上方意在升舉中氣，合
入黃芩、蘇梗以理氣安胎，清熱除煩。藥證相合，3劑病癒，

[18]　《新中醫》，1988，(2)，「妊娠小便不通治驗」，劉新良。

取效捷速。

■ 特案 妊娠腎盂積水。吳××，29歲。**⑲**

【證候表現】患者妊娠24週，5天來自感右側腰痛，小腹脹墜，小便不暢，
　　　　　經門診治療，症狀無好轉，逐日加重，伴見惡寒發熱，腰痛
　　　　　小便澀痛，小腹墜痛，陰道少量出血，胎動減弱。體溫38.5
　　　　　℃，血壓13/9kPa，心肺（一）。婦查：宮底平臍，胎位、胎
　　　　　心不清，右腎區叩擊痛。尿化驗：紅血球（＋＋），白血球
　　　　　（＋＋），血常規：白血球8.7×10⁹/L，嗜中性球80%。超音
　　　　　波檢查：單胎存活，右腎盂積水。

【治療方法】益氣升舉，佐清熱涼血安胎。

【　方　藥　】黃芪、黨參各15g，升麻、柴胡各3g，黃芩、蒲公英、銀花、
　　　　　苧麻根、阿膠、生地、茯苓、澤瀉各12g。每日1劑，配合吸
　　　　　氧，靜推5%萄葡糖注射液加維生素C，3天後陰道流血止，
　　　　　體溫正常，胎動增強，小便通暢。再進5劑，症狀消失，血、
　　　　　尿化驗正常。隨訪至3個月後順產一女嬰。

【　按　語　】妊娠腎盂積水，乃西醫病名，症狀與中醫「轉胞」類同，故
　　　　　從古人記載，可以看出，妊娠小便不通，是因胞胎下墜，壓
　　　　　迫所致，與現代醫學觀點基本相符。妊娠中晚期，80%子宮
　　　　　偏向腹部右側，膨大子宮壓迫盆腔內輸尿管而梗阻，輸尿管
　　　　　有3處生理狹窄，最易受阻，加之右側卵巢血管在骨盆入口
　　　　　處跨過輸尿管，所以右側輸尿管最易受壓，故臨床以右腎盂
　　　　　積水多見。若素脾胃虛弱者，則懷孕之際，氣虛無力繫胞，
　　　　　胎氣下墜，壓迫膀胱，膀胱不利，水道不通，而溺不得出。
　　　　　方用黃芪、黨參、白朮益氣升提健脾；升麻、柴胡助升陽益

---

⑲　《中醫婦科理論與臨床》，第132頁，「治療妊娠腎盂積水28例」，羅維嬌。

氣之功；陳皮、蘇梗理氣行氣，配以澤苓化氣行水，氣順則
水行；杜仲、熟地腎固胎元，全方以益氣升提，化氣行水之
法，共奏胎舉氣順水行胎安之功。

■ **案例2　濕熱子腫。尹××，25歲。**❷⓪

【證候表現】患者孕8個月餘，10天前發現雙膝以下浮腫，漸及大腹及下
　　　　　　腹部。素多喜食辛辣厚味之品，且有腎盂腎炎病史。近2天
　　　　　　來浮腫加劇，有脹痛感，時現頭暈心悸，納呆便溏。婦產科
　　　　　　檢查：胎兒發育正常，血壓16.0/10.6kPa，尿中膿細胞（＋＋），
　　　　　　餘無異常。診為「妊娠繼發性腎盂腎炎」。診見雙下肢及腹
　　　　　　部腫脹，皮膚繃急光亮，色紅，觸知灼熱，按之凹陷不起，
　　　　　　汗出，小便色黃，頻頻量少，大便溏而不爽，苔黃膩，脈濡
　　　　　　數。

【治療方法】分利濕熱，行水安胎。

【　方　藥　】二妙丸合白朮散加減。
　　　　　　蒼朮、黃柏、白朮、茯苓、防己、豬苓各15g，淡竹葉、砂
　　　　　　仁、澤瀉、黃芩各10g，蒲公英、連翹各20g。2劑後足背腫
　　　　　　勢大減，小便量增多。再進原方5劑，諸症悉退，後足月順
　　　　　　產，母子均安。

【　按　語　】本案腫勢嚴重，證屬濕熱內盛，三焦壅滯，水道不通，泛溢
　　　　　　肌膚，故發水腫。施治得當，收效顯著。

---

❷⓪ 《黑龍江中醫藥》，1988，（1），「濕熱子腫治驗」，周剛。

■ 案例3 羊水過多。

　⑴沈××，30歲。❷❶

【證候表現】患婦孕6個月，腳腫1個月腹部脹滿至劍突部，氣喘促，坐臥
　　　　　　不寧。已在某部隊醫院住院治療20餘天，診為「羊水過多」，
　　　　　　治療無效而救護車送診要求中藥治療。查體：體格肥胖，足
　　　　　　部浮腫明顯，腹部膨隆如妊娠9個月狀，氣喘多汗，納呆，
　　　　　　尿少，舌質淡胖苔白，脈沈滑。

【治療方法】健脾燥濕，行氣利水。

【　方　藥　】白朮散加減。
　　　　　　白朮25g、蒼朮6g、白茯苓30g、茯苓皮30g、陳皮6g、薑皮9
　　　　　　g、大腹皮15g、澤瀉15g、杏仁12g、生牡蠣25g。4劑後腹脹
　　　　　　明顯減輕，水腫亦減退，尿量稍增，喘促基本平復，坐臥已
　　　　　　無不適感。再如法進退：白朮25g、白茯苓30g、茯苓皮30g、
　　　　　　陳皮6g、大腹皮15g、芡實30g、薑皮6g、桑寄生15g、蘇葉9
　　　　　　g。7劑後腫滿全消。後為鞏固療效又進7劑，至足月順產一
　　　　　　男嬰，體重3250g。

【　按　語　】羊水過多易發生於妊娠中晚期，症勢有輕重緩急之別，屬中
　　　　　　醫胎水腫滿，病機主要責之於脾腎陽虛，水濕內停於胞中，
　　　　　　治法當以溫陽行水，補腎健脾為主。本案表現脾虛運納失權，
　　　　　　故選白朮散健脾行水佐以安胎。方中重用白朮意在補脾氣，
　　　　　　茯苓兼用其皮，用量宜重，同時適量加入利尿之品有利引水
　　　　　　下行而除濕腫，加杏仁以降肺氣，肺也得降，水道則通調，
　　　　　　牡蠣鎮攝以平上逆之氣，等滿喘好轉後改用芡實以健脾固
　　　　　　腎，桑寄生養血安胎。方藥得當，取效甚佳。

❷❶　《羅元愷醫著選·胎水腫滿》。

(2)雲××，28歲。❷

【證候表現】患婦孕5個月，半個月來體重增加明顯，腹圍增大迅速。首
　　　　　　次妊娠於3個月時流產，第2次因羊水過多，於6個半月時引
　　　　　　產，為無腦兒。本次為第3次妊娠，早期見有胃病，自覺胃
　　　　　　部有停水，腹脹、噁心、氣短，全身乏力，納食不香，孕中
　　　　　　一直在某醫院作腹圍及羊水檢查，至孕5個月時體重於半個
　　　　　　月內增加2.2公斤，腹圍亦增加迅速，下肢浮腫，尿少，診為
　　　　　　「羊水過多」。舌質淡胖，脈細緩。

【治療方法】健脾補腎，除濕行水。

【　方　藥　】山藥15g、蓮肉9g、白朮9g、遠志9g、川續斷9g、桑寄生30
　　　　　　g、陳皮9g、茯苓皮12g、冬瓜皮15g。按方加減治療至孕6個
　　　　　　月以後，再加羌活1.8～3g，一直服至足月。於孕期腹圍增長
　　　　　　速度與孕月相符，產前檢查均正常，胎心亦正常。血壓14.3
　　　　　　～16.0/9.3～10.6kPa，血紅素110g/L。至足月順產一健康男
　　　　　　嬰。

【　按　語　】羊水量超過2000毫升則稱為羊水過多。病因不詳，約25%合
　　　　　　併胎兒畸形，其中以中樞神經系統和上消化道畸形最為常
　　　　　　見。如經檢查明確無胎兒畸形者可予積極治療（西醫對症狀
　　　　　　嚴重者常採用羊膜腔穿刺，放出一部分羊水的方法以暫緩症
　　　　　　狀），中醫則仍以溫脾腎，利濕行水為法。本案選用山藥、
　　　　　　蓮肉、白朮健補脾氣；冬瓜皮、陳皮、茯苓皮行氣利水；川
　　　　　　續斷、桑寄生補腎；遠志行氣而利九竅；羌活升陽除濕，因
　　　　　　其性溫，氣雄而散，其性上升，入腎、膀胱二經，功能宣散
　　　　　　疏風；發表化濕，但用量不宜過多（1.5～3g即可）。

---

❷ 同註❸。

■ **案例4　晚期妊娠羊水栓塞。徐××，32歲。㉓**

【證候表現】患者有2位小孩。1969年10月13日因妊娠足月有不規律宮縮
　　　　　而到某村醫院生產，末次月經1969年1月30日，既往體健，
　　　　　妊娠經過良好。

　　　　　入院時血壓15.3/10.7kPa，心肺未見異常，腹圍102公分，宮
　　　　　高30公分，胎心率145次／分。骨盆外測量均屬正常範圍。
　　　　　於入院次日中午12時10分開始規律宮縮，宮口開大2公分，
　　　　　胎心率143次／分，是日下午1時35分胎膜破裂，胎心率145
　　　　　次／分，下午3時胎心率142～148次／分，產婦一般情況好，
　　　　　至3時35分產婦突然面色晦暗，喘促煩躁，勉強端坐，口唇，
　　　　　指甲發紫，四肢輕抽，肢梢發涼，口吐痰沫，呼吸淺促，脈
　　　　　沈細數，舌色紫黯，舌苔薄白，胎心音隱約難聽，開全的宮
　　　　　口流出羊水夾雜含少量胎糞。
　　　　　中醫診為痰濁瘀血凌心，心陽虛衰，肺氣失宣不降之危症。

【治療方法】給以滌痰濁，化瘀血，振奮心陽，宣通肺氣法。

【　方　藥　】高麗參15g（煎湯即服留渣與下藥同煎），附子10g，麻黃6g，
　　　　　杏仁、白芍各10g，苡米15g，田七末（沖服）10g，炙甘草6
　　　　　g。服藥1劑後，上述症狀解除，意識復原，腹痛呻吟，遂於
　　　　　是晚6時許產一死嬰，母體無恙。

【　按　語　】羊水栓塞是晚期妊娠分娩過程中的一種危重併發症。該案例
　　　　　發生於偏遠農村醫院，未獲西醫搶救的情況下，運用中醫辨
　　　　　證施治，藥中病機，截制了病勢。所用附子、高麗參溫陽，
　　　　　強心固脫；麻杏苡甘湯宣利肺氣，化痰濁，興治節；田七祛

㉓《江蘇中醫雜誌》，1987，(5)，「婦科急症治驗·三·晚期妊娠過程中羊水栓塞」，
林君玉。

瘀活血；白芍和陰緩急，救治得宜，取效神速，頗具臨床參考價值。

■ **案例5　滑胎。**

⑴朱××，28歲。❷❹

【證候表現】患者結婚8年，已產八胎，除首胎8個月外，其餘七胎均於5～7個月時早產。婦科診為「習慣性流產－胎盤前置」。刻診見症：耳鳴腰痠，不耐勞動，納差，月經量少，色淡，二便調，面色萎黃，氣虛聲怯，舌質淡，苔薄白，脈虛無力。診斷：氣血虧虛，腎精不足之證。

【治療方法】補腎固衝，益氣補血。

【方　藥】補腎固衝丸。

菟絲子30g，川續斷、巴戟、白朮、阿膠各120g，杜仲、鹿角霜、枸杞子、當歸各100g，人參60g，熟地200g，、砂仁50g，大棗80g，山藥150g，煉蜜為丸，日服3次，每次5g。共服3個月。孕至足月順產一男嬰。

【按　語】本案緣由孕產過頻，精血損耗乃致肝腎虛虧，衝任失固而不能攝血養胎。本方用之氣味質厚藥味滋補精血為法，使精氣充，氣血旺而懷孕生子。

⑵姜×，32歲。1987年5月17日初診。❷❺

【證候表現】患者結婚6年，曾連續流產5次，均妊娠3個月而自然流產，末次妊娠1986年7月。每次流產均因大量出血而行清宮術，術後頭昏眼花，神疲乏力，腰膝痠軟，大便溏薄，每次經行

❷❹ 《四川中醫》，1989，⑸，「補腎固衝丸治滑胎」，羅海康。
❷❺ 《上海中醫藥雜誌》，1991，⑹，「健脾補腎法治癒染色體異常致習慣性流產1例」，李祥雲。

腹痛，經淨後亦痛。患者經行量多，色暗紅，無血塊，乳脹加劇。觀患者面色萎黃，目眶發黑，苔薄脈細。婦檢：外陰已婚式，陰道壁無異常，宮頸輕糜，宮體前位、略小活動，附件陰性，但兩側均有輕度壓痛。基礎體溫多為雙相，但黃體上升不良，上升天數大於3天，黃體期維持時間短於9天。由於反覆流產而去婦產科醫院檢查，診斷為染色體異常，被告知無特效方法，患者求治。

【治療方法】 健脾補腎，調理衝任。

【方　藥】 黨參15g、黃芪15g、菟絲子12g、川續斷12g、鎖陽9g、山萸肉9g、生熟地各12g、肉蓯蓉9g、何首烏9g、黃精12g、淮山藥15g、茯苓12g、白朮9g、白芍9g。二診：1987年7月20日。經行5天淨，量多夾小血塊，服藥後腰痠已減，仍感神疲乏力嗜睡，刻值2次月經期中，基礎體溫尚未升。目前已感乳脹，一般要持續到經行。苔薄脈細。治擬補腎健脾，活血調經。處方：當歸9g、丹參15g、生熟地各12g、懷牛膝12g、山萸肉9g、黃精9g、巴戟天9g、附子（先煎）6g、炒扁豆12g、淮山藥15g、橘葉核各15g、澤蘭瀉各9g、香附12g。三診：1987年8月30日。經水行，量多，色紅，少腹脹痛，神疲乏力，納差，無明顯腰痠，目眶發黑，苔薄白脈細。治擬健脾補腎止血。處方：黨參12g、黃芪12g、白朮芍各9g、香附9g、菟絲子12g、川續斷12g、桑寄生12g、補骨脂9g、澤蘭瀉各9g、茯苓9g、仙鶴草15g、穀麥芽各12g。如上述，以補腎健脾為大法，並依據月經週期用藥，治療半年後，染色體檢查仍異常。經動員說服，患者繼續按上法服藥。續診：1988年6月19日，停經40天，尿妊娠試驗陽性，苔薄，脈細。治擬補腎安胎止血。藿佩各9g、黃芩9g、黨參9g、杜仲12g、

阿膠（烊）9g、菟絲子12g、艾葉3g、桑寄生12g、蘇梗9g、
仙鶴草15g。保胎至180天，於8月28日超音波檢查，示宮腔
明顯增大，宮內可見胎盤、胎體、羊水正常，胎兒雙頂徑30
毫米，胎心、胎動良好，妊娠正常。

【　按　語　】患者因染色體異常致反覆流產5次，已成滑胎。經健脾補腎
治療1年餘，使脾盛血足養胎，腎旺繫胎、固胎，今次孕後
即預防在先，除補腎健脾固胎元之外，又加用止血之劑，因
而使胎元固，不復流產。

■ 案例6　乳泣。李××，25歲。❷❻

【證候表現】患婦孕3個月，雙側乳腺自行溢出清稀分泌物，淋漓不斷，
西醫治療無效，求治於中醫。診見乳汁自溢，量少清淡，面
色無華，氣短神疲，頭暈眼花，心悸，心煩不寐，納差，舌
淡少苔，脈沈細無力。平素帶量較多，既往有流產史。

【治療方法】大補氣血，佐以收斂固攝。

【　方　藥　】八珍湯加味。

炙黃芪30g、黨參15g、白朮9g、茯苓9g、炙草6g、當歸9g、
白芍9g、熟地9g、川芎1.5g、芡實（打）15g、五味子9g、蓮
子米（打）15g。水煎，空腹溫服。5劑後乳汁自溢減少，餘
症稍減。依上方加生、炒棗仁（打）各9g，進5劑，心悸、
頭暈有所好轉，再按原方去芡實、蓮子米，加焦三仙各9g，
5劑後自覺症狀大減，睡安、神健、納香後以調理安胎善其
後，至足月順產一男嬰，乳汁分泌正常。

【　按　語　】本案係由氣血虛弱所致乳泣，故以八珍補氣養血，尤重用黃
芪與黨參合用即參芪膏，其補氣之力更強。黃芪與當歸配伍

❷❻ 《湖北中醫雜誌》，1986，（6），「孕婦乳泣驗案」，鄭振洪。

則益氣生血，再佐以芡實、五味子、蓮子米收斂固攝而令乳
汗收攝不再妄溢。

■ **案例7　死胎不下。王×，28歲。㉗**

【證候表現】患者停經8個月，陰道流血10天。既往月經規律5～8/30天，
停經40天時出現噁心、嘔吐，停經6個月時有胎動，於6個半
月時無明顯原因出現陰道少量流血，伴下腹墜痛。用中藥及
黃體酮保胎10天，陰道流血停止，近1個月來自感胎動消失，
口臭，胃納減少，但無腹墜痛及陰道流血。查體：發育正常，
營養中等，體溫37.2℃，脈搏80次／分，血壓16/9.33kPa，全
身皮膚粘膜無出血及瘀斑，心肺正常，腹軟肝脾未觸及，下
腹正中觸及如4個月妊娠大小之包塊，活動。婦科檢查：外
陰、陰道正常，宮頸光滑，宮口未開，宮體如4個月妊娠大，
中等硬、光滑、活動、輕度壓痛，雙側附件未捫及異常。化
驗：血紅素139g/L，白血球8500，中性球0.70，血小板100×
10^9/L，出血時間1分，凝血時間2分。超音波檢查：子宮前位，
宮體明顯增大，胎頭變形，無胎心搏，雙側附件未見異常，
診斷：死胎。

【治療方法】溫陽活血，宣運脾氣，導利下行，補氣養血，軟堅消滯以下
死胎。同時配合肌注青、鏈黴素以預防感染。

【方　藥】先用佛手散2劑，日服1劑，2日後未引起宮縮，據其脈象改
予平胃散方加味，蒼朮9g、陳皮12g、甘草6g、當歸30g、益
母草4.5g、芒硝9g、川牛膝18g、肉桂9g、人參4.5g。加水500
毫升，煎至300毫升，每隔4小時服100毫升，於當晚8時陰道

流血，12時出現規律性宮縮。共服2劑，至次日9時15分胎兒及其附屬物完全娩出，羊水極少，呈棕綠色，約200毫升，觀察24小時未發生DIC（瀰漫性血管凝血），8天後痊癒出院。

【按　語】死胎不下係因胎兒失去母血供養及陽氣的溫煦，致胞脈虛寒，死胎凝滯於胞中。死胎可發生於妊娠任何時期，亦可發生於產時，臨產時胎死者又稱死產。胎死過久，可危及孕婦的生命，所以死胎一經確診即應下之。本例選方平胃散加味，用蒼朮、厚朴、橘皮辛溫香燥之性以燥濕行氣，降逆導滯，消積散結。甘草補中氣，緩急止痛，並可解死胎腐毒。加肉桂溫中補陽，通利血脈，化氣行水墮胎。牛膝、芒硝宣導下行，通經軟堅墮胎；益母草活血利水，促進子宮收縮；人參助氣送胎；當歸、川芎養血以滑胎，諸藥合用可速下死胎。

■ 案例8　左心衰竭合併妊娠8個月死胎引產。高×，25歲。❷❽

【證候表現】孕婦患風心病多年，合併腦栓塞後遺症，現妊娠8個月，面唇青紫，下肢水腫，心悸氣促不能平臥，故來急診。體溫、血壓正常，聽診心律不齊，心率140次／分，心尖區，主動脈瓣區聞及Ⅱ～Ⅲ級Sm（收縮期雜音）和Dm（舒張期雜音），兩肺呼吸音粗，有乾濕囉音和哮喘音，腹部膨隆，肝脾未及。心電圖：心房纖顫，不全右束支傳導阻滯，左心室肥大。血常規：血紅素100g/L，白血球8000／立方毫米，嗜中性球90％，血小板125×10⁹/L，出血時間0.5分，凝血時間1分。血球壓積0.4，凝血酶原時間14.5秒，血纖維蛋白原2.5g/L。尿蛋白（－）。產科檢查：宮底劍下4指，胎心音不清，宮縮不規

❷❽ 《上海中醫藥雜誌》，1993，(7)，「中醫治療婦產科急‧難‧重病症的體會‧一‧左心衰竭合併妊娠8月死胎引產」，畢蓉蓉。

律，宮頸評分6分（宮頸水平位，口鬆軟，開1指，邊緣部分消失，羊膜囊充盈），產婦擬診死胎。在心內科監護下作引產處理，先採用宮頸內口剝膜引產，24小時後產程無進展，便再以中藥引產，經辨證為：心脈閉阻，肺氣壅塞，累及脾腎。舌紫偏紅有瘀瘀，苔薄，脈細促結代。

【治療方法】活血化瘀，益氣下胎。

【　方　藥　】脫花煎合大承氣湯加減。

當歸24g、川芎15g、肉桂6g、牛膝12g、紅花10g、車前子30g、酒軍10g、玄明粉10g、黃芪10g、赤芍20g、製乳香10g、荊芥10g、澤瀉10g。2劑，服後第2天晚孕婦自然娩出一男死嬰，浸潤兒，身長45公分，胎盤完整，出血量約200毫升，產後血壓正常，宮縮好，心率80次／分，律欠佳，病情尚穩定，後由心內科收治。

【　按　語　】本案屬孕婦心痺死胎，急診病危，在短期內順利地引下8個月死胎，減輕了心臟的負擔，並預防了DIC（彌漫性血管內凝血）的發生，在婦產科臨床中此病例並非多見。該孕婦為正虛邪實，子宮頸檢查分娩條件漸趨成熟，剝膜引產不顯效，而採用了活血化瘀，益氣下胎之中藥引產。脫花煎方活血化瘀，溫通下胎，再加大承氣之大黃、芒硝和黃芪、車前子、澤瀉益氣清利下胎；乳香能香竄入心，與赤芍能活血散瘀，與荊芥能理血中之風，方使產婦平安，死胎可下。

■ 案例9　難產。

⑴林×，29歲。❷❾

【證候表現】孕婦素體虛弱貧血，白血球、血小板均低。因足月妊娠並超

---

❷❾ 《山東中醫雜誌》，1989，⑶，「催生胎與下死胎」，鄭蕙芳等。

過預產期20天無產兆而在某醫院催生。入院後數天仍無產兆，始用藥物催生，點滴催產素3天仍無宮縮。故求用中藥。

【治療方法】補氣養血，催生下胎。

【　方　藥　】芎歸湯加味。

當歸18g、川芎9g、黨參30g、黃芪30g、川朴6g、蘇梗12g、橘皮12g、枳殼9g、川牛膝12g，水煎服300毫升，即服150毫升，6小時後再服1次，僅服1劑，藥後宮縮明顯，夜間12小時順利娩出一女嬰。

　(2)王××，25歲。❸

【證候表現】孕婦超過預產期2週，產科檢查胎位、胎心、血壓均正常，超聲示：羊水減少，胎盤老化，建議入院引產。醫者恐西藥對胎兒有影響，特求治於中醫。視診舌紅苔白，脈細滑。

【治療方法】縮宮催產。

【　方　藥　】保產無憂散。

川芎、當歸各12～15g，芥穗、生黃芪各6～9g，白芍15～18g，菟絲子9～12g，川貝6～9g，枳殼20～30g，川朴、羌活、甘草、艾葉各6g，生薑3片，水煎分2次服，每日1劑。服2劑後，即出現不規律宮縮，當日又加服1劑，晚10時許宮縮加劇，於次晨3時順產一女嬰，母女均健。

【　按　語　】古方保產無憂散為保胎效方，作者用之治療過期妊娠21例，尤其在治療習慣性流產合併有難產史的產婦時，發現其可加速第一、第二產程，具有良好的催產作用。本組21例中初產15例，經產6例，年齡最大39歲，最小21歲，病程（過期妊娠）最長1個月，最短2週。全部屬拒絕西藥治療而要求中藥治療的住院病人。應用原方藥味，只加大藥量。治療結果：

有效（服藥1～6劑出現宮縮）5例（23.8%）；良效（服1～6劑即分娩）16例（76.2%）。總有效率100%。臨床用枳殼（量最重為20～30g）。取其興奮子宮平滑肌的藥理作用，使宮縮增強，又兼有興奮胃腸功能的作用，增加胃腸蠕動，從而有利於促進產程的進展。

■ 案例10　妊娠膽鬱症。粟×。❸❶

【證候表現】患者於孕32週時產前檢查自訴全身搔癢2週，以腹背部明顯，夜間癢甚，影響睡眠。無傳染性肝炎接觸史。檢查：鞏膜輕度黃染，腹部散在紅色粟粒疹及皮膚抓痕，兩下肢凹陷性水腫。化驗：SGPT（谷胺酸草丙酮酸氨基轉移酶）170單位。診為「妊娠膽汁鬱積症」（簡稱膽鬱症）。給膽鬱合劑，服10劑後，搔癢症狀全部消失，鞏膜無黃染，SGPT降至54單位，雙下肢無水腫。後因滯產而施剖宮術，產一活嬰，術中出血不多。

【　按　語　】本文用膽鬱合劑（當歸10g、白芍15g、茯苓10g、澤瀉10g、柴胡10g、黃芩10g、茵陳15g、梔子10g，每日1劑，10日為1療程）治療妊娠膽鬱症16例，另用西藥治療7例作對照，且23例均在作者單位行產前檢查及分娩，臨床療效滿意。中藥治療組全部病例在服用5～10劑後，皮膚搔癢消失；檢查肝功能SGPT，15例恢復正常，1例由170單位下降至54單位（正常值為25單位以下），2例黃疸指數為8，恢復正常；16例均產活嬰，無1例發生產後出血。西藥對照組6例，皮膚搔癢症持續到產後1週左右消失，SGPT於產後6～7天恢復正常，6例

❸❶ 《上海中醫藥雜誌》，1997，（7），「膽鬱合劑治療妊娠肝內膽汁鬱積症」，談珍瑜。

均產活嬰，其中1例產後出血約1000毫升。

膽鬱症診斷標準目前尚不統一，本文確診依據是：(1)妊娠中、晚期出現皮膚搔癢；(2)SGPT輕，中度升高；(3)皮膚粘膜出現黃疸或黃疸指數升高；(4)除外妊娠合併病毒性肝炎。凡具以上3項或以上者便可確診。

作者認為皮膚搔癢是妊娠膽鬱症的主要症狀，觀察中發現黃疸指數升高多出現在SGPT升高之後。本病給母嬰帶來的危害不能低估，因本病患者的胎盤絨毛間腔變小，可致胎兒宮內缺氧，導致胎兒宮內窘迫及早產率增高；由於本患者膽鹽分泌不足，維生素K的吸收量減少，使膽合成凝血因數減少而導致產後出血。本治療組全部病例服藥後首先是搔癢症狀很快減輕或消失，進而肝功能恢復正常，且均足月順產，無1例生產後出血。與西藥對照組相比有明顯的差異。按中醫理論分析，由於孕婦胎氣壅滯，氣機不暢，最易出現水濕不化，鬱久化熱，而見一派濕熱留滯的徵象。如濕熱鬱於肌膚則膚癢，濕熱困蒸於肝膽則疏泄失常，膽汁外溢於肌膚、面目而見肌膚與白睛黃染，膽汁隨尿而出現小便發黃。所擬膽鬱合劑有疏肝解鬱，健脾養血，清利濕熱的作用。正由於此，臨床證實本方對截斷妊娠膽鬱症的發展，降低產兒的死亡率及產後出血，具有積極的臨床意義。

■ **特案**　妊娠特發性黃疸。

(1)陳××，26歲。1991年4月18日初診。

【證候表現】患者孕7個月。自1991年2月下旬開始，即感胸腹搔癢，逐漸遍及全身，眼睛及周身皮膚也隨之發黃，經幾家醫院診為「妊娠特發性黃疸」，服利膽醇、維生素類藥物1個月，病情無好

轉，遂轉中醫。現眼目及全身皮膚色暗黃不明，周身搔癢夜甚於晝，大便灰白不實，小便淡黃混濁，納差倦怠，舌淡苔薄白，脈沈細。肝區觸痛不明顯。查膽紅質50umol/L，SGPT 135單位，超音波檢查：膽囊及膽管無異常，肝臟輕度腫大。

【治療方法】益氣溫陽解鬱，健脾利膽化濕，活血祛風止癢。

【方　藥】當歸、川芎、菟絲子、白芍、貝母各12g，荊芥穗、黃芩、黃芪、羌活、枳殼、厚朴各10g，艾葉6g，甘草5g，茵陳15g，6劑，水煎服。6天後再診癢感減輕，目黃退半，大便轉黃，小便變清，舌淡紅少苔，脈沈細。繼用前方加大棗15g，再服6劑，諸症消除，檢查膽紅質、SGPT轉正常，同年7月順產一女嬰，母女平安。

⑵龔×，30歲。1993年9月19日初診。❸

【證候表現】患者1991年第一胎妊娠6個月時，出現全身搔癢，肌膚眼目發黃，服中、西藥2個月餘，無改善，至8個月時早產，因新生兒窒息搶救無效死亡。現第二胎已6個月，又出現周身搔癢及眼睛發黃等症。現身目發黃，肌膚搔癢，面目虛浮，眶周晦暗，形體肥胖，痿困乏力，胸脘脹滿，納食溏少而不爽，白帶量多，質稀，舌紫暗邊有瘀點，苔白膩而脈弦滑，查膽紅質48umol/L，SGPT 117單位，超音波檢查：肝、膽、脾未見異常。

【治療方法】益氣保胎，化痰除濕，祛瘀散結。

【方　藥】黃芪、菟絲子、當歸、川芎、白芍各12g，貝母、艾葉、枳殼、厚朴各10g，羌活、荊芥穗、黃芩、甘草各6g，茵陳、淫羊藿各9g，3劑，水煎服。再診：癢感稍減，小便增多，

❸《中醫婦科理論與臨床》，第394頁，「十三太保加減治療妊娠特發性黃疸27例」，黃駿。

自覺身體輕鬆，藥已對症，繼用前方，茵陳、淫羊藿各增至12g，服6劑後目黃身黃，肌膚搔癢等症基本消除，面容漸復正常。守方又進5劑，檢查肝功能正常，足月順產一女嬰。

【按　語】妊娠特發性黃疸大多在妊娠22週後出現。一次發生後再次妊娠常可重複出現。其臨床特點是先出現全身搔癢，繼之出現尿黃，眼黃，肝臟可輕度增大。一般無消化道症狀及肝區不適。可能有輕度的肝功能異常，SGPT一般很少超過250單位，膽紅質很少超過102umol/L，且見黃色不鮮，眶周晦暗，搔癢夜甚，神思困倦，大便不實，舌質紫暗苔薄，脈沈弦滑或沈細等。西醫認為可能由於膽汁鬱積，膽鹽刺激皮膚感覺神經末梢所致。中醫認為是妊娠肝脾不足，氣滯血瘀的結果。其致病原因及臨床特點表明，本病非來於外感，而是得自內傷。《景岳全書‧黃疸》「黃疸多由內傷」，故從陰黃論治本病效果較好。

保產無憂散俗稱十二太保，加一味黃芩稱十三太保，是防治難產的傳統方，一般在妊娠7個月及臨產期服用。方中川芎、芍藥養肝活血化瘀，枳殼、厚朴、羌活運脾行氣通經，荊芥、艾葉溫經行氣血，黃芪、菟絲子益氣護胎元，貝母、黃芩散結利膽安胎，甘草和中緩急止痛，不用攻破通瘀之品，卻具活血化瘀，行氣益氣，利膽安胎之功。作者用本方治療該病27例，痊癒21例，占77.7%，無效1例，顯效率占96.2%。

■ 案例11　妊娠期精神異常。趙××，28歲。③③

【證候表現】患者妊娠5個月，因受精神刺激，突然昏倒。經治神志轉清，但心神不寧，時說胡話，小便黃赤，大便乾結。苔白膩，脈

---

③③ 《浙江中醫藥》，1978，(5)，「婦女孕期精神症狀治療體會」，朱南孫等。

細滑。

【治療方法】養血寧心。

【 方　藥 】甘麥大棗湯化裁。

淮小麥30g，甘草3g，大棗5枚，生地、百合、黑穭豆各12g，白芍6g，蓮子心4.5g，薑川連1.5g。服藥半個月，神識全清，症狀悉除。惟大便仍乾結，上方加蓯蓉、黑芝麻養血潤腸。屆月順產一女嬰，母女皆健。

【 按　語 】心生血，肝藏血，血聚養胎，陰血乃虧，又受驚恐，陰損於下，火亢於上，神失所藏，心無所歸。本案以養血為主，兼以清心寧神，取效頗佳。

第四章　產後類

第一節　產後頭痛

【提要】產後頭痛可發生於足有產或引、流產之後，是較為常見的一種疾病。大體分為外感淫邪、血虛失養、血瘀阻絡三種類型。此與產後正虛、衛外失固，失血過多清竅不得榮養，瘀血濁液阻滯胞中導致氣血運行不暢，腦絡瘀阻等因素有關。

(一)療法綜粹

1.內治法

(1)外受風邪者：當歸12g、川芎9g、熟地12g、荊芥9g、防風9g、羌活9g、蔓荊子9g、白芷12g、薄荷6g，水煎服，日1劑。

(2)血虛失榮者：當歸12g、川芎9g、杭芍12g、熟地12g、枸杞子15g、桑椹子12g、阿膠11g、地龍9g、龜板膠12g、黨參30g、升麻6g，水煎服，日1劑。

(3)瘀血阻絡者：丹參30g、歸尾9g、赤芍15g、川芎9g、地龍9g、血竭3g、桃仁12g、紅花9g、王不留行9g、菖蒲12g、桂枝9g，水煎服，日1劑。

2.外治法

熨臍：芥菜子適量研細末，溫水調稠，填臍內，隔衣以壺盛熱水熨之，汗解。(選自《理瀹駢文》)

3.針刺法

(1)取阿是穴、合谷、三陰交。出針後不按孔穴，任其流出惡血，適用於瘀血性頭痛者。

(2)耳針：枕、額、皮質下、神門。每取一側或雙側，強刺激，留針20～30分鐘，間隔5分鐘撚轉1次，或埋針3～7天。頑固性頭痛者，可取耳背靜脈放血。（均選自《針灸治療學》）

(二)驗　案

■ 案例1　何×，23歲。❶

【證候表現】產後出血甚多，惡露20天後乾淨。4個月後出現自汗頭痛，先是頭汗，頭髮全濕，汗後頭痛始作，連及頭皮，梳髮亦難，吹風尤甚，腰痠乏力，苔薄，脈細。

【治療方法】養血益氣，祛風疏邪。

【　方　藥　】玉屏風散化裁。

黃芪、旱蓮草各15g，防風、白朮、白芍、川芎、白芷、當歸、杜仲、菟絲子、女貞子、枸杞子各9g，陳皮6g，進8劑，次診頭汗止，頭痛大減，僅疲勞後前額略痛。再擬補益肝腎之劑，以滋補精血鞏固療效。再診頭痛告癒，隨訪未再復發。

【　按　語　】大凡產後病，有主補益，有主逐瘀，但以「勿拘於產後，勿忘於產後」之說最為精當。本案體現盡至。

產後氣血驟虛，微有不慎，即可受邪。風為百病之長，其性開泄，傷於風者，上先受之，頭者，諸陽之會，惟風可及。故本患者汗出腠疏，賊風襲之，惟祛風方可止痛，純補則誤。

❶ 《上海中醫藥雜誌》，1989，(12)，「龐泮池治經產驗案三則·產後頭痛·祛風兼補血海」，束芹。

治療以治風之防風，更配白芷輕而向上，直達病所，力重而
功長。因產後體虛，若過發散，恐邪去而正傷，衛外失固，
故同時予固表扶正。選玉屏風散固衛和營兩得其宜，既斂汗
又祛風，再加氣味平和的補益氣血之品如菟絲子、枸杞子、
女貞子等藥，其補而不滯，充填百脈，亦能鼓邪外出，共收
祛邪扶正之妙用。

■ **案例2　黃×，29歲。❷**

【證候表現】頭痛頭脹3個月餘，陣發性加劇，常伴乾嘔，喜用手帕裹頭，
　　　　　　納呆，苔厚膩，脈細弦。病由暑天分娩，產褥期多汗，煩熱，
　　　　　　又用電扇吹過多次而誘發頭痛。

【治療方法】溫經化濕疏散。

【　方　藥　】半夏白朮天麻湯化裁。
　　　　　　淡吳萸6g、全當歸12g、川芎12g、炒黨參12g、杭白芍6g、
　　　　　　乾荷葉1角、薑半夏10g、天麻10g、製蒼朮6g、益元散（包
　　　　　　煎）12g，3劑頭痛緩解，加服1週鞏固，隨訪1年未復發。

【　按　語　】產後百脈空虛，易感外邪，因陽氣不守，受寒則上湊於頭則
　　　　　　令頭痛，本案分娩於暑濕之季，頭痛乃由風寒挾暑熱所致。
　　　　　　治宜疏散之，選溫經湯（吳茱萸、桂枝、川芎、生薑、半夏、
　　　　　　甘草、當歸、芍藥、黨參、阿膠、丹皮、麥冬）合半夏白朮
　　　　　　天麻湯（半夏、茯苓、白朮、橘紅、天麻、甘草、生薑、大
　　　　　　棗）及益元散（六一散加朱砂）化裁而解。實為風寒暑熱束
　　　　　　裹腦絡瘀阻，不通則痛，用方選藥在於溫通化濕，活腦絡而
　　　　　　使邪祛血和頭痛止。

---

❷　《上海中醫藥雜誌》，1991，（12），「產後病驗案四則・三」，杜順福。

第二節 產後目病

【提要】產後目病有表現雙目視力減退，目睛瘀血或完全失明等不同表現，發病原因有血虛和瘀血之別。臨床雖不屬多見，但確不容忽視，因其病機涉及全身氣血臟腑功能的內在變化。

㈠療法綜粹

1.內治法

⑴血虛失榮者：當歸9g、川芎9g、杭芍12g、熟地12g、枸杞子15g、桑椹子12g、黑芝麻9g、阿膠12g、龜板12g、山萸肉9g、杭菊15g，水煎服，日1劑。（筆者擬方）

⑵瘀血阻絡者：丹參30g、地龍9g、赤芍15g、歸尾9g、川芎9g、丹皮12g、桃仁12g、紅花9g、旱蓮草24g、茺蔚子15g、澤蘭12g，水煎服，日1劑。（筆者擬方）

2.穴位注射

取穴球後、合谷；睛明、外關；光明、風池。共3組。方法：用維生素B1或B12加少許0.5%普魯卡因作穴位注射，每日1組，每穴0.5毫升，交替使用，10天為1療程。

3.針刺法

睛明、瞳子髎、內關、膈俞。以瀉法針刺之。目脹者可加關衝放血。（均選自《針灸治療學》）

㈡驗　案

■ 案例1　產後視力減退。韓××，24歲。❸

【證候表現】產後1個月餘就診，5天前雙眼突然視力下降。面色蒼白，動
則大汗出，雙目無神，食少神疲。檢查視力右眼0.1，左眼0.02；
雙眼節前正常，瞳孔對光反射略遲鈍，雙眼屈光間質清亮，
雙眼底視乳頭色澤稍紅，邊界清，視網膜血管正常，眼球轉
動自如但有疼痛，視野雙中心暗點。舌淡苔白，脈細弱。診
為雙眼球後視神經炎。

【治療方法】補益氣血以明目，並停止哺乳。

【　方　藥　】八珍湯加味。

黨參9g、白朮9g、茯苓9g、甘草6g、熟地9g、白芍9g、當歸
9g、川芎6g、菊花15g、柴胡6g、青葙子9g、草決明15g，每
日1劑，水煎服，6劑後視物較前清亮，視力提高（右0.6，左
0.5），眼球轉動不甚疼痛。繼服上方30劑，雙眼視力均達1.2，
視野暗影消失，眼底正常。守方再服20劑，鞏固療效，隨診
多年未再復發。

【　按　語　】產後目病同其他疾病一樣，均與產後氣血俱虛，失於慎戒等
有關。本例乃為目失濡養，神光失散。遣方時在氣血雙補的
基礎上，酌加柴胡升舉陽氣，攜氣血上達頭目，配菊花、草
決明、青葙子等明目藥味，以使氣血充旺，目睛得養而使視
物功能恢復正常。

---

❸ 《中醫雜誌》，1990，⑻，「產後目病治驗舉隅」，王健。

■ 案例2　產後雙目失明。孫××，24歲。❹

【證候表現】5日前臨產冒雨來院，次日分娩後昏迷，經搶救蘇醒後雙目
　　　　　　失明。就診時頭痛煩躁，不惡寒，無身痛，但嘔吐頻頻，吐
　　　　　　出白色痰涎，大便結，惡露少，雙目失明。舌微胖苔白，脈
　　　　　　浮大而虛。

【治療方法】化痰和胃。

【　方　藥　】法夏15g、雲茯苓12g、化紅10g、枳實10g、竹茹10g、甘草6
　　　　　　g。服2劑後，嘔吐止，稍可進食，餘症及舌脈同前。改用下
　　　　　　方：桃仁15g，桂枝、芒硝各10g，生軍12g，甘草6g。2劑後，
　　　　　　下鵝蛋大瘀血1塊，但惡露未淨，大便已通，頭痛止，煩躁
　　　　　　減，納增，雙目開始復明。脈轉沈，苔白。原方又進1劑。
　　　　　　惡露淨，雙目基本復明，治宜扶正：當歸18g、桂枝10g、白
　　　　　　芍18g、甘草10g、大棗12g、生薑3片、蒲黃10g、靈脂10g、
　　　　　　炒麥芽12g。3劑後出院，多次追訪未復發。

【　按　語　】此案血瘀是病根，雙目失明是主症，血蓄不行，肝經氣化失
　　　　　　職，目精不能受肝血之濡養，故雙目失明。此案雖有頭痛，
　　　　　　而無惡寒身痛等症。由於陽明腑實，地道不通，邪熱上攻所
　　　　　　致，兼以胃不和嘔吐劇，故先投溫膽湯消痰和胃以止嘔吐。
　　　　　　繼以桃核承氣湯攻裏，地道通則頭痛自癒，瘀血下，肝氣和，
　　　　　　故雙目復明。

■ 案例3　產後目睛瘀血。田××，26歲。❺

【證候表現】懷孕期間自感倦怠乏力，頭暈，耳鳴，腰膝痠軟，脅肋疼痛。

❹ 《四川中醫》，1986，(11)，「產後雙目失明治案」，曹榮修。
❺ 《四川中醫》，1987，(6)，「產後目睛瘀血治驗二則」，張興仕。

產後第4天即出現視物模糊，目睛瘀血，遂入院治療。西醫按常規處理治療3天，上述症狀日漸加重。刻診：雙目瘀血，乾澀少淚，視物模糊，脹痛，頭暈，耳鳴，失眠，健忘，咽乾，厭食，精神不振，潮熱，大便秘，指甲淡白，舌紅少苔，脈弦細而數。

【治療方法】滋補肝腎，固澀納氣，散瘀明目。

【　方　藥　】駐景補肝腎明目湯合六味地黃湯。

熟地60g，女貞子、枸杞子、五味子、菟絲子、當歸各18g，阿膠、茺蔚子、夏枯草、車前子、澤瀉各15g，丹皮9g，山藥、丹參各24g。連服5劑，目睛瘀血等症均好轉，視物清楚。守前方減當歸、車前子，加重夏枯草、女貞子各為24g以清肝腎之餘邪，2日1劑。連服5劑，諸症消失而瘥。

【　按　語　】肝為藏血之臟，開竅於耳。腎為主水之臟，攝納精氣，開竅於耳。肝腎二臟在生理上相互資生，在病理上相互影響，故有「肝腎同源」之說，患者孕期間均有肝腎虧虛之兆，產時再度傷及精血，所以《張氏醫通》卷八謂：「產則百脈皆動，邪易以乘，肝部發生之餘甚弱，而膽失滋養，精汁不盛，則目中膏液，皆失化源」。充營人體各部的陰血、水液疏納失控，致使目睛瘀血，乾澀少淚，頭暈，耳鳴健忘等症。孫思邈《銀海精微》所載之駐景補肝腎明目湯與六味地黃湯加減應用。方中重用熟地、女貞子、枸杞子滋陰補血；茺蔚子、丹皮、夏枯草清肝涼血，活血消翳，散瘀止痛，當歸補血潤腸，配車前子、澤瀉抑制肝腎相火，方證合拍，取效甚捷。

第三節　產後不寐

【提要】產後不寐是指婦女在產後發生的以失眠為主症的一種疾病，其發生率雖不高，但極不利於產後機體復原及對嬰兒哺育。致病因素有失血過多，心失所養；血虛及腎，腎陰不能上濟於火，以致心火獨亢；脾胃虛弱，飲食失宜，有宿食停滯甚至宿食化痰生熱，痰熱上擾心神；惡露不暢或不下，瘀血擾心；熱擾心胸而致心煩不寐等等。

㈠療法綜粹

1.內治法

⑴產時產後失血過多者：黃芪30g、黨參30g、炒白朮12g、雲茯苓12g、當歸9g、杭芍15g、熟地12g、黃精15g、首烏藤15g、龍眼肉12g、炒棗仁30g、遠志12g、柏子仁12g、靈磁石30g，水煎服，日1劑。

⑵腎陰虧心火獨亢者：丹參30g、黨參30g、玄參15g、雲茯苓12g、五味子9g、當歸9g、生地15g、天冬9g、麥冬9g、酸棗仁30g、柏子仁12g、旱蓮草24g、龜板12g、遠志12g，水煎服，日1劑。

⑶宿食停滯化痰生熱者：膽星12g、枳實12g、竹茹9g、薑半夏12g、炒穀麥芽各15g、神曲12g、連翹12g、炒萊菔子9g、黃芩9g、陳皮6g、雲茯苓12g，水煎服，日1劑。（均為筆者擬方）

2.外治法

填臍：黃連6g、肉桂3g，共研細末，蜜調為丸，用適量填臍內，紗布覆蓋，膠布固定，3～5天更換1次。（選自《理瀹駢文》）

3.針刺法

⑴取穴脾俞、心俞、三陰交、神門，適用於心脾兩虛者；大陵、太溪、神門、太衝，適用於心腎不交者。

(2)耳針取皮質下、交感、心、脾、內分泌、神門，每次取穴2～3個，輕刺激，留針30分鐘。每日1次，10次為1療程。（選自《針灸治療學》）

㈡驗　案

■ **案例1　肖××，29歲。❻**

【證候表現】自訴從第二胎順產後第1天開始徹夜不眠，至今已2個月餘，有時經幾夜失眠後稍能入睡，納呆，脫髮，治療無效。因缺乳嬰兒已自然斷乳。面色青黃無華，舌淡黯尖邊有小瘀點，苔黃膩，脈沈細弱。

【治療方法】補益心脾，養心安神。

【方　藥】柏子仁12g、夜香牛15g（草藥，菊科斑鳩菊屬，有鎮靜作用）、磁石30g、北沙參15g、夜交藤30g、茯苓25g、乾地黃25g、烏豆衣15g、桑寄生30g。4劑，每天1劑。二診：藥後稍能入睡，仍覺腰痠頭暈，疲倦，月經已復潮，量較多，將淨，舌淡黯胖，苔微黃膩，脈弦細緩。守前法加首烏、丹參以增養血安神之效，進4劑。三診：已產後3個月餘，服藥期間睡眠好轉，停藥仍失眠，脫髮嚴重，頭暈腰痛，舌尖紅質黯，邊有小瘀點，苔白，脈弦細緩。「髮為血之餘」，脫髮乃血虛之證，再加重首烏、熟地以補血。處方：柏子仁9g、夜香牛15g、夜交藤30g、磁石30g、桑寄生25g、丹參15g、茯苓15g、首烏30g、熟地20g、鱉甲30g，4劑。四診：睡眠好轉，能入睡，頭暈疲倦稍減，仍脫髮，頭頂至枕部有麻木感，納食欠佳，舌黯紅胖，苔白，脈弦細緩。已能入睡，守方4劑。五診：睡眠逐漸好轉，但納差，口淡，腰痛，症狀有脾虛之象，

❻　《羅元愷醫著選·產後不寐》，張玉珍等整理。

在養血安神之中，佐以健脾開胃之法，以使氣血生化健旺。處方：丹參15g、首烏30g、穀芽30g、夜交藤30g、蘇葉9g、桑寄生30g、夜香牛18g、雲茯苓18g、淮山藥18g，4劑。六診：失眠已除半個月，每夜可熟睡6小時之多，精神爽，納增，但覺腰痠痛，矢氣頻，舌尖稍黯紅，苔白，脈沈細弱。擬補腎養血為主，佐以行氣止痛。處方：夜香牛20g、柏子仁9g、夜交藤30g、桑寄生30g、川續斷15g、烏藥12g、金狗脊15g、茯苓20g、佛手12g，4劑。後追蹤半年，療效鞏固。

【按　語】「不寐」即所謂「失眠」，原因甚複雜，症有虛實。本案由產後陰血驟虛，不能榮於心而成，「營氣不足」之不寐，故治擬養血為主，因有胃納差，故選製首烏、桑寄生、烏豆衣以養血而不膩滯；雲茯苓、山藥、穀芽健脾開胃。再以柏子仁、夜交藤、磁石、丹參養心除煩，鎮靜寧神，標本兼顧，使陰血充足，心脾暢健，神志安寧，失眠除而得癒。

■ 案例2　賈×，28歲。❼

【證候表現】產後逾月，夜難入寐，輾轉反側，心煩不寧。曾服西藥鎮靜，初時尚能入睡，近則罔效，且病情日重，幾乎徹夜不眠。伴見日夕潮熱，頭暈口苦，心中煩悸，惕然易驚，泛噁欲嘔，口粘痰多，神疲乏力，下肢微腫，舌質淡，尖邊紅，苔白膩。

【治療方法】理氣順痰，養心安神。

【方　藥】清半夏9g、雲茯苓15g、廣陳皮6g、淡竹茹12g、蓮子心3g、淡條芩12g、柏子仁、炒棗仁各12g、遠志肉9g、夜交藤、朱寸冬各12g。服藥3劑，已能入睡，可睡5個小時。仍多夢易驚，倦軟乏力，腹脹脛腫，納少便溏，煩勞則有低熱，脈見

沈滑無力。此痰熱雖清，而脾虛未復。擬甘溫益氣法。藥用：野黨參15g，炙黃芪、炒白朮各9g，雲茯苓15g，冬瓜皮12g，廣陳皮6g，朱寸冬9g，夜交藤、炒棗仁、柏子仁各12g，遠志肉9g，炒神曲12g。連服6劑，諸症悉退，囑服歸脾丸，日服2丸，以為善後。

【按　語】本案脾虛不運，聚濕生痰，痰火擾心，而致失眠。本虛標實，治當先治其標而後顧其本。故先用溫膽湯加減清熱化痰，寧神益智，繼用健脾益氣再顧其本，遂使諸症悉退。次用丸劑兩補心脾，以資鞏固。

第四節　產後精神異常

【提要】產後氣血驟虛，心肝血虛，腎陰虧損，瘀血阻滯衝任胞宮，稍有觸犯即可導致神識異常，可見狂亂譫語，驚悸怔忡，恍惚不語等精神症狀。若失治誤治則易生他變。

(一)療法綜粹

1.內治法

(1)驚悸、恍惚、語言錯亂者：茯神12g、人參9g、當歸9g、芍藥15g、桂心9g、甘草6g、生薑3片、大棗5枚、菖蒲12g、遠志9g、柏子仁12g，水煎服。

(2)產後敗血攻心，笑哭如狂者：龍齒12g、人參9g、茯神12g、遠志12g、桂心6g、當歸12g、麥冬12g、甘草6g、細辛3g、元胡12g，水煎服。

(3)血瘀小腹作痛，大便不利，言語如狂者：桃仁15g、大黃（炒）30g、甘草6g、肉桂3g，水煎服。

(4)產後血虛不語者：辰砂（水飛）9g、人參30g、菖蒲30g、川芎24

g、防風12g、細辛6g、甘草9g，為散，每服9g，薄荷湯調下。(均選自《婦科秘訣大全》)

(5)產後血瘀塊痛，妄言妄語者：川芎3g、桃仁3g、人參6g、當歸9g、茯神6g、桃仁9g、黑薑12g、炙草12g、益智仁3g、陳皮2g、大棗5枚，水煎服。(選自《傅青主女科》)

2.針刺法

(1)取穴神門、大陵、印堂、膻中、豐隆、三陰交，補瀉兼施，針灸併用。

(2)水針：心俞、膈俞、間使、足三里、三陰交。用25～50毫克氯丙嗪注射液，每天1次，每次選穴1～2個，各穴交替使用。

(3)電針：百會、人中、通里、豐隆。針後在四肢穴位通以脈衝電流15～30分鐘。(均選自《針灸治療學》)

(二)驗 案

■ 案例1 產後昏沈譫語。李××，29歲。❽

【證候表現】產後半個月，受精神刺激，神識昏沈，面目呆滯，時而譫語，舌邊紫瘀，苔根黃膩，脈細。

【治療方法】補腎清心。

【 方 藥 】仙靈脾12g，合歡皮12g，棗仁、赤芍、丹皮、郁金各9g，炮薑、薑川連各3g，川芎、蓮子心、遠志各4.5g，菖蒲6g，服藥3劑，神識轉清。

【 按 語 】產後衝任虧損，腎元消耗，元陽與真陰均不足，正氣營血匱乏，再加精神刺激，心腎虛損益甚，故以補腎養血為治，使

---

❽ 《浙江中醫藥》，1978，(5)，「婦女四期精神症狀治療體會·產褥期」，朱南孫等。

真元得養，心腎交通。該例產後半個月，兼有瘀血，痰濁，症情較重，然辨證確當，抓住根本，效若桴鼓。

■ 案例2　產後不語。錢××，26歲。❾

【證候表現】產後28天，表情呆滯，兩目無神，終日不語，呼之不應，夜難入寐，喉中有痰鳴音，小便失禁，穀食不思，惡露已淨，舌質紅，苔薄膩微黃，脈細滑。曾在某醫院作腦電圖檢查，未見異常，擬診為失語病。中醫辨證為痰熱乘心，清竅閉塞。

【治療方法】清熱化痰，醒神開竅。

【　方　藥　】滌痰湯化裁。

製半夏、陳膽星、化橘紅、薑竹茹、朱茯神、京菖蒲、礬郁金各10g，炙遠志6g，粉甘草5g，3劑。藥後神志時明時寐，有時驚恐。據述大便4日未解，咯痰稠粘，上方去甘草，加枳實10g、全瓜蔞15g、青龍齒20g，3劑。三診：夜能安睡，大便已解，神志漸清，苔膩亦退。原法續圖之：法半夏、化橘紅、朱茯神、京菖蒲、礬郁金各10g，炙遠志6g，青龍齒20g，3劑。四診：神志逐漸清醒，偶能言語，並可稍進薄粥，惟口乾欲飲，舌紅欠津。乃屬痰熱漸解，陰津受損之象。處方：太子參20g，大麥冬、肥玉竹、朱茯神、京菖蒲、川郁金、化橘紅、薑竹茹各10g，炙遠志6g，炙甘草6g，加減調治月餘告癒。

【　按　語　】「產後不語」一名，首見於唐朝《經效產寶》一書，後有醫家將其分虛實兩類，實證多為痰熱上乘於心竅，或敗血上攻於心；虛證則為氣血兩虧所致。本案患者體質豐腴，痰濕素盛，又值產後，臟腑受損，脾運失司，濕聚為痰，鬱久化熱，

上乘於心，心竅閉塞，心氣不能上通於舌，舌體轉動不能，故不語，屬痰熱為患。故以清化痰熱之方滌痰湯（薑半夏、竹茹、茯苓各9g，膽星、橘紅、枳實、菖蒲各6g，人參（或黨參9g）、甘草各3g，生薑3片，大棗4枚），使痰化熱清，心竅通達，則舌體動，不語除而病瘥。

第五節　產後惡露異常

【提要】產後惡露排出順暢與否，關係到子宮能否如期復舊，對產婦的健康有重要關係。若惡露澀滯不下或超過20天仍未完全盡止，均表示子宮復舊不良，可由濁血瘀阻，胞衣殘留，或氣虛不攝等因素造成。病延日久可因瘀積成毒而發高熱，或因失血過多而使正氣更衰，乳汁全無等多種病變的發生。

㈠療法綜粹

1.內治法

⑴惡露不下者：當歸12g、川芎9g、桃仁12g、坤草30g、澤蘭12g、川牛膝30g、生蒲黃15g、炒靈脂9g、忍冬藤15g、香附12g、烏藥12g，水煎服，日1劑。

⑵惡露不絕因血瘀者：當歸12g、川芎9g、桃仁12g、炮薑6g、枳殼15g、生炒蒲黃各15g、三七粉3g、地榆30g，水煎服，日1劑。

⑶惡露不絕因血熱者：丹參30g、丹皮12g、生地15g、條芩9g、赤芍15g、桃仁12g、生蒲黃30g、茜草15g、坤草30g、川楝子12g、製軍6g，水煎服，日1劑。

⑷惡露不絕因氣血不攝者：人參9g、黃芪30g、炒白朮12g、炒山藥12g、升麻9g、阿膠12g、艾葉9g、炮薑6g、烏賊骨15g、烏梅15g，水煎

服，日1劑。（均為筆者擬方）

2.外治法

⑴貼臍：附子、肉桂、母丁香各10g，五靈脂、蒲黃炭、茜根炭各15g，黃酒適量。上藥共研細末，取15～30g，以黃酒適量煮熱加入藥末稠成厚膏，用之貼於臍孔及子宮穴。用紗布覆蓋，膠布固定，每3天換藥1次。（子宮穴位於臍下4寸，旁開3寸處）適用於寒凝血瘀腹痛惡露不絕者。

⑵熱熨：吳茱萸適量，炒熱，熨小腹，日2次。適應症同上。（均選自《女病外治良方妙法》）

(二)驗　案

■ **案例1　惡露不絕。沈×，25歲。❿**

【證候表現】剖宮產後3個月餘，惡露淋漓未絕，色紅帶有腥味，伴少腹脹痛，腰痠，苔薄，脈細弦。已多次應用先鋒黴素4號、6號、凝血酸、益母草膏、沖劑等，均未見效。

【治療方法】補益衝任，化瘀生新。

【　方　藥　】全當歸12g、炮薑炭5g、桃仁泥10g、炒黃柏10g、丹皮炭10g、益母草60g、炙升麻6g、川芎6g、炙黑甘草10g。併用硼酸粉10g，清洗外陰。藥進10劑惡露減少，已呈黃水樣。繼服半個月而癒。

【　按　語　】本案由剖宮產術中出血約200毫升，產後1個月因惡露不止曾到醫院婦查為宮縮不良。病因於衝任胞宮受損，瘀血內阻，血熱並存，虛實併見，當以攻補兼施而得血止病癒。

---

❿ 《上海中醫藥雜誌》，1991，(12)，「產後病驗案四則‧二」，杜順福。

■ **案例2　產後胎盤殘留。**張××，26歲。⓫

【證候表現】患者孕5個月餘，施雷弗奴爾羊膜腔內注射引產術，胎兒娩
　　　　　　出後，胎盤、胎膜缺損，出血量多。本人拒絕刮宮術而轉診
　　　　　　於中醫求治。平素體虛，乏力，怕冷，苔薄白，脈弦細。

【治療方法】補氣養血，祛瘀生新。

【　方　藥　】生化湯加味。

　　　　　　當歸20g，益母草30g，黨參、黃芪各15g，川芎、肉桂、白
　　　　　　朮、桃仁各10g，炮薑5g。服藥3劑即排下殘留之胎盤、胎膜
　　　　　　組織，出血及腹痛症狀消除。

【　按　語　】本文用生化湯（《傅青主女科》：當歸、川芎、炮薑、桃仁、
　　　　　　甘草）加減治療產後胎盤、胎膜殘留56例，病例均經婦產科
　　　　　　明確診斷，因不適應或拒絕清宮術求治於中醫者，其中人工
　　　　　　流產術後7例（占12.5%）；中孕引產45例（占80.4%）；正常
　　　　　　分娩4例（占7.1%）。共同主症為下腹墜痛、陰道流血、頭暈、
　　　　　　乏力等。療效：有效51例（占91.1%，指服藥3劑，排下殘留
　　　　　　組織，腹痛，出血症狀消除者）；無效5例（占8.9%，指服藥
　　　　　　3劑而無殘留組織排出，腹痛、出血未消除）。方中當歸、益
　　　　　　母草養血活血；川芎、桃仁活血祛瘀為主藥；血得溫則行，
　　　　　　故用炮薑溫經散寒，增強活血祛瘀之功，配甘草以協調諸藥，
　　　　　　共成活血祛瘀，溫經止痛之劑。符合現代醫學藥物清宮之效
　　　　　　用。

⓫ 《中醫雜誌》，1992，(3)，「生化湯加減治療胎盤殘留56例」，趙開元等。

■ 案例3　人工流產手術後惡露不盡。李××，28歲。❷

【證候表現】行人工流產術後3天發燒，經急診處理熱退，但腹痛，陰道
　　　　　　流血不止，經婦產科用抗生素、催產素、止血劑等治療無效，
　　　　　　轉中醫治療時已為術後52天，陰道流血一直未止，血色黯，
　　　　　　有塊，少腹左側刺痛，屈腹時尤甚，伴畏冷、納差、消瘦、
　　　　　　頭暈乏力，腰膝痠軟，舌苔薄白，脈沈細無力。

【治療方法】活血祛瘀為主。

【　方　藥　】當歸25g、炮薑6g、白芍15g、川芎6g、紅藤30g、益母草15
　　　　　　g、玫瑰花9g、月季花9g、生地10g、炒黃柏4g。5劑後再診：
　　　　　　自覺腹痛加重，出血量減少，脈象轉滑。為瘀血欲動之兆，
　　　　　　前方去玫瑰花、炒黃柏，加川連6g、雞血藤15g、蜈蚣3g，
　　　　　　4劑。三診：排出堅硬血塊2～3個（其中見一粉白色如核桃
　　　　　　大小組織，經病理證實為殘存胎盤組織），腹痛減輕，出血
　　　　　　銳減，少腹偶有隱痛，上方減量，續服5劑，出血停止，腹
　　　　　　痛消失，改以溫補脾腎藥味善其後。

【　按　語　】本案於人工流產術後持續腹痛陰道流血50餘天，西藥用盡罔
　　　　　　效。中藥曾予參、芪、炭類、三七粉等病症未減，此乃產後
　　　　　　（小產）敗血停瘀，血不歸經，瘀久化熱，耗傷陰津，陰陽
　　　　　　俱傷。瘀為其本，虛由瘀致，故治法仍以祛瘀為主，僅進藥
　　　　　　10餘劑症除病癒，其效速捷。

第六節　產後汗出異常

【提要】分娩之後產婦陰血驟虛，陽氣易浮，汗出較多屬生理現象，

但若汗出太過，濕透衣衫或盜汗，多日不止者，即屬異常。病因有產時耗氣，陽氣不足，衛外失固，津液外泄成自汗；陰血虧耗，虛熱內擾迫汗外出，而成盜汗。臨床有自汗盜汗併見者，仍由氣血耗散過多所致。

(一)療法綜粹

1.內治法

(1)氣虛自汗者：人參9g、黃芪30g、炒白朮12g、茯神12g、炙草6g、當歸9g、生地12g、五味子9g、遠志12g、製附子9g、麻黃根15g、生牡蠣30g，水煎服，日1劑。

(2)陰虛盜汗者：生地12g、玄參15g、人參9g、五味子12g、當歸9g、天麥冬各12g、茯神12g、柏子仁12g、酸棗仁15g、遠志12g、蓮子心9g、旱蓮草24g，水煎服，日1劑。

(3)自、盜汗併見者：人參9g、麥冬12g、五味子12g、生地15g、百合9g、當歸9g、白芍15g、山萸肉9g、烏賊骨12g、浮小麥30g、旱蓮草24g、地骨皮15g，水煎服，日1劑。（均為筆者擬方）

2.外治法

(1)敷臍：何首烏20g，研末，水調成糊狀，貼於臍中。（選自《中藥外治百病》）

(2)撲粉：麻黃根60g、牡蠣粉20g，共搗為細末，用時敷擦身上。（選自《中藥外貼治百病》）

(二)驗　案

■ 案例1　產後盜汗。黃×，32歲。❸

【證候表現】產後1週，睡中出汗淋漓，通身如浴，醒後漸收。面頰潮紅，

---

❸ 《婦科奇難病論治》，班秀文。

頭暈目眩，唇口乾燥，渴不引飲，腰膝痠軟，午後煩熱，大便乾結，舌紅少苔，脈細數無力。

【治療方法】滋陰養血，益氣生津。

【方　藥】生脈散合兩地湯加減。

太子參15g、麥冬10g、五味子5g、地骨皮9g、生熟地各15g、玄參15g、杭芍9g、當歸身9g、百合12g、小麥20g、甘草6g；每日清晨1劑，水煎服，連服3劑。藥後夜汗基本消失，但胃納不振，夜難入寐，舌紅少苔，脈略數。仍陰血未復，守方去熟地之滯膩和辛溫走竄動之當歸，加淮山藥15g、生穀芽20g，以健脾導滯。服3～6劑，每天1劑而收全功。後訪知療效鞏固。

【按　語】新產之婦，陰血耗損過多，營衛失和，陽氣外浮，若經飲食調養，時逾1週而仍汗出不絕，甚或汗水淋漓，浸濕衣被者，應予治療。本案屬陰虛生內熱，迫液外出之變，治之法以滋陰養血為主，可選補心丹（生地、玄參、丹參、人參、五味子、歸身、天冬、麥冬、柏子仁、酸棗仁、茯苓、遠志、桔梗）加減（去丹參、桔梗加小麥，人參改太子參）。該例見舌紅少苔之陰虛內熱津傷之狀，故用生脈散（人參、麥冬、五味子）合兩地湯（生地、地骨皮、阿膠、玄參、麥冬、白芍）化裁治之。

■ **案例2　產後氣虛自汗。**吳××，27歲。[14]

【證候表現】40天前足月順產一女嬰，產後因受涼而致發熱，體溫39.5℃，伴頭痛，身痛等症，經用退熱西藥半小時後始見汗出，遂致大汗不止，動則尤甚，1日更換內衣數次，惡風怕冷，袖口

褲管均以繩緊束，兩手戴手套，身覆厚被，不敢外出，曾於某醫院住院，診為植物神經功能紊亂。用中西藥物治療2週餘未效，故請會診。見患婦面白無華，精神萎靡，口唇淡白，氣短懶言，口渴喜熱飲，飲熱水後即見頭、身汗出不止，小便少，舌淡嫩苔薄，脈虛無力。

【治療方法】扶助正氣，和營固表止汗。

【方　藥】玉屏風散與桂枝湯化裁。

黃芪30g，白朮、防風各20g，黨參15g，桂枝10g，牡蠣、浮小麥各30g，炙甘草6g，生薑3片，大棗3枚，水煎服，每日1劑。服2劑後，自覺症狀明顯好轉，汗出減少，飲食稍增。再用上方加麻黃根10g，繼服2劑，汗出已止，飲食正常，精神好轉，諸症若失，後隨訪未復發。

【按　語】本例為產後體虛，又發汗太過，耗傷氣陰，遂致陽氣虛衰，營衛不和，表虛自汗不止。治用補氣固衛密腠理，調和營衛佐以斂汗而獲效明顯。

第七節　產後發熱

【提要】產後百脈開張，氣血驟虛，極易感邪，使營衛不和而發熱。然臨證應分虛實，不可專執產後多虛，概投溫補滯膩以致助邪資寇。更不可過用寒涼攻伐以致正氣更傷，熱勢難解。常見的產後發熱症有邪毒感染，血瘀胞中，外感六淫（以風寒或暑熱之邪為主），尤其前者診治延遲則可使病勢日深，營血耗傷，累及心神轉為重症。

(一)療法綜粹

1.內治法

(1)邪毒感染致高熱者：銀花12g、連翹15g、蒲公英15g、地丁12g、紅藤15g、敗醬草15g、丹參30g、丹皮12g、赤芍15g、桃仁12g、生梔9g、生蒲黃30g、條芩9g、元胡12g、坤草30g，水煎服，日1劑。

(2)血瘀發熱者：丹參30g、當歸12g、赤芍15g、生地12g、丹皮12g、枳殼15g、川楝子12g、桃仁12g、紅花9g、澤蘭12g、茜草15g、三七粉3g、坤草30g，水煎服，日1劑。

(3)外感六淫發熱者：

風寒外感：荊芥9g、防風9g、蘇葉9g、葛根15g、桂枝9g、當歸12g、川芎9g、赤芍15g、乾地黃12g、薄荷6g，水煎服，日1劑。

暑濕外感：藿香12g、佩蘭12g、竹茹9g、蘆根15g、連翹12g、鮮竹葉心9g、飛滑石5g、茵陳15g、條芩9g、菖蒲12g、炒蒼朮12g、蔻仁9g，水煎服，日1劑。（均為筆者擬方）

(4)瘀鬱致腹痛身熱者：生山楂12g、坤草15g、川芎8g、紅花9g、酒條芩8g、生地12g，童便為引，水煎服，日1劑。（選自《中醫婦科驗方選》）

2.外治法

(1)敷臍：黃連、牛黃各適量。共研細末，調濕，取適量敷臍上覆蓋固定。（選自《女病外治良方妙法》）

(2)刮痧：用光滑平整的湯匙蘸食油或清水，刮背脊兩側、頸部、胸部、肋間、肩肘、肘窩及膕窩等處，刮至皮膚出現紫紅色為度。（選自《針灸治療學》）

3.針刺法

大熱取曲池、三里、復溜（選自《針灸大成》）。

身熱如火，汗不出取命門、中脘、膽俞、孔最、肺俞、太溪、合谷、

支溝（選自《針灸集成》）。

(二)驗　案

■ **案例1　宮內死血，瘀久發熱。張××，30歲。**⓯

【證候表現】患婦雙胎妊娠，因患妊娠高血壓綜合徵行剖宮產術。產後持
　　　　　　續發熱20天，高熱3天，少腹隱痛，惡露突然增多如崩，故
　　　　　　急症收治於婦產科。婦查：宮底臍下3指，壓痛明顯，惡露
　　　　　　量多，色黯紅。查血白血球總數8.4×10⁹/L，嗜中性球84%。
　　　　　　經靜脈滴注青黴素，催產素2天後由陰道排出一拳頭大小之
　　　　　　血塊（病理報告已機化），症狀一度好轉，但體溫不降，過3
　　　　　　日後腹痛又劇，壓痛明顯，宮底又升至臍下4指，體溫39.6℃，
　　　　　　急請中醫科會診。高熱晝輕夜重，新產後惡露量少，其後突
　　　　　　然增多，紫黑有塊，少腹硬滿拒按，伴納差，噁心，盜汗，
　　　　　　失眠，望之面黃肌瘦，肌膚粗糙，舌紫黯邊有瘀點，苔薄白，
　　　　　　脈細數無力。

【治療方法】活血化瘀，清熱養陰。

【　方　藥　】當歸25g、炮薑6g、赤白芍各15g、生甘草6g、失笑散（蒲黃、
　　　　　　五靈脂）（包）15g、生地15g、紅藤30g、川芎9g、丹參15g、
　　　　　　月季花9g、益母草30g、川連6g、蜈蚣2條，停用抗生素與催
　　　　　　產素。服藥3劑後又從陰道排出一拳頭大小之血塊，宮底降
　　　　　　至臍恥之間，腹部壓痛消失，體溫下降；5劑後體溫正常，
　　　　　　腹痛消失。檢查血象：白血球總數5.2×10⁹/L，嗜中性球73%。
　　　　　　但陰道仍有少量黃色分泌物，改服生化湯原方5劑後，痊癒
　　　　　　出院。

⓯ 《中醫雜誌》，1991，(1)，「產後病治驗三則·三」，劉福春。

【按　語】產後腹痛出血者多見於多胎妊娠，宮縮乏力，或手術損傷繼
　　　　　發感染，或宮腔內敗血停滯，瘀久化熱，灼傷陰液，致傷津
　　　　　陰，又因反覆出血，必致氣血更虛，陰陽失調，症狀可虛實
　　　　　併見，寒熱錯雜。本例乃由剖宮術後胞中瘀血排出不暢，日
　　　　　久化熱而見發熱、腹痛、出血、宮縮不良等症。作者抓住瘀
　　　　　證特點（惡露不淨，或血色紫黯污濁，腹痛如刺，少腹硬滿，
　　　　　或腹內癥瘕等），採用祛瘀為主，清化併用之法。取當歸、
　　　　　川芎、失笑散等養血活血，祛瘀生新，紅藤、川連、蜈蚣等
　　　　　清熱散結，其蜈蚣一味對宮內瘀血（血塊、殘留組織等）有
　　　　　很好地排出作用，臨床依據為少腹硬滿而刺痛，出血久而不
　　　　　止，觸診恥上有明顯壓痛，劑量一般為3～6g，少數病人服
　　　　　後有輕微噁心，上腹不適，改在飯後服用可減少或消除之。

■ 案例2　脾胃濕滯發熱。盛××，32歲。❶⑥

【證候表現】患婦孕4產3，本次預產期已過3天。因胎動頻繁，腹壁疤痕，
　　　　　胎頭高浮而行剖宮術。術中順利，次日排氣，出現發熱（38
　　　　　℃），此後體溫波動在37.5～39℃之間，先後用過多種抗生素、
　　　　　磺胺類、強的松等藥物體溫未降。後請中醫會診時已發熱20
　　　　　餘天，午後尤甚，不惡露，少汗，作嘔，口乾不思飲，脘悶
　　　　　納呆，小便短黃，大便如常。舌淡苔薄黃膩，脈細滑數。

【治療方法】清熱化濕，和胃降逆。

【方　藥】三仁湯加減。
　　　　　杏仁、白蔻仁、法半夏、木通、藿香、竹茹、黃柏、川朴各
　　　　　10g，苡仁、滑石各15g，甘草3g。2劑後體溫下降，飲食略
　　　　　增，精神稍好，微咳，胸悶。上方去藿香，加瓜蔞殼、百部

⑯　《浙江中醫雜誌》，1986，(7)，「剖腹產後發熱治例・例二」，張良英等。

各10g，服2劑體溫正常，汗出較多，脘悶食少，苔薄膩，脈緩。改下方：黨參、茯苓、苡仁、麥芽各15g，蒼朮、白朮、法半夏各10g，砂仁、陳皮各6g，甘草3g，3劑後病癒出院。

【按　語】本例患者素體脾胃虛弱，剖宮產耗傷氣血，加之術後飲食不當，過食油膩之品，助濕生熱，濕熱交蒸，而致發熱。熱為濕遏，濕為熱鬱，濕無出路，熱不得泄，以致發熱持續不退。治以清利之，用杏仁開宣上焦肺氣，氣化則濕亦化；白蔻仁芳香行氣化濕，薏苡仁滲利清熱；配半夏、川朴、木通、滑石、竹茹、黃柏等以增清利寬中之效，僅服4劑熱退症減，再予益氣健脾，燥濕和胃則盡收全功。

■ 案例3　妊娠子宮破裂行子宮切除術後發熱。王××，32歲。❼

【證候表現】因妊娠9個月餘，腹痛2個月餘，發熱13天，診斷為子宮破裂併發腹膜炎，進行緊急手術。術中見腹腔有較多紅黃色臭液，大網膜呈大片壞死脫落，胎兒已死，胎盤嵌夾於宮底破口處，大部分與宮壁粘連，即行胎盤及子宮切除術。術後第1天，體溫39.5℃，繼後體溫波動在38.5～40℃之間，腹部傷口裂開，有膿性分泌物滲出，臀部出現褥瘡，大小約$10 \times 8 \times 3$公分^3，在局麻下行腹部擴創引流術。術後20天腹部傷口癒合良好，臀部褥瘡新鮮肉芽開始生長。此期間，先後用多種抗生素及磺胺類、強的松等藥物治療，體溫仍持續不退，甚至高達40℃，故請中醫會診。患者形體消瘦，皮膚乾枯，神疲乏力，出汗，不食，胸脘痞悶，腹部脹滿，大便秘結，4、5日未解，舌質深紅而乾，苔黃燥，脈弦數。

【治療方法】養陰清熱，涼血解毒。

❼ 《浙江中醫雜誌》，1986，(7)，「剖腹產後發熱治驗‧三」，張良英等。

【　方　藥　】生地、敗醬草各15g，麥冬、白芍各12g，丹皮、黃柏、知母、蒲公英、川朴各10g，甘草3g，鱉甲30g，2劑後體溫降至37.6℃，大便雖解，但仍乾燥，噁心，腹脹悶。照上方去鱉甲、敗醬草，加砂仁、陳皮各6g，黃芪15g，2劑後體溫又升至39℃，大便又4日未解，脘腹脹痛，汗出，口乾欲飲，不思食，苔薄黃乾。改用下方：生地、玄參各15g，麥冬、白芍各12g，生大黃（後下）、芒硝、川朴、連翹、丹皮各10g，甘草3g，服2劑，瀉下多量稀便，腹部脹痛大減，體溫降至37.5℃，精神好轉，飲食改善，照原方去大黃、芒硝，加黃芪、麻仁各15g，3劑後體溫已正常3天，能下床活動，飲食增進，黃苔已退，餘症均減，後以八珍湯、香砂六君子湯加減治療，未再發熱而告癒出院。

【　按　語　】患者子宮破裂，胎死腹中，繼發高熱，耗傷津液；又因多次手術損傷陰血，氣血虧虛，熱毒之邪，乘虛侵入，毒與熱結而致發熱。遷延日久，致使陰血更虛，出現熱結陰虧，燥屎不行，腑氣不通，大便燥結，數日不解以致體溫持續不退，此為熱結陽明，腑氣不通，邪無出路，即所謂「無水舟停」。初診用養陰清熱，涼血解毒之法，體溫雖降，大便亦解，但仍乾結，噁心腹脹，燥屎未除，濁氣未泄，體溫又升，故二診時以育陰清熱，鹹苦潤下，軟堅降瀉之法，以圖陰液恢復，熱結可除，邪去正復，用增液承氣湯加味，方中滋陰增液，潤腸通便，軟堅化燥，清熱涼血，攻補兼施，故2劑見效，而後用八珍湯、香砂六君子湯益氣補血，健脾和胃，以善其後。

■ **案例4　產後感寒入裏化熱。張×，26歲。⑱**

【證候表現】產後第4天，因不慎寒暖，將息失宜，初覺形寒不適，體溫
　　　　　不高。第2天即惡寒高熱，無汗身楚，惡露減少，小腹切痛。
　　　　　自服薑糖水一大碗，併用西藥解熱鎮痛片，汗出熱不解，晚
　　　　　間體溫達40.6℃（腋下）。刻診體膚烘烘蒸熱，而不惡寒，顏
　　　　　面潮紅，身半以上汗出如洗，口乾頻飲，便秘溲黃，舌質紅，
　　　　　苔乾黃，脈浮數有力。

【治療方法】辛涼瀉熱。

【　方　藥　】銀花21g、生石膏（先煎）30g、竹葉6g、芥穗6g、花粉15g、
　　　　　白薇12g、黨參9g、鮮石斛12g、當歸9g、南紅花4.5g、粉甘
　　　　　草6g、粳米一撮煎湯代水。服1劑後，遍體透汗，形困神疲
　　　　　沈沈入睡。次晨體溫降至38.2℃，又1劑則大便2次，惡露增
　　　　　多，體溫續降，大渴已減，腹痛頓除。惟頭暈神疲，納少口
　　　　　乾，自汗低熱，脈細數。再進清熱滋陰，養血益胃之方。藥
　　　　　用：菊花（後下）、白薇、沙參、麥冬、玉竹、秦當歸各9g，
　　　　　銀花15g，竹葉3g，紅花6g，炒神曲15g，佛手片4.5g，太子
　　　　　參、生牡蠣（先煎）各15g，服2劑而癒，囑進糜粥，「食養
　　　　　盡之」。

【　按　語　】此例產後感寒，服薑糖水及解熱鎮痛西藥，汗出傷津，邪反
　　　　　化熱入裏，轉致高熱不惡寒，大汗，大渴，脈浮數有力等症，
　　　　　與《傷寒論》之白虎加人參湯證甚為合拍。方用銀花、生石
　　　　　膏、白薇等清瀉其熱，花粉、石斛、黨參等益氣生津，甘草、
　　　　　粳米顧護胃氣，少用芥穗疏其邪，再加當歸、紅花和血通瘀，
　　　　　所謂「瘀露未盡」稍參化瘀之品亦即降瀉之意。服藥2劑，

⑱ 同註❼。

熱退脈緩，病去強半。若拘產後宜溫宜補之說，又投辛熱溫補之劑，不僅以火濟火，而犯實實之誡。

第八節 產後身痛

【提要】產後身痛包括足月分娩及引、流產術後出現的以肢體關節痠痛麻木為主症的一種臨床常見病。多因產後血虛筋脈失養，或經脈空虛外邪乘襲所致。倘因失血過多，肝腎精血虧損，則以腰背、肩胛、足膝痠楚乏力，勞累步履尤甚。

(一)療法綜粹

1.內治法

(1)血虛者：當歸12g、川芎9g、赤芍15g、熟地12g、桑寄生15g、雞血藤30g、桂枝9g、阿膠12g、秦艽9g、川續斷30g、生薑3片、大棗5枚，水煎服，日1劑。

(2)腎精虧損者：當歸12g、川芎9g、赤白芍各15g、熟地12g、山藥12g、杜仲15g、川續斷30g、鹿角膠12g、桑寄生15g、秦艽12g、肉桂9g，水煎服，日1劑。

(3)風寒襲絡者：羌獨活各9g、桑寄生15g、桂枝9g、秦艽12g、防風9g、細辛3g、當歸12g、川芎9g、赤芍15g、乾地黃12g、木瓜15g，水煎服，日1劑。

(4)瘀血阻滯者：桃仁12g、紅花9g、雞血藤15g、當歸12g、川芎9g、沒藥12g、地龍9g、川牛膝30g、木瓜15g、香附12g、秦艽12g，水煎服，日1劑。（均為筆者擬方）

2.外治法

(1)貼臍：韭子30g、蛇床子30g、附子30g、官桂30g、獨頭蒜500g、

川椒90g、硫黃10g、母丁香18g、麝香9g。前6味用香油1000毫升浸10日，加黃丹熬成膏，後3味共研末，加蒜搗為丸，如豆大備用。用時先取藥丸1粒填臍內，外貼上膏，3日換藥1次。選用於腎虛腰痛者。（選自《丹方精華》）

⑵濕熱敷：製附子9g、獨活9g、木瓜15g、透骨草15g、威靈仙12g、海風藤15g、當歸12g、川芎9g、紅花9g、細辛3g、秦艽15g、血竭3g、乳香9g、沒藥9g、烏梢蛇12g、食醋100g，上藥浸泡1小時煮沸40分，加入食醋再沸起立即離火不去渣，以手試之不燙時將雙足置於藥中，並隨將藥渣埋於足面，以使藥性浸透全足。適用於身半以下痠楚疼痛，尤其足跟痛明顯者最宜。（筆者擬方）

(二)驗　案

■ **案例1　產後關節痛。趙×，26歲。❶⑲**

【證候表現】產後20餘天，周身關節疼痛，尤以腰骶部及下肢膝、踝關節為甚，腰脊重墜脹痛，得溫則舒，遇寒加劇，下肢關節屈伸不利，行走艱難，頭暈頭痛，心悸耳鳴，胃納欠佳，面色萎黃，舌淡少苔邊有瘀點，脈虛細無力。

【治療方法】益氣養血，佐以壯腰活絡。

【　方　藥　】桂枝6g、白芍6g、北黃芪20g、當歸身12g、雞血藤20g、製附子（先煎）10g、川杜仲15g、骨碎補15g、川牛膝6g、生薑10g、紅棗10g，每日1劑，水煎服。進3劑後，症情無明顯進退，再進3劑，併用鮮山蒼子葉60g、鮮大風艾葉100g、松節60g，煎水熏洗，每天1～2次，經12日再診，疼痛明顯減輕，下肢關節已基本能屈伸。再用上方治療3日後關節疼痛

基本消除，胃納轉佳，可入寐，舌淡紅苔薄白，脈細。再擬養血壯腰法以善其後。處方：當歸身15g、川芎6g、白芍6g、熟地黃16g、桑寄生15g、狗脊10g、川杜仲15g、千斤拔15g、獨活3g，每日1劑，連服6劑，後訪症情穩定。

■ **案例2　半產後身痛。黃××，26歲。**[20]

【證候表現】因妊娠羞於人工流產術，自服活血墜胎方藥2劑，以致半產後大出血。而後未加護養，又受風寒，引起全身骨節疼痛，尤以足關節痛甚，並伴自汗惡風，遂服祛風止痛藥20餘劑，反致骨節疼痛加重，後又服烏雞白鳳丸等藥月餘，亦示收效。來診時近盛夏，猶著棉衣，訴骨節疼痛，指關痛甚，稍事活動，則身痛難忍；自汗惡風，欲去棉衣不能；面色萎黃虛浮；兩目、口唇、指甲青紫。舌青體胖邊有瘀斑、瘀點，苔滑，脈沈澀無力。

【治療方法】溫補氣血，佐以活血通絡。

【　方　藥　】芪歸建中湯加味。

生黃芪30g、當歸12g、桂枝9g、炒白芍18g、炙甘草6g、生薑9g、大棗12枚、人參（另煎兌服）6g、紅糖30g、黃酒適量，水煎待溫空腹分服。9劑後身痛、自汗惡風明顯減輕，已脫冬裝，改著春裝，仍以上方酌加活血之品：生黃芪24g、當歸、桂枝、生薑各9g、炒白芍、黨參各12g、桃仁、紅花、炙甘草各6g、大棗6枚，黃酒適量，服13劑，諸症漸平，囑其飲食調養外避寒濕以善其後。

【　按　語　】本案係由活血墜胎之品，使半產氣血暴虛，寒凝血滯阻絡所致，前誤以祛風止痛之劑，辛散走竄，使氣血更虛而身痛加

劇，故初診時見症以寒凝血瘀為主，但慮其產後氣血俱虛，
直用活血祛瘀藥更易耗傷正氣，故未妄投之，而始終以芪歸
建中湯（黃芪、當歸、桂枝、白芍、生薑、大棗、甘草）加
黨參（或人參）大補氣血為主，初佐黃酒散寒通絡，流通氣
血；後待氣血漸復，才酌用小量桃仁、紅花活血祛瘀，標本
兼顧，故收全功。

■ 案例3　產後交骨痛。

⑴王×，24歲。**❹**

【證候表現】30餘天前足月順產，自產後兩髂骨及恥骨聯合處疼痛，行走
　　　　　　時連及雙下肢屈伸牽掣痛，下肢伸直平臥可緩解。經中西醫
　　　　　　以抗風濕、活血祛風、活絡止痛藥治療近1個月，兩髂骨痛
　　　　　　除，恥骨聯合處疼痛不減，行走艱難，生活不能自理。檢查：
　　　　　　恥骨聯合處無紅腫而拒按，屈伸下肢則痛劇，其他無不適。
　　　　　　舌淡紅苔薄白，脈弦細。

【治療方法】溫通經脈，散瘀止痛外治之。

【　方　藥　】丹參50g、桃仁20g、紅花20g、白芍30g、桂枝20g、乳香15
　　　　　　g、沒藥15g、乾薑12g、蘇木20g、五靈脂20g、元胡30g，共
　　　　　　為粗末，分4次，以醋酒各半拌濕，炒熱布包外敷患處，涼
　　　　　　後再換。用1次後疼痛明顯減輕，3次後疼痛消失，活動自如。

【　按　語　】本病多由恥骨於分娩時開啟太過，筋脈損傷，血行不暢所致，
　　　　　　故用上法溫通血脈，活血散瘀，更加醋以活血散止痛，收束
　　　　　　鬆弛之筋骨；酒則溫經活血，局部應用更令藥力直達病所，
　　　　　　收效速捷。

❹　《中醫雜誌》，1992，(3)，「于鵠忱婦科驗案二則」，徐元山。

(2)黃×，32歲。❷

【證候表現】患者於1個月前足月順產一男嬰。3年前生產後則覺恥骨聯合

處時有疼痛，未予治療。此次產後則覺恥骨聯合處痛重，呈

針刺樣，並向兩大腿內側及會陰部放射，活動時痛重，休息

後減輕，伴腰膝痠軟，食慾、二便正常，舌質暗，苔薄白，

脈沈細澀。

【治療方法】補腎壯骨，活血通絡。

【　方　藥　】熟地20g、鹿角膠（烊化）10g、當歸12g、川芎12g、杜仲15

g、川續斷15g、肉桂9g、黃芪15g、沒藥9g、桃仁10g、薑棗

為引，水煎日1劑。4劑。二診：藥後痛減，為防補藥膩滯，

上方加陳皮10g，守方共進20劑，諸症消失，舌脈復常，追

訪2年未復發。

【　按　語　】恥骨聯合軟骨炎，屬中國醫學「交骨痛」範疇。臨床以恥骨

聯合處疼痛，並向兩側大腿內側及會陰部放射為其主要表

現。其病位與肝腎兩經關係較為密切，肝藏血，其經脈循行

於大腿內側，繞陰器，入毛中。腎藏精，主骨生髓，產時耗

氣傷血，損傷腎之氣、精，而致血虛、血瘀、腎虧。產後百

節開張，血脈流散，防護不密，風寒乘虛客之，寒邪傷陽滯

血，而使痛作。因此，本病以血虛，腎虛為本。故治療以補

腎養血為主，佐用活絡法，效果鞏固。

■ 案例4　產後血栓性靜脈炎。楊××，34歲。❸

【證候表現】產後16天，惡寒發熱右腿痛4天。就診前16天足月分娩，產

後嬰兒即死去，心情極度悲傷。於產後10天出現右側腿痛，

❷ 《山東中醫雜誌》，1993，(4)，「辨證治療產後恥骨聯合軟骨炎15例」，李有忠。

❸ 《劉奉五婦科經驗》。

表皮變紅、腫脹、抽筋，活動則症狀加重。繼而發冷發燒，午後熱重，胃納不佳，二便自調，因疼痛而影響睡眠。曾住某醫院診為右下肢深層栓塞性靜脈炎，應用抗生素、肝素、雙香豆素等抗凝劑，並行交感神經封閉，腿痛稍減，體溫未降至正常。舌紅苔灰膩，脈細滑數。檢查：上午體溫37.9℃，面紅赤，痛苦表情，由家人抬來就診，右腿活動受限，皮膚灼熱，明顯腫脹，表皮色紅赤，小腿腓腸肌明顯壓痛，何曼氏徵陽性。查白血球10.6×10^9/L。西醫診斷：右下肢深層栓塞性靜脈炎。中醫辨證：血瘀阻絡，毒熱未清。

【治療方法】清熱解毒，活血化瘀通絡。

【　方　藥　】水蛭6g、虻蟲6g、川軍3g、桃仁6g、銀花藤30g、銀花9g、連翹12g、黃芩9g、天花粉9g、元胡6g、赤芍9g、川貝9g、板藍根12g、萆薢6g、木通3g、生石膏12g、犀黃丸9g（分3次沖服）。服藥1劑後疼痛減輕，已能入睡4～5小時，繼服3劑後體溫降至正常（最高37.1℃），小腿疼痛減輕，僅大腿痛脹未見消。上方去石膏、板藍根、黃芩、川貝，繼續治療1個多月後，右腿疼痛完全消失，已能自由活動，走路快或勞累時仍感有脹痛，全身症狀已除。

【　按　語　】本病劉老抓住鬱熱、瘀血阻絡這一主要矛盾，不泥於「產後多虛」常規擬補之言，而以清熱活血，化瘀通絡為主，大膽應用抵擋湯加味。方中水蛭、虻蟲活血破瘀蝕死血；銀花清解絡脈之熱毒；生石膏、天花粉、黃芩清化肌表及氣分之熱；桃仁、赤芍涼血活血化瘀；大黃走血分清熱破血，祛瘀生新。服此類藥後，或病程日久，熱象已減，瘀血阻滯未解，水濕流溢肢體仍有腫脹者，則須依病情改用養血通脈或活絡祛濕的法則，而不可過久使用苦寒清熱之劑，此在本案例中頗有

體現。

㈢附：**類案二則**

■ **案例1　產後拘攣。陳××，27歲。**❷❹

【證候表現】患者於產後10餘日開始足跟痠痛，至來診時為產後1個月餘，
　　　　　　1週前經水適潮，外感發熱38.3℃，經治熱退。但遺四肢厥冷，
　　　　　　雙足抽動，抽時足趾內收，痛不可耐，手不可近冷水。時發
　　　　　　寒熱，口苦咽乾，噁心不欲食，骨節疼痛，至夜夜驚，多夢
　　　　　　怪異，常驚呼而醒，不敢熄燈入睡。身體各部不可由下向上
　　　　　　搔抓，否則立生嘔噁，必乾噦數聲方止。面色蒼白，聲低無
　　　　　　力，大便乾，舌質中，尖部紅，舌邊苔白，脈弦虛。

【治療方法】疏解少陽，調和營衛。

【　方　藥　】柴胡桂枝湯。

　　　　　　柴胡12g，黃芪、製半夏、黨參、當歸各10g，桂枝、甘草各
　　　　　　6g，生薑4片、大棗3枚、白芍25g，3劑服盡抽搐已止，四肢
　　　　　　溫和，寒熱退，食慾振。然仍夜夢多驚，足麻痛，面時紅，
　　　　　　帶下清稀量多。轉以益氣養血止帶之劑。處方：生地、熟地、
　　　　　　澤瀉、柴胡、黃芩各10g，當歸、川芎、黨參、蒼朮各6g，
　　　　　　白芍30g，茯苓15g，甘草、肉桂各3g，3劑，只服1劑時寒熱
　　　　　　又作，四肢清冷，向上觸摸肢體乾噦如前，然抽搐未見。此
　　　　　　少陽未盡，營衛失調，仍予首方5劑。藥後再診所苦盡除，
　　　　　　接服二診方所餘之藥也未再反覆，身體甚感舒適。後囑以食
　　　　　　養為主，兼服丸劑調理善後，早服烏雞白鳳丸，晚服六味地
　　　　　　黃丸1丸。

❷❹　《新中醫》，1985，(9)，「柴胡桂枝湯治療產後拘攣」，姚樹田。

【按　語】本案例雖複雜，綜其大要，不外「表裏陰陽不和」，因取柴胡桂枝湯以和解表裏，調和營衛為治，方中重用白芍者，乃取芍甘湯酸甘化陰，補肝體而緩肝急；加當歸者，和血補血以榮筋也。故服後表裏和，營衛調，拘攣自解。次診意求平妥，過早投以滋補，有違病機，藥一下咽，立見反覆。三診仍投原方以解餘邪，諸症又平。後予滋補而收全功。

■ 案例2　產後間隙性頸痙攣。胡×，26歲。❷⑤

【證候表現】患者足月順產，失血偏多，當晚突發間隙性頸痙攣。初起4～7次／小時，程度輕微，略有震顫點頭。後雖經多家醫院中西醫治療近2個月，但痙攣發作間隙愈短，程度越趨加重。否認以往有類似病史。初來診時，正值大暑，但身著夾衣，頭圍圍巾，形體消瘦，面色無華，唇甲青紫，四肢清冷。神清，精神疲怠，納差無力。刻下頸痙攣5～6次／分，幾乎不能抬頭，一抬頭則痙攣即發，好雞啄食狀。舌胖紫黯而滑，舌邊齒印如鋸而深，苔薄白，脈沈。

【治療方法】益火消陰。

【方　藥】附子理中湯加味。

生黃芪30g、炒黨參20g、焦白朮20g、熟附塊10g、炒全歸15g、川芎6g、炮薑3g、川桂枝6g、炙甘草6g，每日1劑，分3次服，3劑後再診時，見身穿單衣，頭不圍巾，面色略潤，唇甲青紫消失，頸痙攣數分鐘偶發1次，程度亦減，精神稍振，食慾增進。舌胖略有青紫，舌邊齒印如前，苔薄白，脈細緩。守前方加砂仁2g、陳皮3g，3劑，服法如前，再診時

❷⑤《上海中醫藥雜誌》，1993，(6)，「附子理中湯加味治癒1例產後間隙性頸痙攣」，董伯祥。

面色轉潤，四肢已溫，食慾轉旺，頸痙攣消失，舌淡紅略胖青紫消失，齒印微現，苔薄白，脈細緩。繼服前方減附塊為6g，3劑後，繼服附子理中丸，每次5g，每日3次，連服半個月。1年後隨訪療效鞏固，身體轉健，已可下田耕種。

【按　語】本例係由產後氣血暴衰，陽氣衰微，血脈不暢，筋失濡養而發病。故在雙補氣血之基礎上予以溫陽，則陽氣易振而陰寒易解，血脈易通；在溫陽之基礎上兼補氣血，則氣血易復，故而迅獲療效。所謂產後、盛夏忌桂附，恐傷陰助陽之說，不宜為戒，應用可否不在其時而在其宜，如用之不當，雖嚴冬亦可殺人；用之得宜，縱盛夏亦可建功。

第九節　產後乳病

【提要】產後乳腺進一步發育呈現出旺盛的泌乳功能，如果調攝失宜則易發生缺乳、乳汁自出、乳痛、乳頭破碎等多種病變，屬常見的產後疾病之一。發病原因有氣血虛弱、肝氣鬱滯、乳汁瘀積化熱等。

(一)療法綜粹

1.內治法

(1)氣血虛弱之缺乳：黨參30g、黃芪30g、黃精15g、川芎9g、當歸9g、生熟地各12g、麥冬12g、炮山甲12g、王不留行9g、桔梗12g、豬蹄煮湯代，水煎服，日1劑。苦乳汁自出者加芡實12g、牡蠣30g、金櫻子12g。

(2)肝鬱氣滯之缺乳：柴胡9g、青皮9g、白芷12g、當歸9g、川芎9g、炮山甲12g、漏蘆12g、王不留行9g、白芍15g、通草6g、炒牛蒡9g，水煎服，日1劑。

若化熱乳房紅腫硬塊者，加蒲公英15g、雙花12g、連翹12g、敗醬草

12g，煎煮1次內服藥液，藥渣用布包，等溫熱適宜時敷於乳塊處，有利於疏通乳絡，消腫散結。

若乳汁自出者改方為柴胡9g、條芩9g、丹皮12g、生山梔9g、當歸12g、杭芍15g、白朮12g、蓮子心9g、牛蒡子9g、夏枯草12g、生牡蠣30g，水煎服，日1劑。

⑶乳痛急性紅腫期：雙花15g、蒲公英15g、連翹12g、魚腥草12g、敗醬草12g、紅藤15g、地丁12g、牛蒡子9g、全瓜蔞15g、丹皮12g、赤芍15g、白芷12g、生草6g，水煎服，日1劑。亦可用藥渣外敷，方法同⑵。（均為筆者擬方）

2.外治法

⑴吹鼻：牙皂20g、白芷5g、生南膽1g。共研細末，用時取0.1g吹鼻，左病吹右，右病吹左，雙側則吹雙側，日1次，連用3天，取嚏更佳，用藥15分鐘疼痛減輕，次日腫塊消退。若用藥1次未見顯效，可結合其他療法。適用於急性乳痛。（選自《浙江中醫》，1987，（11）：499）

⑵敷貼：六神丸30粒，凡士林適量，將六神丸研細末，加適量凡士林調勻，敷患處，日換藥1次。適用於急性乳痛。（選自《浙江中醫雜誌》，1989，（10）：454）

⑶藥帶：芒硝500g，分兩份裝入雙層紗布袋中（10×20公分^2），用寬布將兩藥袋平束於雙側乳房，潮濕後可涼乾再用。（筆者擬方）

⑷撲粉：雲南白藥，患處消毒後，將白藥撒入裂口處，覆以無菌紗布，24小時後可換藥，至痊癒。適用於乳頭皸裂。（選自《四川中醫》，1990，（1）：47）

(二)驗 案

■ 案例1 產後體虛缺乳。李××，27歲。

【證候表現】產後22天，乳汁稀少，曾服催乳片及中藥3劑示效。兩乳房
　　　　　柔軟，無憋脹感，面色蒼白無華，氣短懶言，時有心悸，納
　　　　　穀不香，惡露色淡，舌質淡紅，苔薄白，脈細弱無力。

【治療方法】補益氣血，培補化源，並配合以意引藥法。

【 方　藥 】黨參15g，炒白朮10g，炙甘草6g，葛根15g，炙黃芪20g，當
　　　　　歸10g、陳皮10g、熟地15g、甲珠6g、王不留行15g，每日1
　　　　　劑，藥後30分鐘以意引藥之。3劑後，乳房始有脹感，乳量
　　　　　增加，又3劑，嬰兒已可吃飽，產婦心悸氣短諸症明顯減輕，
　　　　　再進3劑則告癒，後方知哺乳1年半人為斷乳。

■ 案例2 產後發怒缺乳。程××，29歲。❷⁶

【證候表現】患者產後18天，因與丈夫生氣後乳汁不行，兩乳及胃脘脹滿
　　　　　疼痛，飲食銳減，情志鬱悶，大便偏乾，舌黯赤有瘀斑，苔
　　　　　薄黃，脈弦略數。

【治療方法】疏肝解鬱，活血通乳，配合以意引之法。

【 方　藥 】柴胡10g、當歸15g、炒白芍10g、炒白朮10g、佛手10g、香
　　　　　櫞10g、木香10g、川芎10g、淡竹葉10g、王不留行20g、甲
　　　　　珠（研細分沖）10g，日1劑。併用木梳梳理兩乳房各20次，
　　　　　每日梳2～3次。3天後乳絡通暢，諸痛悉除，乳汁增多，飲
　　　　　食倍增，自述施用意念之法時兩乳房有蟻行感，上方加郁金
　　　　　10g，去甲珠，服3劑而癒。

---

❷⁶ 《山西中醫》，1992，(1)，「以意引藥治療產後缺乳」，劉維雍。

【按　語】以意引藥是藥物與氣功相結合的一種形式。通過意念可使藥物直達病所，以增強藥效。又由於清心入靜，平調氣息，可以調和氣血，穩定情緒，使疾病向癒。本法之採用，關鍵在於意守兩乳，輕鬆恬靜，氣息調勻，切勿急躁。具體方法是：服藥30分後，取仰臥位，四肢自然伸直，全身放鬆，微閉雙目，呼吸均勻深長，心無雜念，讓意念引藥物達於兩乳房。每日2～3次，每次10～15分，之後輕輕揉按兩乳，還可配合用毛巾熱敷兩乳5～10分，或用木梳順乳腺自上而下輕輕梳理兩乳房15～20次，若為肝鬱氣滯者可做擴胸運動10～15次，注意動作要輕柔。

■ 案例3　乳汁暴湧。趙××，28歲。❷⃝

【證候表現】2個月前順產一女嬰，產後乳汁暴湧不止，汁清稀，納呆食少，少氣懶言，面色無華，乳房柔軟，舌淡，苔薄白，脈細弱。

【治療方法】氣血雙補，固胃攝乳。

【方　藥】黨參15g，白朮、茯苓、當歸、熟地、白芍、白果各10g，黃芪、穀芽各30g，服15劑而癒。

【按　語】本案係產後氣血驟傷，納呆食少，胃氣失於固攝而致乳汁自湧，故治以補氣血之上，重用芡實、白果，補中有固，而效果立見。

■ 案例4　乳懸。王××，36歲。❷⃝

【證候表現】患者7個月前順產一男嬰，產後月餘，自感兩乳房墜脹不適，

❷⃝ 《四川中醫》，1990，(2)，「王乃英治療乳房病舉隅」，王振英。

❷⃝ 同註❷⃝。

漸覺兩乳房下垂2個月餘，乳房細長，垂至臍平。按之柔軟無壓痛，無乳汁溢出，舌紅稍黯，脈弦。

【治療方法】活瘀縮乳。

【　方　藥　】芎歸湯。

當歸24g、川芎12g，水煎頻服，24劑後乳房回縮至正常。

【　按　語　】本案尊古法，以瘀血上攻論治，故擬芎歸湯，可為借鑑。

■ 案例5　乳頭破碎。王××，27歲。**㉙**

【證候表現】患者產後4個月，乳頭破碎疼痛10餘天，哺乳則痛劇，時有微癢，查見：乳頭潮紅，有黃色結痂，基底部有浸漬性裂口，舌紅苔薄微黃。曾用硼酸粉濕敷，生肌香油調敷，疼痛雖減，但反覆發作，裂口加深。

【治療方法】清瀉肝中鬱熱。

【　方　藥　】柴胡6g、當歸10g、丹皮10g、赤白芍各10g、山梔10g、荊芥10g、防風10g、白朮10g、生甘草30g，水煎服，每日1劑。3劑後痛減，裂口基底部告癒，惟乳頭潮紅，繼服3劑而痊癒並未再發。

【　按　語　】本病多見於哺乳期婦女，臨床常用外治法，但療效不穩定，本文介紹之內治法療效頗著，可參考應用。

■ 案例6　斷乳癢疹。吳××，28歲。

【證候表現】患者分娩後一直哺乳已9個月，因外出學習而停止哺乳，當日中午即感乳房膨脹疼痛，發熱惡寒，全身發癢，面部及四肢腫脹，皮膚起紅色丘疹，邊抓邊癢，丘疹越多。曾內服藥及外洗（鮮九裏明加鹽煎水外洗）效果不佳，夜來心煩失眠，

㉙　《陝西中醫函授》，1990，(6)，「丹梔逍遙散加減治療乳頭破碎」，張娟莉。

咽乾口苦，大便乾結，舌邊尖紅苔薄黃，脈弦數。全身丘疹未退，陽側為多。

【治療方法】清熱解鬱，活血通絡。

【　方　藥　】⑴內報方：醋柴胡6g、赤芍10g、丹皮10g、生麥芽30g、山楂20g、忍冬藤20g、紫花地丁10g、皂刺10g、瓜蔞殼10g、生地5g、夏枯草10g、甘草6g，每日1劑，水煎服。

⑵外洗方：鮮冬青葉、鮮火炭母、鮮九裏明各300g，加水煮藥汁，乘熱熏洗，每天2～3次。

經上法治療，乳房脹痛除，丘疹消失，再觀察3日，病未復發。

【　按　語　】本案乃由突然斷乳，乳絡不暢，乳汁壅積以致陽熱不得外泄，風火相煽，波及全身血脈，故發該病，即所謂「熱甚則瘡痛，熱微則瘡癢」之意也。治以開鬱行滯，活血通絡為主，選柴胡疏肝散加生麥芽、山楂、歸尾、皂刺、路路通以疏導，加忍冬藤、凌霄花、丹參、瓜蔞殼以涼開活絡之用。

■ 案例7　產後乳癰。陳××，26歲。❸⓪

【證候表現】患者於1993年3月2日分娩，於產後第4天左側乳房出現硬結，癢痛，乳頭皸裂，體溫39℃，納差，周身不適，畏寒。西醫診為「急性乳腺炎」，靜脈滴注先鋒黴素等藥，雖症狀略減，仍痛苦不堪，求治於中醫。左側因乳頭破裂，吮乳即痛，乳房憋脹，痛劇灼熱，皮色發紅，無波動感，舌質紅，苔薄白，脈弦。

【治療方法】清熱解毒，消腫散結。

【　方　藥　】柴胡9g、蒲公英20g、瓜蔞15g、銀花15g、當歸10g、白芷9

❸⓪ 《中醫婦科理論與臨床》，第83頁，「中藥治療乳癰28例臨床觀察」，楊印田。

g、元胡9g、升麻6g、連翹10g，日1劑。外塗蛋黃於乳頭，日4～5次。第2日熱退身舒，2劑後乳房腫塊明顯縮小，諸症大減，乳汁較前分泌量少，上方加王不留行12g，3劑後諸症消失而癒。

【按　語】急性乳腺炎是產後較常見的急性病症，易發於初產婦，可由嬰兒強力吮乳造成乳頭皸裂，或含乳入睡邪毒感染所致，若產婦情志內鬱，氣盛化火，鬱熱日久，乳絡失暢，乳汁腐敗化瘀成毒以致乳中結塊，發熱疼痛俱作。治當以清熱解毒通絡為主，若延誤治療，則進而化膿潰破使症情加劇。本案雖用抗炎西藥治療，但其病若未消，改用中藥則使熱除，腫消，乳量恢復如常。

第十節　產後排尿異常

【提要】產後以尿閉、尿頻、尿失禁等表現為主症者，稱為產後排尿異常。包括西醫所謂產後尿瀦留、泌尿系統感染、尿失禁以及泌尿道、生殖道瘺。病因有與分娩損傷有關，也有與產後氣虛膀胱開闔失司，或產後邪毒感染等有關。其中以產後尿閉較為多見。

(一)療法綜粹

1.內治法

⑴產後尿閉屬脾虛氣弱者：黃芪18g、車前子15g、雲苓皮15g、大腹皮12g、生薑皮10g、陳皮10g、五加皮12g，水煎300毫升，早晚分2次服。

⑵產後尿失禁中氣虛者：黃絲絹1尺（以自然黃為佳，目前用蠶繭7個代替，煮爛）、丹皮10g、黨參15g、黃芪15g、當歸10g、桑螵蛸10g、牡蠣30g、豬脬1具，水煎內服。（均選自《中醫婦科驗方選》）

(3)產後小便淋痛者：瞿麥12g、石葦15g、萆薢12g、車前草15g、飛滑石30g、生地15g、山梔6g、小薊12g、蒲公英15g、生草梢6g、赤芍15g，水煎1次，濾出藥液內服，二煎加水煎煮藥液約1000～1500毫升，待不燙手時，用軟布蘸藥液做外陰濕熱敷，日1～2次。（筆者擬方）

(4)妊娠高血壓綜合徵產後蛋白尿：

①肝旺陰虛型：症見頭暈目眩，心悸怔忡，夜寐多夢，易驚，面色潮紅，舌紅。脈弦細滑數，血壓增加或不高，尿蛋白（＋＋、～、＋＋）。治則：育陰潛陽。方用杞菊地黃湯加減：熟地30g、丹皮10g、枸杞15g、澤瀉12g、茯苓12g、白芍12g、山萸肉9g、牛膝9g、菊花9g、木通9g、益母草15g、丹參10g、當歸12g、黃芪20g。伴血壓高者，加鉤藤30g、石決明12g；失眠多夢者，加夜交藤30g、炒棗仁30g；大便乾者，加火麻仁9g，水煎服，日1劑。

②脾腎兩虛型：症見產後數個月，面目四肢仍輕度浮腫，面色淡黃或蒼白，胸悶氣短懶言，腰痠乏力，舌質胖嫩，邊有齒痕，苔薄白或薄膩，脈沈細而滑。血壓正常，尿蛋白（＋＋、～、＋＋＋＋），治則：健脾補腎。白朮散合歸脾湯加減：白朮10g、山藥20g、澤瀉12g、茯苓12g、生熟地各30g、枸杞子15g、山萸肉9g、牛膝9g、車前子12g、菟絲子15g、益母草15g、女貞子15g、川芎9g、丹參10g，水煎服，日1劑。伴氣血虛者，加黨參15g、黃芪20g、當歸15g；食慾不佳者，加砂仁12g。

2.外治法

(1)灌腸：枳實12g、川朴12g、生大黃20g，大便乾加芒硝20g，沖入煎好的藥液中，煎取藥液約100～200毫升做保留灌腸，日1～2次，間隔4～6小時，保留10～60分鐘，用1天無效者，用導尿法。適用於產後尿瀦留無膀胱損傷者。（選自《中國中西醫結合雜誌》，1992，(4)：209）

(2)貼臍：肉桂、附子各15g，母丁香10g，黃酒適量。前3味共研細末，以黃酒調勻，製成圓形小餅如銅錢大，稍厚，備用。用時將藥餅烘熱，

貼於臍孔處，外以紗布覆蓋，膠布固定，2天換藥1劑。適用於產後腎虛
尿頻量多或失禁者。（選自《女病外治良方妙法》）

3.針刺法

　　三陰交，用1.5寸毫針進針1寸，強刺激，留針15分鐘即可。主治產
後尿瀦留。（選自《四川中醫》，1986，(11)：37）

(二)驗　案

■ 案例1　產後尿閉。潘××，36歲。❸

【證候表現】患者產後1週，小便不通而脹急疼痛，日夜坐臥不寧，每天
　　　　　　依靠導尿始能緩解，伴頭暈耳鳴，肢體倦怠乏力，腰膝痠軟，
　　　　　　面色蒼白，舌淡苔薄白，脈虛細。

【治療方法】溫腎扶陽以利尿。

【　方　藥　】製附子（先煎）10g、肉桂（後下）6g、熟地15g、白茯苓9
　　　　　　g、澤瀉9g、丹皮6g、山萸肉6g、山藥12g、益母草10g，水
　　　　　　煎服，每日1劑。3劑後再診小便仍未通，精神較好，舌脈如
　　　　　　前，方尚對症，仍守方加北芪20g、大腹皮10g，以增強補氣
　　　　　　行水之力，再進3劑，同時配合針刺中極、水道、三陰交，
　　　　　　先針後灸，於針灸未結束時，已開始有尿意，再3天後再診
　　　　　　小便暢通已2天，小腹宜舒，守方去大腹皮，再3劑以善其後。

■ 案例2　產後尿失禁。陳×，24歲。❸

【證候表現】患者產後4天小便失禁，產時因胎兒窘迫，第二產程延長而

---

❸ 同註❸。
❸ 《上海中醫藥雜誌》，1991，(12)，「產後病驗案四則·一·產後尿不禁自流，
　　大劑縮泉丸收固」，杜順福。

施用產鉗助娩，產後即發尿自流失禁。診見產後蹬坐於床，下放扁尿桶，任尿液流，表情苦楚，面色虛黃而腫，腰痠乏力，惡露甚少，舌淡苔薄白，脈細。

【治療方法】補腎縮尿。

【 方　藥 】山藥30g、烏藥15g、益智仁15g、炒枳殼30g、蠶繭殼7只、炙甘草6g，服1劑後小便淋漓明顯好轉，能臥床休養，3劑後小便恢復正常。

【 按　語 】本案因產程延長，加之手術助產更損腎氣，膀胱失於固約而自溺不止，方用縮泉丸加味枳殼以約膀胱之氣，並尿淋漓已4天，恐熱客之故又加蠶繭殼，以瀉膀胱中相火，因病情急重，故給大劑量湯藥服用，而獲桴鼓之效。與前案尿閉不同，一為癃閉一為失禁，治法各異，一者利一者固，皆獲良好效果，乃為求因治本之故也。

■ **案例3　產後尿頻。曹××，24歲。** ❸

【證候表現】患者為產後半個月，自產後次日下午開始小便10餘次，夜間又尿20餘次，後每天約40餘次，不能靜臥休息，困倦異常，西醫按尿路感染治療無效，而求治於中醫。患者素體虛弱，刻診：精神疲憊，面色無華，語言無力，氣短聲低，自訴產後半個月來，晝夜不寧，頭暈心悸，飲食無味，口稍乾，微渴時飲，小便頻數，量少，無尿痛，舌淡苔薄稍乾，脈微略數。

【治療方法】補氣養血，升提固腎。

【 方　藥 】固腎湯加減。

黨參、覆盆子各12g，黃芪、桑螵蛸、益智仁、當歸各10g，

白芍、茯神、柏子仁各9g，升麻2g，炙甘草5g，豬脬為引，水煎服，日1劑。藥後當夜小便次數即減，2劑大減，又進3劑告癒。

【　按　語　】本案乃因氣虛無制之故，藥用參芪升麻以補氣升提；歸芍炙草以滋養陰血；茯神、柏子仁養心安神，餘藥補腎固脬縮尿，藥僅數劑，證藥組合，而收效甚捷。

■ 案例4　頑固性產後尿潴留。李×，24歲。❸

【證候表現】因分娩時產程過長，產後致小便潴留，小腹脹急。經熱敷、按摩無效，予肌注卡巴可，並以放水聲及溫水沖洗外陰刺激便意，仍未見效，而予保留導尿。經導尿症狀緩解，3天後取出導尿管，小便不能自解。故再次插入導尿管，7天後取出小便依然不通。刻診：面色蒼白，氣短懶言，神疲乏力，頭暈汗出，膀胱充盈，惡露不多，舌淡苔薄白，脈細弱。

【治療方法】益氣升陽，化氣行水。

【　方　藥　】舉元煎加味。

炙黃芪50g、白朮12g、升麻5g、人參10g、肉桂3g、茯苓15g、車前子30g（包煎）、當歸12g、柴胡10g、炙甘草8g，2劑。煎服1劑後，少腹下墜，有收縮感，2劑未盡，已有明顯尿意，解出小便約1000毫升。再服2劑，小便復常。

【　按　語　】產後癃閉，臨床多分兩型，其證屬中氣不足者，治以舉元煎加味，證係膀胱濕熱者，投以滋腎通關丸化裁。本案因產程過長，耗傷氣血，中氣虛餒，致膀胱氣化失司，水道不通。故用舉元煎加當歸益氣養血，尤以重用黃芪補氣；肉桂、茯苓、車前子化氣行水，通利小便；柴胡伍升麻升提陽氣，宗

❸ 《山東中醫雜誌》，1991，(5)，「李光琰婦科疑難雜病治驗」，崔明。

「提壺揭蓋」之旨。諸藥合用，使中氣得補，膀胱氣化復職，開闔有序，則水道自通，小便自利。

第十一節　產後大便異常

【提要】分娩之後臟腑氣血功能尚未復原，腸道傳導亦可出現異常變化，如泄瀉或大便艱澀難解，臨床以後者更為多見，主要因津血匱乏，不能濡潤所致。

㈠療法綜粹

1.內治法

⑴大便艱澀者：當歸12g、川芎9g、生地12g、肉蓯蓉12g、柏子仁12g、黑芝麻15g、郁李仁12g、芒硝3g、杏仁9g、蜂蜜3g、枳殼15g，水煎服，日1劑。

若兼內熱（口乾，胸腹脹滿，舌紅苔薄黃，脈細數）加大黃6g、玄參15g；若氣虛（氣短汗出，便出不乾，脈虛大無力）加黨參30g、黃芪30g、大棗5枚。（筆者擬方）

⑵黑芝麻、胡桃、松子仁各等分，研碎，加白糖或蜂蜜適量調和服用。適用於虛性便秘。（選自《中醫婦科學》，人民衛生出版社）

⑶產後泄瀉者：黨參30g、炒白朮12g、炒山藥12g、炒扁豆12g、炒苡仁30g、炒蒼朮12g、雲茯苓12g、蓮子肉12g、砂仁9g、陳皮6g、生薑2片、木香9g、炒萊菔9g、巴戟天9g，水煎服，日1劑。（筆者擬方）

⑷炮黑楂肉30g、熬枯紅糖60g，二味一半為丸，一半為末，用伏龍肝60g，煎湯澄清，煎末6g，送丸6g，日3次，夜2次，一晝夜服盡。適用於產後泄瀉者。（選自《女科秘訣大全》）

2.外治法

⑴肛塞法：用甘油栓1粒或開塞露20～40毫升，擠入肛內。適用於大便乾澀者。(選自《中醫診療常規》)

⑵按壓法：用雙手各1指，以適當的壓力，按壓迎香穴5～10分鐘，或按摩時手指向四周移動，擴大面積。適用於大便乾澀者。(選自《女病外治良方妙法》)

3.針刺法

耳針取小腸、大腸、胃、肝、脾、腎、交感、神門，每次取3～5穴，急性泄瀉留針5～10分鐘，隔日1次，10次為1療程。(選自《針灸治療學》)

(二)驗　案

■ **案例1　產後泄瀉。張××，26歲。** ㉟

【證候表現】患者產後腹瀉伴全身浮腫50餘天。因產後休息調攝失宜，於產後10餘天，經常腹鳴腹痛，以臍周最明顯，便前痛甚，排便時肛門墜脹，大便溏，日行2～3次，伴心慌氣短乏力，四肢沈重，不思飲食，服消炎藥不效。近1個月來症狀加重，胃脘脹滿，黎明前腹鳴即瀉，瀉後即安，大便溏，有時夾少量粘液，小便清長，腹部怕涼，午後腹脹加重，倦怠乏力，四肢發涼仍俱，周身浮腫，面部及下肢較明顯，口乾不欲飲。檢查：精神萎靡，語聲低微，面色黃白浮腫，手足發涼，下肢凹陷性水腫。血、尿化驗正常，大便有少許白血球，舌胖色淡，苔無而潤滑，脈沈緩無力。西醫診斷：1.慢性腸炎。2.浮腫原因待查。中醫辨證：脾腎兩虛，寒濕泄瀉。

【治療方法】溫補脾腎，通陽散寒。

㉟ 同註㉓。

【方　藥】熟附片12g、炮薑9g、炙甘草6g、黨參9g、焦白朮9g、茯苓9g、肉豆蔻9g、桂枝3g、破故紙9g、五味子9g，服藥3劑後大便日行1～2次，四肢已溫，精神見好，腿沈減輕，仍有腹痛，浮腫如前，午後腫甚，上方去黨參、桂枝，加黃芪15g，3劑後浮腫減輕，步履有力，但因飲食不慎，於前日夜又大便3次，上方加山萸肉9g、砂仁4.5g、蓮肉12g。患者因服中藥效果慢，又住某醫院進一步檢查治療，經服硫酸亞鐵及酵母片後腹鳴腹痛反而加重，腹瀉更甚，大便日行7～8次，瀉前小腹墜痛，裏急後重，故又就診於中醫。辨證如前，方藥同上，服5劑後黎明瀉已止，大便日行1次，浮腫消退，精神轉好，納穀香，飲食正常，面轉紅潤，睡眠好，除心慌氣短外已無其他不適，上方去五味子、山萸肉、砂仁，加生黃芪15g、炒棗仁9g、桂圓肉15g，繼5劑，前後共19劑，治療24天症狀皆除，臨床治癒。

【按　語】本案發於產後，氣血兩虧，脾胃虛弱又加調攝失宜，致後天精氣供養不足，陽氣未復，而陰氣盛極，陰盛則命火益衰，故治以溫補脾腎，通陽散寒為主，隨症加減。獨特之處在於首方中加入桂枝3g，旨在通陽以溫運周身之陽氣，故藥後四肢見溫，腿沈減輕，精神見好，在此基礎上加黃芪、山萸益氣以助陽，育陰斂陽，使陰平陽秘，正氣得復，腫消瀉泄止。雖於治療中因過食或服用他藥，致使病情反覆加重，腹瀉次數增多，但未被標象所惑，而是根據病理實質，辨證立法確當，方藥雖平淡，但層次清楚，謹守病機，終告痊癒。

■ **案例2　產後便秘。韋×，34歲。㊱**

【證候表現】患者產後5天，大便一直未行，從無大便之意，腹無不適之
　　　　　　感，伴頭暈耳鳴，四肢倦怠，口乾舌燥，寐則汗出，醒則汗
　　　　　　出，五心煩熱，舌紅苔少，脈細數。

【治療方法】養血滋陰，壯水制火。

【　方　藥　】兩地湯加味。

　　　　　　生地15g、地骨皮10g、玄參15g、杭芍9g、阿膠珠9g、麥冬9
　　　　　　g、當歸身12g、五味子6g、女貞子10g、柏子仁12g、生首烏
　　　　　　15g，每日清晨煎服1劑，連服3劑，藥後時有便意，但未解，
　　　　　　夜能入寐，無盜汗，守上方減五味子之酸斂，加太子參15g、
　　　　　　核桃肉15g、火麻仁9g，以增益氣潤通之力。服1劑後大便得
　　　　　　通，後連續觀察3天大便均自調，囑以飲食果菜調養善後。

【　按　語　】產後便秘是中醫產後病之一，多因亡血傷津所致，治療當以
　　　　　　益氣養血，滋陰潤腸為主，即以「潤、通」二字為著眼點。
　　　　　　常用方藥以四物、增液兩方進行加減化裁多可獲效。本案有
　　　　　　明顯陰虛津虧之候，故方藥先後有序，終使煩熱盜汗口乾舌
　　　　　　紅少苔脈細數諸症得解，數日腑實得通，頗具效驗。

第十二節　產後蕁麻疹

　　【提要】蕁麻疹可發生於人任何時期，是常見病。婦女產後氣虛衛
外不固，血虛陽氣外浮，營衛失和，稍有觸犯更加使陰陽氣血逆亂，犯
於肌膚則成皮疹搔癢。

㊱ 同註⓭。

(一)療法綜粹

1.內治法

(1)雙花12g、蒲公英9g、防風9g、荊芥9g、蟬蛻6g、竹葉9g、蘆根12g、生地12g、當歸9g、薄荷6g，水煎服，日1劑。適用於風熱侵襲所致者。（筆者擬方）

(2)川芎6g、當歸12g、茺蔚子12g、凌霄花12g、防風6g、荊芥9g、甘草6g、連翹12g，水煎服，日1劑。忌食辛辣，避風寒。（選自《中醫婦科驗方選》）

2.針刺法

(1)取穴肩髃、陽溪、大椎、魚際、三陰交，瀉法。也可用皮膚針叩刺。（均選自《針灸治療學》）

(2)耳針：神門、肺、枕、內分泌、腎上腺，中強刺激，留針20分鐘，每天1次。

(二)驗　案

■ **案例　陳××，27歲。❸**

【證候表現】患者產後28天，1週來接觸身體任何部位，立刻奇癢難忍，出現大片丘疹，高出皮膚色紅，約15分鐘後可自行消退，此落彼起，部位不定，入夜尤甚，伴有低熱，午後體溫37.6℃，惡露未淨，量少色黯紅有塊，小腹隱痛，胃納二便尚調。查體：皮膚劃痕徵陽性，舌紅苔薄，脈濡數。診斷：產後蕁麻疹。辨證：血分熱毒，風濕相傳，邪鬱肌表。

【治療方法】涼血祛風，化濕退疹。

---

❸ 《四川中醫》，1989，(5)，「產後蕁麻疹治驗」，毛志耀。

【方　藥】消風散加減。

生地25g，赤芍、丹皮、當歸、知母、蒼朮、荊芥、防風、牛蒡子各10g，苦參15g，蟬蛻15g，生石膏（先煎）30g，木通5g，連翹12g，甘草6g。服3劑後，蕁麻疹減退，已無大片丘疹出現，僅抓劃皮膚出現條狀丘疹，局部癢感，熱退，惡露淨，再進原方3劑病癒。

【按　語】本案患者於分娩時施剖宮產術並且輸血400毫升，又因產後飲食厚味，致使風濕熱諸邪內結而不得透達外泄，鬱於肌膚腠理而發該症，法擬清熱涼血，疏風化濕之劑而效，消風散方（《醫宗金鑑》：荊芥、防風、當歸、生地、苦參、蒼朮、蟬蛻、胡麻仁、牛蒡子、知母、石膏各6g，木通、甘草各3g）專治風毒之邪襲入人體，與濕熱相搏，內不得疏泄，外不得透達，鬱於肌腠之間而發，表現為皮膚搔癢或水液流溢，因癢自風來，故治先疏風，選荊防、牛蒡、蟬蛻以開發腠理。配當歸、生地以和營涼血清熱之，全方共奏風清熱，除濕消腫之功。

第五章　雜病類

第一節　面部色斑

【提要】本病是指顏面部色素加深性皮膚病，可呈黃褐色或暗褐色，形狀不規則，境界清楚或模糊不清，鄰近者可融合相連，尤以面頰、額、鼻、唇、顏等處多見。一般無明顯自覺症狀，相當一部分患者伴有月經失調，尤以月經稀少、閉經者為多見。不孕症、癥瘕患者的顏面也極容易出現黃褐斑，其次也可見於體弱肝腎不足之人。面斑常呈黑褐色，中醫稱「黧黑斑」，因肝腎陰虧，血虛不榮為本，故治分虛實，有活血逐瘀，有補益肝腎之別。此外還可適當配合外治法以增強療效。

(一)療法綜粹

1.內治法

(1)肝腎虧虛者：菟絲子15g、女貞子12g、旱蓮草9g、首烏15g、生熟地各15g、白芍9g、當歸9g、阿膠9g、枸杞子9g、黨參15g、黃芪15g、雞血藤30g、補骨脂9g，水煎服，日1劑。(選自《中醫婦科臨床手冊》)

(2)陰虛相火偏旺者：仙茅12g、當歸9g、知母9g、黃柏9g、生熟地各12g、白芍9g、川芎9g、丹參9g，水煎服，日1劑。(選自《中醫雜誌》，1991，(9))

(3)肝鬱化熱者：當歸、川芎、甘草各6g，白芍、白朮、澤瀉、丹皮、桃仁、桂枝各10g，苡仁12g，水煎服，日1劑。(選自《四川中醫》，1991，(1))

2.外治法

⑴柿葉原粉加凡士林調成膏劑備用。洗淨面部，用此藥塗之。

⑵甘松15g、山奈根15g、茅香15g、白芷30g、白芨30g、白蘞30g、白殭蠶30g、白附子30g、天花粉30g、綠豆粉30g、防風6g、零陵香9g、肥皂9g，共研細末備用。早晚蘸藥末洗面並摩擦面部。（選自《外科證治全書》）

⑶紫草50g，茜草、白芷、赤芍、蘇木、南紅花、厚朴、絲瓜絡、木通各25g，將上藥加水2000～2500毫升，煮沸15～20分，濕敷患處。（選自《趙炳南臨床經驗集》）

㈡驗　案

■ **案例1　面部黑斑。張××，30歲。❶**

【證候表現】患者面部兩顴起黑斑已3年，開始以兩顴部最明顯，逐漸向四周蔓延，有似妊娠斑（實際未孕），曾經治療未效。舌苔薄白，脈弦滑。西醫診斷：面部黃褐斑。中醫辨證：氣血瘀滯。

【治療方法】理氣活血消斑。

【　方　藥　】柴胡6g、當歸9g、赤芍9g、白芍9g、生地15g、木香6g、枳殼9g、丹參9g、川芎6g、益母草15g、澤蘭9g、牛膝15g、炙甘草6g，服10餘劑，面部色黑斑逐漸消退，再予下方：當歸9g、赤白芍各9g、生地9g、丹參12g、益母草15g、卷柏9g、瞿麥9g、木通3g、澤瀉9g，服10餘劑，面部黑斑已基本消退。3年後隨訪知黑斑消失後未再復發。

---

❶ 《劉奉五婦科經驗》。

■ **案例2 面部黑斑併月經後期。張××，26歲。❷**

【證候表現】患者面部起黑斑，月經錯後2年。2年前開始月經週期後錯20
多天，同時面部起黑斑，以兩顴部最為明顯，形似蝴蝶，黑
色逐漸加重，經血量少，色黑，經行2天，平時心煩急躁，
口臭，經常齒齦出血。每於經前1～2天口腔生潰瘍，經期小
腹脹痛，近2個月以來面部黑斑已蔓延至鼻部、口唇周圍。
刻診：正值經期，舌苔薄白，脈沈緩。西醫診斷：面部黃褐
斑，月經失調。中醫辨證：氣滯血瘀，衝任失調。

【治療方法】理氣活血，調理衝任。

【 方　藥 】當歸9g、川芎3g、白芍9g、益母草15g、枳殼6g、木香4.5g、
柴胡4.5g、丹皮6g、瞿麥9g、萹蓄9g、車前子9g、黃芩9g。
服5劑，再診時述月經已如期來潮，惟經量仍少，色黑，行
經2天，伴口乾思飲，舌苔薄黃，脈沈緩。上方再進3劑，口
腔潰瘍癒合，齒齦出血已止，口臭消失，面部黑斑明顯消退，
仍以上方加瓜蔞12g、石斛12g，繼予觀察治療。

【 按　語 】面部黃褐斑，病雖小，但給患者帶來的心理壓力十分嚴重，
按中醫理論認為「人面陽明之屬也」，又「衝任隸於陽明」，
故黃褐斑一病與月經妊孕等有密切關係，每當衝任氣血失
調，瘀滯內阻之時則易見面色失華，褐斑易起，月事失期。
上舉兩案劉老醫生善用理氣活血，調理衝任，清解鬱熱之法，
以得生丹（坤草、白芍、當歸、羌活、木香、柴胡）加減，
方中丹參、益母草、澤蘭、牛膝養血活血；柴胡、木香、枳
殼理氣和胃，疏散陽明鬱熱，若兼見蘊濕則加瞿麥、澤瀉、
木通等利濕之味。上兩案即屬此類型。卷柏一藥能清熱涼血，

❷ 同註❶。

化瘀破癥瘕，為涼血活血之藥物，其功效不似大黃速猛，但
力緩而持久，故用於體虛氣滯血瘀，兼有血瘀者最為相宜。

第二節　面部粉刺

【提要】粉刺又名酒刺，西醫稱痤瘡，是青春期男女常見的皮膚病，
多發生於顏面，鼻翼最密集，可擠出白色碎米樣粉汁，故又名粉刺。此
外面部及全身皮膚多油脂，由於心、肺、胃蘊熱，上蒸於面，血行鬱滯，
阻塞毛竅而成。常伴發月經失調，內分泌檢查可見雄激素水平偏高，故
治療常結合調經之法。

(一)療法綜粹

1.內治法

⑴清瀉心肝實火：黃芩9g、黃連6g、當歸9g、川芎6g、赤芍15g、生
地12g、山梔子9g、凌霄花12g、鮮荷葉9g、鮮白茅根15g、車前草6g，水
煎服，日1劑。經期停服。適用於體質壯實，痤瘡腫痛色赤者。

⑵滋陰涼血：生地12g、山萸肉9g、山藥12g、雲茯苓12g、丹皮12g、
澤瀉9g、白茅根12g、當歸9g、赤芍15g、蘆根12g，水煎服，日1劑。適
用於腎陰虧虛內火鬱結所致的痤瘡色暗無明顯腫痛者。

⑶和血祛風：當歸12g、生地15g、赤芍15g、川芎6g、白蘚皮30g、
防風12g、白蒺藜12g、蟬蛻6g、胡麻仁12g、丹皮12g、丹參30g、地榆15
g，水煎服，日1劑。適用於痤瘡紅腫癢痛明顯者。(選自《婦科奇難病論
治》)

2.外治法

⑴雙花12g、野菊15g、膽草9g、凌霄花12g、玄參15g、丹皮12g、白
蘚皮15g、當歸12g、白茅根12g、黃芩9g、皂刺9g，水煎熏洗，或用軟毛

巾蘸藥液行濕熱敷，日1劑，洗2～3次，有利於清解活絡消瘡。

　　(2)仙靈脾12g、蛇床子15g、當歸12g、丹參15g、石榴皮15g、防風12g、五味子9g、月季花12g、烏梅15g、皂刺9g，水煎洗並濕熱敷，日1劑，洗用2～3次。適用於內分泌檢驗雄激素水平偏高者。（均為筆者驗方）

　　3.針刺法

　　取大椎、曲池、合谷、三陰交、血海，用強刺激瀉法以清血熱。適用於血熱內盛痤瘡紅腫痛癢明顯者。（選自《婦科奇難病論治》）

(二)驗　案

■ **案例　楊╳，18歲。❸**

【證候表現】自16歲起，顏面開始發生痤瘡，丘疹或疏或密，呈圓錐形，色澤淡紅，或紅腫或黑頭，以手擠壓有乳白色汁液溢出，經行超前，量多，色紅，夾紫塊，經前胸脅乳房小腹脹痛，心煩易躁，口苦咽乾，夜難入寐，舌邊尖紅苔薄黃，脈弦細數。

【治療方法】清瀉肝熱，涼血解毒。

【　方　藥　】龍膽瀉肝湯加減。

　　　　　　　龍膽草9g、黃芩6g、栀子6g、澤瀉6g、通草3g、車前草9g、當歸身3g、生地6g、柴胡3g、野菊花9g、凌霄花9g、生甘草3g。3劑後顏面痤瘡大減，繼遵上法，方用：雞血藤20g、生地15g、野菊花10g、凌霄花9g、赤芍9g、川紅花2g、荊芥2g、生甘草6g，連進6劑。面部痤瘡消退，經行如期，再以當歸芍藥散加味鞏固，方用：當歸9g、白芍9g、川芎6g、茯苓9g、澤瀉9g、白朮9g、生地15g、紅花1g、甘草6g，3劑，隨訪半年未再復發。

---

❸　《婦科奇難病論治》，班秀文。

【按　語】中醫認為本病多屬火熱之患，與心、肺、胃蘊熱有關，而以心火過旺為主，故治之以清瀉鬱火為主，佐以疏風之品。本案除痤瘡纏綿外，又有經水先期，均屬鬱火上熏，胞宮血熱之證，治之得法，故僅進湯方6劑而瘥。

第三節　乳房疾病

【提要】乳房又稱乳腺，女子乳腺在一生中總處於變化之中，是性活動中的一個重要組成部分。當臟腑、氣血、經絡發生異常時，也可出現乳房病變。臨床所見無論是常見的乳房腫塊，還是少見的乳頭溢液、溢乳、乳衄，不可否認其中大多數是一般的增生病和炎症，但也有極少數卻是某些嚴重病候的外在表現（如乳腺癌、垂體腺瘤等）。因為它的變化一方面反映了整體健康狀況，另一方面又可說明婦女性腺功能的優劣，為此古今中外醫家都極為重視對婦女乳房的醫療保健。但由於長期封建思想的影響，廣大患者羞於就醫，故就診者遠不能說明發病率的高低。

(一)療法綜粹

1.內治法

(1)溫陽散寒通瘀：肉桂6g、麻黃9g、鹿角膠12g、炮薑6g、荔枝核9g、熟地12g、川芎9g、炒白芥6g，水煎服，日1劑。忌生冷油膩。

(2)疏肝清熱化痰散結：醋柴胡10g、蔞殼15g、枳殼10g、浙貝10g、橘核12g、黃藥子10g、元胡12g、郁金12g、鱉甲10g、昆布15g、海藻15g、青皮10g，水煎服，日1劑。脾胃虛弱，肝腎損害者慎用。

(3)疏肝散結軟堅化瘀：醋柴胡10g、炙山甲10g、蓬莪朮12g、赤芍12g、山慈菇15g、全瓜蔞15g、黃藥子9g、大蜈蚣2條、青皮9g，水泛為丸，每日1次，每次6g，飯後開水送服，經期停服，以上均可選用於乳中結核

病，如乳腺增生、乳腺纖維瘤。（選自《中醫婦科驗方選》）

(4)滋腎清肝化瘀回乳：生地15g、山萸9g、丹皮12g、旱蓮草24g、天冬9g、柴胡9g、條芩9g、連翹12g、夏枯草12g、石草決明各15g、炒麥芽30g、芡實12g、金櫻子12g、丹參30g、桃仁12g，水煎服，日1劑。適於溢乳病，可用於配合治療閉經溢乳綜合徵。（筆者驗方）

(5)清熱解毒，化瘀止血：雙花12g、蒲公英15g、連翹12g、紅藤12g、丹皮12g、赤芍15g、白薇12g、白茅根12g、川牛膝30g、地丁12g、茜草15g、仙鶴草12g、生甘草6g，水煎服，日1劑。適用於炎性乳頭溢液或乳衄。（筆者驗方）

(6)清心涼肝：白茅根45g，藕節15g，丹皮、黃芩、車前子、雲茯苓各10g，大黃炭3g，黃連5g，萹蓄12g，水煎服，日1劑。適用於乳衄。（選自《四川中醫》，1990，（2））

2.外治法

(1)山慈菇、蚤休各15g，蟾酥5g，陳米醋適量。前三味共為細末，加米醋適量調成膏備用。用時取藥適量，分別敷貼於臍孔和乳核部位，再以膠布貼緊固定之。每天1次，10天為1療程，忌食生雞、鯉魚、豬頭肉、狗肉、米碎病豬肉等發物。適用於乳核初起。

(2)公丁香3g、上肉桂3g、生軍10g、山奈5g，共為細末，加入凡士林軟膏調勻，取適量外敷於患處。一般2～4日即見塊消。適用於乳癖（即乳中結核之乳腺增生病），已潰者勿用。

(3)香附末30g、麝香末0.9g、蒲公英90g，上藥用醋煎，調塗患處。適用乳癖。

(4)耳壓法：主穴：肝、胃、乳腺；配穴：內分泌、卵巢。選定穴位後用王不留籽或用逍遙丸水丸貼壓，揉按，3～5天換藥1次，5次為1療程。每日自我按壓4～5次，以局部脹痛、灼熱感為佳。適用於肝鬱氣滯型乳癖。（均選自《女病外治良方妙法》）

(二)驗　案

■ 案例1　乳房腫塊。胡××，22歲。❹

【證候表現】患者診前1年開始月經紊亂，經行先後不定，血量或多或少，色暗淡夾塊，經前乳房（左側為劇）脹痛併小腹亦脹痛，近1年來又添經前心煩易怒，夜寐不安，小腹、乳房脹痛劇烈，曾服西藥（藥名不詳），效果不滿意。西醫診斷：左側乳房小葉增生。舌尖有瘀點，苔薄白，脈弦細。

【治療方法】疏肝解鬱，行氣化瘀。

【　方　藥　】北柴胡6g、白芍10g、枳殼10g、香附9g、川芎10g、當歸12g、丹參5g、白蒺藜10g、益母草15g、合歡花10g、甘草10g。10劑後月經來潮，色量較上次為好，但仍有小血塊，經前乳腹脹痛減輕，舌苔如初，脈細。守方再服6劑後，精神好，但自己捫觸乳中硬塊未小，上方加夏枯草15g、貓抓草10g、雞血藤20g、凌霄花10g，以增軟堅化瘀之功。6劑後，經行如期，色量一般，乳腹脹痛大減，乳塊已縮小，繼進本方6劑後，以山楂20g、炒麥芽30g、赤砂糖40g，清水煎服作善後，半年後追訪乳塊消失，經前諸症悉除，經行規律。

■ 案例2　室女乳泣。李×，22歲。❺

【證候表現】患者未婚，2個月前發現雙側乳頭內有乳汁溢出，沾濕衣襟，精神抑鬱，脅脹脘悶。曾服補中益氣之方未見好轉。查乳房無腫塊，按之無壓痛，舌淡紅苔薄白，脈沈細。

❹ 同註❸。

❺ 《四川中醫》，1990，(2)，「王乃英治療乳房病舉隅」，王振英。

【治療方法】疏肝解鬱，健脾和中。

【方　藥】茯苓、柴胡、白果、郁金各10g，白朮、山藥、黨參各15g，芥穗、砂仁各6g，芡實24g，共服12劑而癒。

【按　語】本病病在肝經，氣機失暢，故見室女乳泣，治以舒肝獲效，頗具代表性。

■ 案例3　乳衄。

　　⑴張×，32歲。**❻**

【證候表現】患者於8年前擠奶時無意中發現右側乳頭有少許血性液體流出。並感脹滿，以後時有時無，並未介意。後因家務瑣事，情志不遂，兩乳房漸感增大，胸脘悶滿，兩乳頭有血性液體流出，量較多，襯衫上染有血跡，某醫院診為「乳腺管內乳頭狀瘤」，作血液塗片檢查，未找到癌細胞，因顧慮手術，求治於中醫。查乳房脹大，膚色不變，無紅腫結節及搔癢發熱，舌紅苔薄黃，脈弦細。

【治療方法】疏肝解鬱，清熱涼血。

【方　藥】柴胡15g、白芍15g、枳實10g、丹皮10g、青皮10g、香附10g、夏枯草15g、側柏炭10g、藕節炭10g、生甘草6g。煎服10劑後衄止，脹減，又服10劑諸症消失，隨訪2年，未見復發。

【按　語】乳頭屬足厥陰肝經，乳房屬足陽明胃經。乳衄多由憂思過度，肝脾受傷所致。肝為剛臟，肝氣和平，則血脈流暢，血海寧靜，周身之血亦隨之而安，一有拂鬱，則肝氣不舒，鬱而生火，火擾於中，肝臟受傷，藏血無權，血熱妄行，旁走橫溢，遂成乳衄。病由情懷不暢，肝氣鬱結而起，所以治療方法自當疏肝解鬱為主法，選用仲景四逆散加青皮、香附、夏枯草

❻《山東中醫雜誌》，1994，(5)，「四逆散加味治療乳衄12例」，姜龍盛。

疏肝解鬱，丹皮、側柏炭、藕節涼血止血，甘草調和諸藥，合而成為疏肝解鬱，瀉熱涼血之良劑。現代醫學認為，乳頭內有血性液體流出多為「乳腺管內或囊內乳頭狀瘤」，由於瘤體很小，觸診不易摸到，且有很多壁薄的血管，故易出血。另一種為「乳房囊性增生病」，患者兩乳房內可觸及大小不等多個質韌的結節，時感脹痛，有少量黃色或血性液體流出。故認為屬「囊內乳頭狀瘤」者，中藥多能治癒，預後良好，而屬「乳房囊性增生者」治療比較棘手，病情纏綿，易反覆發作。

(2)暴怒乳衄。農×，42歲。❼

【證候表現】患者平素性情急躁，心煩易怒，夜難入寐，寐則多夢，經行超前，量多色紅。診前2週因與人爭吵，繼而頭暈頭痛，時感烘熱，口苦咽乾，兩側乳房脹痛，2日前突然發現乳頭溢出少許血液，色紅，手壓乳房則疼痛加劇，血液溢出較多，舌紅苔黃，脈弦數。

【治療方法】平肝瀉火，養血扶脾法。

【 方　藥 】(1)內服方：丹皮10g、山梔子9g、當歸身9g、杭白芍15g、北柴胡6g、生地黃15g、蓮藕節20g、女貞子10g、夏枯草15g、素馨花6g、生甘草5g，水煎服，每日1劑。

(2)外用方：鮮旱蓮草、鮮冬青葉各適量，煎水熏洗乳頭，洗後取適量搗爛外敷乳頭部，日行洗敷2次。

上法3天後乳房已不痛，溢血亦止，心情舒宜，再3劑內外兼用，療效鞏固。

【 按　語 】乳衄不屬常見病，可因乳腺炎症、癌症等病變造成，也可因肝火上攻，熱迫乳絡所導致，本案即屬後者之類。治療首在

❼ 同註❸。

平肝火疏肝鬱，熱清火平則血止。妙在內服與外治相協同，取效甚捷。

　　⑶乳腺導管擴張及乳腺增生致乳衄。于×，43歲。❽

【證候表現】患者右側乳頭溢血1年半，時作時止，血色黯紅或淡紅，量少。患者於發病開始偶然發現右乳頭溢血，每次2～4滴，黯紅色，多在夜間自然溢出，能自止，約1～4天發作1次，用手擠壓也有少量溢血。經期脹痛，乳房脹痛，雙側乳房未捫及腫塊，自服丹梔逍遙散，未見顯效。後至醫院檢查，診為：右側乳腺導管擴張症，雙側乳腺增生。建議中藥治療，遂以上方加減治療1年未癒而求診。刻診：患者形體消瘦，面色晦黃帶青，目眶黯黑，右側乳頭溢血量少，色淡，無腫塊及壓痛，舌淡略黯，脈弦細。詢其月經$13\frac{3\sim7天}{2\sim3個月}$，血量中等，色黯紅夾血塊。結婚17年，夫婦同居，孕5產0，均自然流產。中醫診斷：乳衄，月經後期，不育。

【治療方法】疏肝健脾，養血固澀。

【　方　藥　】白芍15g，柴胡、甘草各6g，川芎、五味子、白芷各10g，首烏、淮山藥、金櫻子、桑寄生各30g，海螵蛸、懷牛膝各20g，水煎服，日1劑。二診：藥後已無乳衄，連服15劑，停藥，月經週期縮短為40天來潮。上方去五味子、淮山藥加丹參15g，田七末3g，雞血藤、生龍骨各30g。三診：服上方15劑，乳衄自初診服藥後便停止，但時有右側頭痛及背部痠痛。按上方去桑寄生、金櫻子、龍骨、田七末加熟地15g、白芷6g，繼續調理。其後月經週期轉正常，偶因勞累可見乳頭少許淡黃色溢液。

---

❽《新中醫》，1985，(2)，「乳衄」，羅元愷。

■ 案例4　女性真性性早熟。3歲10個月。❾

【證候表現】患者於1979年6月因上感高熱抽搐1次，康復無異常。2個月
　　　　　　後（8月初）家長發現患兒乳房隆起，白帶漸多，急躁愛哭。
　　　　　　查體：五官端正，無異常毛髮分佈，身高104公分，雙乳房
　　　　　　發育，乳核2.5公分，無紅腫，小陰唇有色素沈著，白帶清稀，
　　　　　　陰道為幼兒型，子宮不大，陰道細胞雌激素水平為2/70/28，
　　　　　　蝶鞍部正常，骨年齡4～6歲。西醫婦產科診為：真性性早熟。
　　　　　　後於8月29日就診。苔黃，脈弦細數。

【治療方法】清熱解毒，涼血瀉肝佐以散結。

【　方　藥　】銀花、連翹、丹皮、赤芍、藕節各6g，生地、玄參、竹葉、
　　　　　　蘆根各9g，川連、薄荷各1.5g，黃芩、甘草各5g，3劑，服6
　　　　　　天。二診：乳核縮至2公分，苔微黃，脈寸數。前方去薄荷、
　　　　　　藕節加豆根、浙貝各6g，檢查雌激素水平為4/83/13。三診：
　　　　　　乳核縮小為1公分，帶多致陰部水腫糜爛，再予清熱涼血，
　　　　　　佐以燥濕清帶法。藥用青蒿、骨皮、丹皮、土茯苓、川柏、
　　　　　　白蘚皮各6g，生地、敗醬草各9g，赤小豆12g，甘草5g，薄
　　　　　　荷1.5g，4劑，服8天。四診：陰癢帶溏，苔微黃，脈微數。
　　　　　　上方去玄參、敗醬草、土茯苓、薄荷、赤小豆，加銀花、連
　　　　　　翹、扁豆、馬尾連、芡實各9g，3劑，服6天。五診：帶少仍
　　　　　　陰癢。處方：銀花、連翹、蒲公英、地丁、丹皮、赤芍、白
　　　　　　蘚皮、土茯苓、黨參、生甘草各6g，敗醬草、草河車、地膚
　　　　　　子、生地各9g，赤小豆12g，薄荷1.5g，6劑，服12天。乳房
　　　　　　平復，乳核僅黃豆粒大小，帶溏陰癢消失，給導赤丹成藥善
　　　　　　後，於11月19日檢查雌激素水平54/46/0恢復正常。症狀、體

❾　《中醫雜誌》，1985，（10），「中醫治療女性真性性早熟1例」，王書珍等。

徵消失，隨訪5年未復發。

【按　語】性早熟為一種生長發育異常的疾病。臨床表現患兒青春期提前，西醫常用孕激素治療，但用藥時間長，停藥易復發，相當數量幼女乳房不能完全恢復平坦，且藥物對肝臟尚有一定的損害。本案若失治便會有月經來潮，給清熱解毒，瀉肝涼血，散結清熱法治療，袪其壅鬱之熱毒，及時阻斷性腺軸的異常活躍；僅治療2個月餘即獲良效，足以借鑑。

第四節　房中病

【提要】係指與房事有關的疾病，成年婦女婚後適度的性生活是生理所需、情感所致。若交合失宜或婦女體弱，肝腎虧虛，或有鬱熱濕毒，或有癥積惡候，就可發生各種病變，如出血、澀痛、昏厥、驚汗等。因屬房中事，故多難於就醫，或避說真情，日久則造成沈重的精神負擔，畏懼房事，並能衍生他病，也增加了治療的難度。下舉幾種常見病案簡介中醫治療大法。

一、交合出血

【提要】係指房事中女方陰道出血的現象，除恰遇月經來潮，孕中行房損傷胎元而致陰道流血外，多與生殖系統炎症（陰道炎、宮頸炎、子宮內膜炎等）有關，尤其以宮頸炎症（常為宮頸糜爛、宮頸息肉）多見，少數情況為宮頸癌所致。臨床須注意查體明確病因，結合中醫辨證原則進行恰當的施治。

㈠療法綜粹

1.內治法

⑴生地12g、地骨皮12g、丹皮12g、青蒿9g、地榆15g、黃柏6g、旱蓮草24g、女貞子9g、白茅根12g、炒蒲黃（分沖）15g、甘草6g。每日1劑，水煎服。適用於單純陰虛血熱者。（筆者擬方）

⑵桂伏散：桂心60g、伏龍肝60g，共研細末，酒下6g。適用於肝氣橫逆，脾血妄動者。

⑶加味歸脾湯：白朮30g、茯神30g、黃芪30g、龍眼肉30g、炒棗仁30g、人參（黨參）15g、木香15g、遠志15g、當歸15g、炙甘草8g、伏龍肝30g，水煎日1劑。適用於心脾兩虛，衝任損傷者。

⑷雞血藤湯：雞血藤20g、旱蓮草20g、女貞子15g、首烏15g、藕節15g、太子參15g、益母草15g、茜草根10g、甘草5g。每日1劑，水煎服。適用於陰血虧虛，衝任損傷者。

⑸理氣通結湯：醋製柴胡3g、製香附10g、西當歸10g、杭白芍10g、潞黨參10g、生白朮10g、白茯苓10g、荊芥炭6g、陳皮6g、黃柏6g、熟地黃12g、山萸肉10g、澤蘭6g，水煎服，日1劑。適用於肝氣鬱結，衝任失調，胞絡受損者。（均選自《男女病奇效良方》）

2.外治法

雲南白藥撒於出血部位。適用有破損部位可查者。待血止後再針對病因治療。偶遇陰道裂傷出血者，經檢查發現具體出血部位，應在無菌操作下進行縫合處理。（筆者經驗）

(二)驗　案

■ 案例　潘某，39歲。❿

【證候表現】患者自述於3年前行輸卵管結紮術後，每行房事則陰道流血，
　　　　　　量或多或少，色紅，有時夾塊，伴腰脊脹痛、頭暈、倦怠。
　　　　　　經醫院檢查診為：宮頸炎。曾用中西藥治療不效。舌紅苔薄
　　　　　　白，脈弦細。

【治療方法】滋腎之陰，佐以化瘀。

【方　　藥】雞血藤20g、旱蓮草20g、女貞子15g、首烏15g、藕節15g、
　　　　　　太子參15g、益母草15g、茜草根10g，15劑後療效初顯，但
　　　　　　每個月仍有1～2次交合出血，再加桑寄生15g、狗脊9g、澤
　　　　　　蘭9g，連服半個月，忌房事1個月。觀察3年未再復發。

【按　　語】交合出血原因甚多，宮頸炎是其中之一，尚有非禮交合（強
　　　　　　姦、經期交合）、初交（新婚）破裂由處女膜損傷或陰道損
　　　　　　傷、內生殖器腫瘤等。治療當以求因施治為要。除此還有因
　　　　　　體質陰虛火旺，腎氣虛弱所致者，當以滋陰涵陽，補腎扶陽
　　　　　　治之為妥。

二、交合澀痛

　　【提要】係指行房中婦女陰部乾澀疼痛的不適感。多見於久病體弱，
腎氣虧虛，真陰格陽者。婦科檢查可發現外陰萎枯、變白，陰道狹窄，
分泌物明顯減少，陰道細胞學塗片檢查示雌激素水平低落，以卵巢功能
早衰、絕經後老年婦女容易發生。

---

❿ 同註❸。

㈠療法綜粹

1.內治法

⑴益腎養血填精為主：仙靈脾12g、巴戟天9g、菟絲子12g、肉蓯蓉9g、川續斷15g、龜板膠（烊化）12g、天冬12g、石斛12g、柏子仁12g、當歸9g、生地15g、郁金12g，水煎服，日1劑。（筆者擬方）

⑵川楝子散加味：川楝子9g、小茴香3g、桂枝6g、川芎4.5g、當歸9g、細辛2.4g、烏藥9g、枳殼3g、煨木香4.5g、吳茱萸2.4g、陳皮9g，水煎服，日1劑。適用於衝任虛衰，血虛氣滯之交合澀痛者。

⑶桂枝加龍骨牡蠣湯：桂枝15g、白芍18g、龍骨18g、牡蠣18g、炙甘草6g、生薑3片、大棗3枚，水煎服，日1劑。適用於陰陽不調，致腎水不濟之交合澀痛者。

⑷加減大補元煎：生地20g、黃芪20g、熟地20g、女貞子15g、旱蓮草15g、太子參15g、山萸肉10g、山藥10g、當歸10g、茯苓10g、杜仲10g、肉桂10g、炙甘草6g，水煎服，日1劑。適用於肝腎虧虛，陰損及陽，陰器失養而致交合澀痛者。

⑸沙參天冬豬膚羹：沙參30g、天冬50g、百合20g、烏梅20個、豬皮（去內脂層）1000g、薑5片、料酒50g。上七味共入砂鍋，文火燉3個小時。待豬膚爛後入鹽少許（以微有鹽味為度），冷卻後結豬皮羹。3日食完，隔3日再製作，連製作4～5次。適用於脾血虧之交合澀痛者。（均選自《男女病奇效良方》）

2.外治法

⑴仙靈脾12g、菟絲子15g、當歸12g、桃仁12g、紅花9g、石葦15g、冰片1.5g（後入）。水煎熏洗外陰。（筆者擬方）

⑵蛋黃油塗抹外陰及陰道壁。（用煮熟之雞蛋黃，置微火熬煉，去渣裝瓶備用）

⑶加減苦參湯：地膚子30g、蛇床子15g、蒲公英15g、紫草15g、黃柏15g、仙靈脾15g、地骨皮15g。上藥煎湯乘熱先薰，待溫不燙皮膚坐浴，每日早晚各1次，10次為1療程。適用於肝鬱血熱之交合澀痛者。（均選自《男女病奇效良方》）

㈡驗　案

■ 案例　黃×，28歲。❶

【證候表現】患者結婚3年，一向對性生活冷淡，甚或厭惡畏懼，交合時陰道乾澀疼痛，平時腰脊痠困，腿膝乏力，小腹冷感，房事後腰痠加重，經行錯後，量少，色淡質清稀，1～3天即乾淨，一直未孕。舌質淡嫩苔薄白，脈虛細。婦查：婦宮後位，小於正常。診斷：子宮發育不良，黃體功能不足。

【治療方法】溫養肝腎，補血暖宮。

【方　藥】右歸丸加減。

鹿角膠20g、菟絲子20g、枸杞子15g、熟地15g、山萸肉9g、蛇床子3g、紫石英15g、仙靈脾15g、歸身12g、黨參15g、艾葉6g、小茴香2g，6劑後自述性感已好，澀痛減輕，仍守方去蛇床子、小茴香，加仙茅9g，杜仲15g，6劑後性感正常，交合已無痛苦，守方出入共服50餘劑而受孕。

【按　語】交合澀痛多指非生殖器實質病變所致，而與腎精虧竭，肝血不榮有關，治以滋陰填精，養血榮潤為主，亦可獲效。

三、交合驚汗

【提要】係指在行房事之時驚懼不安出汗之狀。似與患者情緒不寧

---

❶ 同註❸。

或長期體弱，心血不足，營衛失和有關。

(一)療法綜粹

1.內治法

(1)養血安神為主：藥用當歸9g、川芎6g、杭芍15g、熟地12g、茯神12g、遠志12g、五味子9g、首烏藤15g、琥珀末（分沖）1g、鈎藤（後入）9g、靈磁石12g，水煎服。

(2)補腎寧心為主：藥用大熟地12g、山萸9g、山藥12g、丹皮12g、澤瀉12g、茯神12g、柏子仁12g、五味子9g、當歸9g、川芎6g、枸杞子12g、阿膠12g、鈎藤9g、遠志12g，水煎服。

2.針刺法

(1)取穴心俞、巨闕、間使、神門、血海、大陵、膏肓俞、神堂，可交替選用，施補法刺之。

(2)耳針取穴心、交感、神門、皮質下，以輕刺激法，留針期間撚針2～3次。每天1次，連針7～10天。（均選自《針灸治療學》）

(二)驗　案

■ 案例　蒙×，32歲。**⓬**

【證候表現】患者結婚3年，曾足月順產一女，月經週期尚正常，惟量少，色淡，質清稀，平時肢體倦怠，精神不振。1年來性感漸退，由畏厭而驚恐，近3個月來，每逢性交之時除驚恐怔忡外，全身汗出淋漓，衣被盡濕，交後則汗自止，神疲肢困，舌質淡，苔薄白，脈虛弱。

【治療方法】補養心腎，益氣養血。

⓬ 同註**❸**。

【方　藥】熟地15g、山藥15g、懷牛膝6g、山萸肉9g、雲茯苓9g、杜仲
12g、遠志6g、五味子6g、肉蓯蓉15g、炙黃芪20g、巴戟天9
g、石菖蒲5g、小茴香2g，6劑後精神較好，納寐俱佳，交合
1次心情穩定，無汗出，守方去石菖蒲、小茴香，再進3劑善
其後。

【按　語】本病與體質虛弱及心緒不寧有關，治療應補其虛而寧其心
志，使心陽固，腎氣充，肝氣暢者，自無驚恐之狀。

(三)附：類案

■ 案例1　臨交驚厥。彭×，27歲。❸

【證候表現】患者一向對性生活冷淡而且驚恐交加，每當男方一接觸外陰
即驚恐萬狀，汗出淋漓，唇面發青，四肢冰冷，甚或昏厥，
或不自覺地呻吟哭泣。故婚後一直未過正常性生活。月經週
期基本正常，量一般，色淡質膩，經前乳房脹痛，小便澀痛，
經行小腹脹痛，甚而膝關節亦疼。平時胃納不振，大便秘結，
2～3天一行，舌質淡苔薄白，脈虛細。

【治療方法】溫腎暖宮，益氣養血。

【方　藥】菟絲子15g、當歸9g、白芍9g、覆盆子9g、黨參15g、炒白朮
9g、車前子5g、女貞子9g、茺蔚子9g、巴戟天9g、仙靈脾15
g、紅棗9g，6劑後精神振作，性感略有所思，守方出入：菟
絲子15g、肉蓯蓉15g、黃精15g、山藥15g、鎖陽9g、黨參15
g、炙黃芪15g、當歸身9g、炙甘草5g，連服6劑後，自述1週
來已行性生活2次，臨交已不驚恐，無汗出，囑停藥，以飲
食調養，此後性感正常，且半年後已受孕。

---

❸ 同註❸。

【按　語】本案仍以補腎為根本，佐以養血寧神而告癒。

■ 案例2　交媾暈厥。

　　(1)患者，農民，34歲。❶

【證候表現】1個月之餘以來每於房事之後，暈厥不省人事，數分鐘或10
　　　　　　數分鐘方醒，面黃肌瘦，心悸氣短，納差，胸悶，少寐多夢，
　　　　　　舌質淡苔薄白，脈虛弱。

【治療方法】補益心脾以養精明之府。

【方　藥】歸脾丸，每日2次，次服1丸。藥用數天，諸症盡除，後又自
　　　　　　服10日以鞏固。2年後隨訪病未復發。

　　(2)何××，26歲。❶

【證候表現】患者2年前結婚，一次酒後同房時出現昏厥，西醫搶救治療3
　　　　　　天後康復，此後每次房事則頭昏眼花，心悸，冷汗自出，面
　　　　　　色蒼白，10餘分鐘後始能恢復，頭昏則數日始癒，致使與夫
　　　　　　被迫分居，平素月經紊亂，量少色淡，質薄，帶量多質稀，
　　　　　　小腹時有抽痛，腰膝痠軟，一直未孕。刻診：下肢微腫，舌
　　　　　　淡苔薄白，脈沈弱。婦查未發現異常。

【治療方法】溫腎填精。

【方　藥】右歸飲加減。
　　　　　　熟地9g、山藥12g、山茱萸10g、枸杞10g、炒杜仲9g、菟絲
　　　　　　子20g、當歸12g、肉桂4g、製附片15g、黨參15g、仙茅10g、
　　　　　　仙靈脾10g、補骨脂12g，於經淨後連服7劑，繼服金匱腎氣
　　　　　　丸與附子理中丸7天後停藥，調服3個月，經水正常，餘症相
　　　　　　繼消失，4個月後告知性生活正常，並已受孕。

---

❶ 《天津中醫》，1989，(5)，「女子隱疾辨治・交媾暈厥」，王振錄。
❶ 《成都中醫學院學報》，1991，(1)，「房中病驗案2例・房中暈厥」，楊成子。

四、夢 交

【提要】夢交是指婦人在睡眠過程中恍惚迷離，夢與別人交合，醒後仍有記憶，古人稱婦人夢與「鬼」交。本病原非罕見，只因患者隱羞不言，諱莫如深，以致世人認為罕見。本病機理主要由於臟腑虛衰，陰陽失調所致。其次亦有「慾念邪思，牽擾神志而夢者」，乃屬心肝火盛，氣盛血熱，魂不守舍故而夢中可有慾火妄動，與人夢交。

(一)療法綜粹

1.內治法

以安神益智，調和五臟，而注重心、肝、脾、腎四者，旨在養血安神。

⑴若身體瘦弱，體困神疲，頭暈目眩，失眠多夢，納可心情憂鬱者。藥用生地、合歡花、鉤藤（後下）各12g，白芍、黃芩、雲茯苓、枸杞子各10g，黃連、蓮子心各3g，遠志5g，麥冬20g，水煎服，若在妊娠期加川續斷12g，蘇葉6g。

⑵若夜難成寐，睡而不熟，時常夢交，醒後頭暈耳鳴，心悸不安，腰腿痠軟，舌紅少苔，脈細數者。藥用大生地、大玄參、首烏藤、炙鱉甲各15g，地骨皮12g，麥冬、丹參、雲茯苓各9g，炒棗仁、桃仁各12g，青蒿6g，朱砂粉、琥珀粉（沖服）各1.5g，水煎服。（均為筆者擬方）

⑶加味歸脾湯：白朮30g、茯神30g、黃芪30g、龍眼肉30g、炒酸棗仁30g、人參（黨參）15g、木香15g、遠志15g、當歸15g、炙甘草8g、辰砂1g、琥珀3g，水煎前10味，取湯調服辰砂、琥珀末日1次。適用於七情內傷，心脾虧虛之夢交者。

⑷桂枝龍牡交藤湯：桂枝尖9g、炒白芍6g、龍骨12g、牡蠣20g、柏子仁12g、茯神12g、鹽黃柏6g、炙甘草6g、生薑片6g、大棗4枚、夜交藤

15g，水煎服，日1劑。適用於心腎不交，虛陽外浮者。

(5)九龍丹加龍骨牡蠣湯：當歸、白茯苓、山楂、枸杞、石蓮肉、芡實、蓮鬚、熟地、金櫻子、龍骨、牡蠣、女貞子、旱蓮草各常規量，水煎服，日1劑。適用於腎陰虧損者。

(6)血府逐瘀湯加減：桃仁12g、牛膝12g、枳殼12g、紅花9g、炙甘草9g、當歸15g、赤芍21g、白芍21g、桔梗18g、柴胡24g、川芎6g、黃連8g、肉桂（沖）2g，水煎服，日1劑。適用於氣滯血瘀兼心腎不交而致夢交者。（均選自《男女病奇效良方》）

2.外治法

夜交藤30g、合歡皮15g，每晚睡前熱水泡腳10～20分鐘，而後搓兩足心（湧泉穴）。（選自《性科病症中醫治療良方》）

3.針刺法

取穴百會、間使、足三里、三陰交、先針後灸，每天1次，可與內服藥物同時進行。（選自《婦科奇難病論治》）

(二)驗　案

■ 案例1　怪夢交合。李×，38歲。❶❻

【證候表現】患者形體瘦弱，3年來入寐多做怪夢，近半年怪夢頻繁，每隔3～5晚常夢與別人交合，醒後汗出，心悸怔忡，平時頭暈氣短，納差，經行錯後10～15天，量少，質稀色淡，舌質淡苔薄白，脈虛大無力。

【治療方法】益氣溫養，鎮潛安神。

【　方　藥　】桂枝6g、白芍12g、炙黃芪20g、黨參20g、桂圓肉20g、浮小麥20g、炒棗仁12g、生龍骨30g、生牡蠣30g、炙草6g、大棗

❶❻ 同註❸。

15g，3劑後精神較好，怪夢較少，再進方3劑後自述睡夢已無夢交及汗出，處方：黨參20g、炙黃芪20g、桂圓20g、小麥20g、炒棗仁10g、炒柏子仁10g、炙甘草10g、大棗15g，3劑，述2週來夜夢少，無夢交，精神好，能食，舌質淡紅，脈細弱。養心腎以善後，處方：桂圓肉20g、炒棗仁10g、黃精15g、黨參15g、大棗10g、炙草6g，6劑。

■ **案例2** 夢交嘔吐。患者××，40歲。**❶**

【證候表現】患該症已2年餘，白天接觸異性，夢必交媾，晨起嘔吐痰涎，舌淡紅，脈細，尺浮弦。

【治療方法】交通心腎，固守陰陽。

【 方　藥 】桂枝龍骨牡蠣湯加味。

桂枝6g、白芍10g，龍骨、牡蠣各30g，黑棗仁24g、黃柏6g、炙草6g、生薑3片、大棗2枚，3劑。藥後夢交未作，停藥又發，囑服上方30劑，病已告癒。

【 按　語 】本病實為隱疾，古有「男子失精，女子夢交」之載，多以交通心腎為主，佐以潛鎮安神之味，多可取效。

五、房事頭痛

【提要】本病多因肝火素旺或經行房事，氣血逆亂，血行不暢，互結於血室，衝氣上逆，擾及腦竅所致。有甚者可伴胸中痞悶，嘔噁上逆，少腹脹痛等症。

㈠療法綜粹

⑴桑白皮15g、桂心6g、乾薑1片、大棗（去核）20枚，以水500毫升

煮取200毫升，日1劑，分2次服。(《千金翼方》)

(2)桃仁（去皮尖）15g、大黃15g、桂枝5g、炙甘草5g、芒硝15g、柴胡15g、香附9g、川芎5g，水煎分2次服，日1劑。(《遼寧中醫雜誌》，1985，(4))

(3)當歸9g、川芎6g、白芍12g、熟地12g、白朮9g、牛膝15g、川續斷15g、山藥9g、木瓜12g、遠志12g、烏藥9g、乳香6g，水煎分2次服，日1劑。(《男婦科古今明醫秘書》)

(4)明雄黃（水洗淨）9g，研極細末，陳酒沖服。(《華佗神醫秘方》)

(5)川芎9g、杭芍12g、生地12g、旱蓮草24g、夏枯草15g、川牛膝30g、龜板12g、玉竹12g、苦丁茶6g，水煎服，日1劑。忌辛辣。(筆者擬方)

(二)驗　案

■ **案例**　王×，41歲。1992年2月13日初診。❶⑧

【證候表現】患者近1年來每次房事及房事後頭痛，持續1～2小時方緩解。近月餘加重，不但房事時頭痛，且有性慾之時即有頭痛，並伴煩躁，頭昏，目乾澀，胸脅滿悶，善太息，失眠多夢等。脈弦細稍數，兩尺脈弱。舌質紅少苔。證屬肝腎陰虛，水不涵木，肝陽偏亢。

【治療方法】滋補肝腎，柔肝潛陽。

【　方　藥　】枸杞子10g、生地10g、熟地10g、山萸肉10g、何首烏10g、白芍15g、當歸10g、玄參15g、決明子12g、菊花8g、川芎6g、佛手15g，水煎服，日1劑。2月16日二診：頭痛若失，惟感頭昏脹不適，腰痠乏力，藥已有效，效不更方。2月20日三診：症狀基本消失，睡眠仍欠佳，上方加炒棗仁，進3劑，

❶⑧ 《山東中醫雜誌》，1993，(2)，「性交頭痛」，劉合曾。

鞏固療效，隨訪半年未復發。

【按　語】人的性慾交合需靠精充、氣旺、情怡，三者俱備才能交合順
　　　　利。本案患者年已四旬，肝腎已虧，加之心情拂鬱，陰精暗
　　　　耗，腎水虧乏，陰不制陽，相火熾盛，雖有性慾而陰精不及。
　　　　交合時相火愈熾，陰精耗傷愈甚。腎精不能上充於腦，髓海
　　　　空虛，腦失所養故而頭痛。治之法當以滋腎水益精血為本，
　　　　佐以柔肝潛陽而治標。方中枸杞、生熟地、山萸、首烏、玄
　　　　參育陰養精，壯水之主；白芍、當歸、川芎養血柔肝以緩急
　　　　止痛；決明子、菊花平肝潛陽以治標，佛手理氣而不傷陰，
　　　　順肝木條達之性。諸藥合用，使其達到「陰平陽秘，精神乃
　　　　治」。

六、交合腹痛

　　【提要】交媾腹痛是指在房事過程中或行房之後婦女小腹疼痛不舒
的臨床現象。本病不屬罕見。易發於多病體虛，肝腎精血虧耗，胞宮衝
任失濡，或有濕熱瘀結滯阻經絡，氣血不暢之人。婦科檢查有器質異常
者較多見，如盆腔炎症、粘連、子宮內膜異位症等。除此還因房事過頻
或配偶過於粗暴所致者。

㈠療法綜粹

1.內治法

　　⑴肝腎虧虛者，以形瘦體弱，腰膝痠軟，五心煩熱，頭暈耳鳴，盜
汗潮熱等症為主。治擬滋養肝腎佐以疏通經絡。藥用桑寄生15g、枸杞子
12g、桑椹子12g、首烏12g、當歸9g、川芎9g、杭芍15g、山萸9g、菟絲
子12g、龜板膠12g、鱉甲12g、雞血藤15g、地龍9g、木瓜15g，水煎服，
日1劑。

(2)濕熱瘀阻者，症見平日時有小腹疼痛，腰痠脹，帶多黃稠，或有低熱起伏，納差神倦，舌紅苔黃膩，脈弦數者。治擬清熱利濕，活瘀通絡。藥用川連6g、黃芩9g、蒲公英15g、地丁12g、丹參30g、丹皮12g、茵陳12g、炒苡仁30g、小薊12g、白薇12g、桃仁12g、紅花9g、當歸12g、赤芍15g、香附12g、元胡12g，水煎服，日1劑。（均為筆者擬方）

2.外治法

白礬52g，乳香、沒藥各9g，蛇床子4.2g，鐘乳石12.5g，雄黃13.5g，硼砂1.2g，硇砂0.9g，兒茶10.5g，血竭7.5g，樟丹16.5g，梅片10.5g，黃柏9g，麝香1.2g。以水兩碗煮白礬至沸，候略呈稠糊狀，再入過80目細粉的乳香、沒藥、蛇床子、鐘乳石、雄黃、硼茶、兒茶、黃柏等藥，並加水3～5匙，煮沸入樟丹、血竭細粉，又加水2匙煮沸入麝香、冰片，攪拌製成直徑1.5公分，厚2公分之藥錠備用。治療時將藥錠納入陰道左右穹窿部，隔日更換1次。納藥前先以溫開水清洗外陰。適用於有盆腔炎性病變或伴粘連者。經期禁用，治療期間禁房事。（《哈荔田婦科醫案醫話選》）

(二)驗　案

■ 案例　趙××，25歲。❶

【證候表現】患者2個月來每當房事時，陰部及少腹突然脹痛，並上連胃脘，頭痛作眩，待第2日漸消失，已連續發生4次。曾於某醫院治療未效。刻診：頭痛而眩，心煩易怒，口乾而苦，夜寐不安，胸悶納差，陰部及少腹隱隱脹痛，婚後已2年未育。平日性情急躁。舌紅苔薄，脈弦。

【治療方法】平肝潛陽，理氣養陰。

❶ 《四川中醫》，1989，(2)，「交媾腹痛治驗」，沈士蔭。

【方　藥】桑葉、菊花、郁金、香附、青皮、陳皮、炒枳殼各10g，鈎
　　　　　藤、女貞子、生地、白芍各12g，牡蠣30g，生甘草3g，3劑
　　　　　後頭痛作眩大減，少腹及陰中脹痛亦止，納穀仍差，上方加
　　　　　炒六曲20g，又3劑病告痊癒。1年後隨訪未復發，並生一子。

【按　語】此案屬肝陽之氣偏盛，氣機失暢，陰液虧虛更甚，筋脈失榮，
　　　　　故見陰部及少腹脹痛，並上連胃脘，頭痛作眩，方用桑菊、
　　　　　鈎藤、牡蠣以平肝潛陽，女貞子、生地、白芍柔養肝陰，香
　　　　　附、郁金、枳殼、青陳皮疏理肝氣，共使陰平陽秘，氣機暢
　　　　　達，血脈調和而諸症自除。

■ 附：房事後高熱。張×，26歲。[20]

【證候表現】患者結婚2年，兩地分居，婚後4個月時孕2月不慎流產，後
　　　　　未再孕，夫妻每月同居1週左右，近2個月來每於房事後周身
　　　　　發熱，不惡寒，體溫多在38～39℃，伴脅肋脹痛，如氣走竄，
　　　　　持續2～3天，常自服解熱藥而緩解。月經 $14\frac{5～6天}{30～40天}$ ，量少
　　　　　色暗，有血塊，經前乳房脹痛，心煩易怒，平素畏寒肢冷便
　　　　　溏，身體虛弱，經諸醫診斷不明，治療無效而來診。舌黯紅，
　　　　　尖有瘀斑，苔薄白，脈沈細。婦查子宮後位，稍小於正常，
　　　　　餘無異常。血常規、血沈、胸透均無異常發現。

【治療方法】補腎溫陽，理氣活血。

【方　藥】仙靈脾、菟絲子、枸杞子、柴胡、益母草、川牛膝、雞血藤、
　　　　　赤芍、白芍、澤蘭、劉寄奴各10g，日1劑，水煎分2次服。
　　　　　進3劑後同房未再發熱，繼服3劑，隨訪未再復發。

【按　語】本案結合臨床表現，乃一派腎陽不足，氣滯血瘀之證。交合

[20]　《新中醫》，1991，(1)，「同房後高熱」，李延超等。

後陰損及陽，陰不斂陽，以致虛陽外浮而發熱，故以補腎溫陽配合活血治之而獲效。

第五節　性功能亢進

【提要】性功能亢進是性功能異常改變之一，表現為性慾過於旺盛，甚有見男則抱之舉，給患者造成嚴重的心理壓力。發病者以精神病人居多。

(一)療法綜粹

1.內治法

(1)龍膽草10g、柴胡10g、黃芩10g、黃連10g、梔子10g、當歸10g、鈎藤10g、薄荷10g、珍珠母10g、夜交藤30g、生龍骨15g、生牡蠣15g、生地12g、朱砂（沖服）3g，水煎分2次服，日1劑。適用於精神抑鬱者。

(2)生地30g、玄參20g、生芪12g、知母15g、麥冬20g、黃柏10g、丹皮12g、地龍10g、赤芍10g、菖蒲10g、遠志10g、夜交藤10g、辰砂（沖服）2g、懷牛膝9g，水煎分2次服，日1劑。適用於肝腎陰虛，相火妄動者。

(3)熟地30g、枸杞子30g、山萸肉15g、阿膠15g、棗仁30g、麥冬20g、生地20g、雲茯苓12g、龍齒30g、珍珠母30g、牡蠣30g、靈磁石30g、燈心5g、黃連7g、甘草7g、朱砂（沖服）6g，水煎分2次服，日1劑。適用於陰虛陽亢者。

2.針刺法

取穴腎俞、心俞、三陰交，用補法；神門、通里、百會，用平補平瀉法，留針2小時。（選自《男女病奇效良方》）

(二)驗 案

■ **案例1 趙×，40歲。**❷❶

【證候表現】患者性慾亢進半年餘。始因吵架惱怒，情志不暢，漸感胸脅
滿悶，心煩不眠，繼則性慾日益亢進，晝夜每以與其夫同床
為快，日2～3次交媾亦不滿足。後因其夫體弱不從，則感陰
中似蟻爬行，痛苦異常，欲自殺未遂。伴見面紅目赤，哭笑
無常，口苦咽乾，白帶不多，舌紅苔黃厚，脈弦數。陰道分
泌物塗片檢驗，未見滴蟲、黴菌。證係肝鬱化火，相火妄動。

【治療方法】清瀉肝火，鎮心安神。

【 方 藥 】龍膽草10g、柴胡10g、黃芩12g、白芍20g、生地30g、栀子
12g、黃柏12g、黃連10g、龍骨30g、牡蠣30g、朱砂（沖服）
3g，水煎服，3劑後精神好轉，已能入眠，仍予原方3劑，慾
念漸消，精神恢復。再進12劑病癒。隨訪年餘未復發。

■ **案例2 王×，40歲。**❷❷

【證候表現】患者自述性慾過強20餘天，夜不能寐，白天無心上班，陰道
奇癢，白帶綿綿，煩躁易怒，胸脅乳房脹痛，頭痛目赤，小
便煩數便赤，大便乾燥，口苦咽乾，舌質紅，苔黃膩，脈弦
數。

【治療方法】疏瀉肝火，清熱利濕。

【 方 藥 】龍膽草12g、黃芩9g、栀子9g、柴胡9g、澤瀉9g、車前子（包）
9g、木通6g、當歸12g、生地12g、大黃6g、生甘草6g，3劑，

❷❶ 《山東中醫雜誌》，1991，(5)，「李光玹婦科疑難病案」，崔明。
❷❷ 《山東中醫雜誌》，1993，(3)，「性慾亢進」，徐玉蘭。

水煎服。服行症減大半，效不更方，繼進3劑，除小便仍短赤者，其他症狀基本消失，改服導赤散加燈心草，水煎服，3劑後小便正常。後隨訪性生活一直正常。

【按　語】此例脈證合參，屬肝膽火盛，下焦濕熱，相火妄動，故用龍膽瀉肝湯加減治之。現代藥理研究，本方具有清熱解毒，鎮靜抑制植物神經興奮、消炎利尿抗菌等作用，此病用之療效亦著。

■ 案例3　王×，41歲。❷

【證候表現】患者性慾亢進40餘天，晝夜思念，痛苦難言，腰痛腿酸，頭暈耳鳴，失眠多夢，五心煩熱，口乾咽燥，白帶夾有血絲。舌質紅少苔，脈弦細。

【治療方法】補益肝腎，滋陰降火。

【方　藥】知母9g、黃柏9g、熟地12g、生地12g、山藥12g、山萸肉12g、丹皮9g、茯苓9g、澤瀉9g、女貞子15g、旱蓮草30g、炒棗仁20g，水煎服，日1劑，連服6劑，症狀顯著減輕。繼進6劑，性生活正常。改用知柏地黃丸以善其後。

【按　語】此例屬肝腎陰虛，相火妄動，故給予知柏地黃湯合二至丸加減。方中六味地黃湯滋補肝腎。現代藥理研究表明，本方具有滋養強壯作用，能抑制異化作用亢進，降低大腦的興奮性，調整內分泌、植物神經機能。知母、黃柏相配，清虛熱，降低性神經興奮。知母配炒棗仁可降低大腦的興奮性。二至丸益肝腎，養陰血。以上諸藥相配，共達滋陰降火之目的。

---

❷ 同註❷。

第六節　性功能減退

　　【提要】性功能減退是指女子性慾低下淡漠，不思房事，或無性快感。常伴性交疼痛，腰痠乏力，精神萎靡，記憶力減退；也可伴見乳房萎縮，毛髮脫落、性躁、月事不調等症。多由情志抑鬱，肝氣失於疏達，或命火不足，或痰濕內盛，或肝腎虧虛，氣血兩虧等因素導致。臨床並非少見，惟因患者諱醫，故求治者甚為少數。

㈠療法綜粹

　　⑴人參（亦可以黨參代替30g）15g、白朮12g、茯苓9g、白芍9g、川芎6g、炙甘草6g、當歸12g、熟地12g、菟絲子15g、杜仲12g、鹿角霜12g、川椒9g、紫河車15g、丹參12g、香附9g，水煎服，日1劑，分2次服。適用於腎陽虛衝任血虧者。

　　⑵製附片6g、肉桂6g、澤瀉6g、丹皮6g、熟地15g、炙黃芪15g、山萸肉12g、淮山藥12g、茯苓12g、仙茅12g、仙靈脾12g、白朮2g，水煎服，日1劑。適用於腎氣虛衰，衝任不調者。

　　⑶熟地50g、首烏50g、紫河車100g、人參30g、鹿茸2g、仙靈脾50g、龜板50g、杜仲50g，共研細末，製蜜丸，每丸重6g。日服2次，次服1丸，淡鹽水或白開水送服。適用於腎氣虧虛者。

　　⑷熟地30g、白朮15g、山萸12g、人參9g、枸杞子9g、肉桂60g、茯神60g、遠志30g、巴戟天30g、肉蓯蓉30g、杜仲30g，水煎服，日1劑。

　　⑸黨參12g、熟地12g、茯苓9g、白朮9g、白芍9g、牛膝9g、鹿角膠9g、紫河車9g、菟絲子9g、紫石英9g、當歸6g、香附6g、川芎5g、川椒1.8g，水煎服，日1劑。（均選自《男女病奇效良方》）

(二)驗　案

■ **案例1　楊╳，20歲。**❷

【證候表現】患者婚前患夢交病年餘，婚後性交陰道乾澀，劇痛難忍，因
　　　　　　疼痛而拒絕性交。然仍夢交，致陰道分泌液增多而流出。醒
　　　　　　後驚恐萬分，久久不能入眠。因難於啟齒，羞於就醫，乃致
　　　　　　病情加重，每週夢交5～6次，拒絕性交已月餘。其夫誤認為
　　　　　　妻子有外遇，要求離婚，不得已而求診。經婦科檢查未見異
　　　　　　常。刻診：病人消瘦如柴，精神不振，面色黧黑，倦怠乏力，
　　　　　　少腹拘急，腰膝痠軟，頭暈目眩，失眠多夢，舌質淡紅，脈
　　　　　　沈遲無力，尺脈尤著。

【治療方法】調補陰陽，潛鎮固澀。

【　方　藥　】桂枝加龍骨牡蠣湯加味。
　　　　　　龍骨30g、牡蠣30g、白芍25g、桂枝10g、甘草10g、炒棗仁
　　　　　　30g、金櫻子10g、芡實10g、生薑3片、大棗5枚，煎服3劑，
　　　　　　自述平妥。繼服3劑，述此期間夢交1次，但立即能醒，稍停
　　　　　　片刻即能入睡。守方繼服6劑，夢交未作，精神爽快，連服
　　　　　　至18劑，諸症皆消，性生活正常，無痛苦感。後改六味地黃
　　　　　　丸善後，2年後隨訪未復發。

【　按　語　】患者乃虛勞之體，陰陽不調，心腎不交，致夢交常作。病延
　　　　　　日久，精竭陰耗，陰陽兩虧則見陰道乾澀，性交劇疼等症。
　　　　　　醫者以桂枝加龍骨牡蠣湯調補陰陽，潛鎮固澀；加金櫻子、
　　　　　　芡實增其固精之力；入炒棗仁養心安神。諸藥相合，使陽能
　　　　　　固澀，陰能內守，陰陽調和，神魄自守，則病乃愈。

---

❷ 《山東中醫雜誌》，1991，(5)，「李光琰婦科疑難病案」，崔明。

■ 案例2　梁××，39歲。❷⑤

【證候表現】患者消瘦，乏力，納差，腰痠怕冷，性冷淡，夫妻關係緊張。
　　　　　　查體：消瘦，面色蒼白，舌淡，苔薄白，脈細。

【治療方法】補中益氣，健脾溫腎助陽。

【　方　藥　】炙黃芪15g、白朮15g、陳皮6g、炙升麻15g、炒柴胡12g、紅
　　　　　　參10g、甘草4g、當歸6g、巴戟15g、仙靈脾15g、肉蓯蓉15
　　　　　　g、桑寄生15g、川續斷10g、砂仁10g，水煎服，日1劑，20
　　　　　　天為1療程。經服1個療程後症狀減輕，2個療程後飲食正常，
　　　　　　面色紅潤，腰痠怕冷消失，體重增加2公斤，性冷淡明顯改
　　　　　　善，性生活恢復正常。

■ 案例3　楊××，50歲。❷⑥

【證候表現】有胃下垂病史10餘年，閉經半年。主訴乏力，納差，腰痠，
　　　　　　怕冷，性冷淡，陰道乾澀不適。查體：面色蒼白，舌淡，苔
　　　　　　薄白，脈細弱。
　　　　　　治療方法及方藥同案例2。經治療2個療程後諸症消失，性生
　　　　　　活滿意。

【　按　語　】女子性冷淡，臨床很少有因本病就醫，醫者治療16例中僅2
　　　　　　例因此病而就診，大多患者是在治療過程中逐漸透露出來
　　　　　　的。患者多屬瘦弱形體質，中醫辨證多為中氣不足，脾腎陽
　　　　　　虛。腎為先天之本，主藏腎氣；脾為後天之本，為精血生化
　　　　　　之源。若脾腎兩虛則百病生。用補中益氣，健脾溫腎助陽之

❷⑤ 《中醫婦科理論與臨床》，第355頁，「補中益氣湯加味治療女子性冷淡16例」，
　　魯翠英。
❷⑥ 同註❷⑤。

藥，促使精血化生，陽氣旺盛。擬方以補中益氣湯加味，其中當歸、人參、黃芪、巴戟、仙靈脾、續斷、肉蓯蓉等藥物有促進和調節腎臟重要激素的正常分泌，促腎上腺皮質激素樣作用和類性激素樣作用，可以改進由於腎上腺皮質功能低下和性腺功能低下所表現的陽虛狀態。所以不僅使體重增加，而且乏力、納差、腰痠、怕冷、性冷淡等機體生理功能低下的狀況也同時得以改善。

第七節　陰縮奔豚

【提要】奔豚是中醫古代病名，是一發作性疾病。發病時先感有氣於小腹撐脹作痛，繼而有氣上攻至心胸、咽喉，痛苦異常，古有「發作欲死」之描繪，病因與情志抑鬱有關，病機乃由氣逆所致，查體多無明顯器質異常。

(一)療法綜粹

以內治為主，多以疏理肝氣平衝降逆，緩急止痛之法施治。藥用柴胡9g、香附12g、烏藥12g、川楝子12g、枳殼15g、青皮9g、沈香6g、當歸12g、川芎6g、杭芍15g、元胡12g、郁金12g、白芷15g、甘草6g。

也可配合針刺治療，選穴膻中、太衝、肝俞、三焦俞等，用瀉法。

(二)驗　案

> ■ **案例　患者××，43歲。**[27]

【證候表現】患者脫宮時有陰縮脹痛之感，勞累，抑鬱，房事後加重，重

---

[27]《天津中醫》，1989，(5)，「女子隱疾辨治」，王振錄。

時自覺有一股氣從小腹直撞心胸、脅肋、泛嘔，不寐已2個月，反覆發作又羞於就診，以致宮縮脹痛而難於步履，口乾澀而苦，納差泛惡，帶下綿綿，舌紅苔黃膩，脈弦數。

【治療方法】清熱化濕，理氣降逆鎮衝。

【 方　藥 】龍膽瀉肝湯合奔豚湯加減。

柴胡6g、黃芩10g、龍膽草10g、半夏6g、茯苓10g、白芍12g、葛根12g、陳皮10g、炒棗仁24g、川芎6g、代赭石21g、甘草6g、生薑10g，3劑。藥後陰縮脹痛大減，小腹衝氣仍有發動，已能入寐，繼服原方3劑，藥後仍有陰縮脹痛之苦，但瞬間即過，奔豚症未復發，仍納差泛嘔，再擬清膽和胃，降衝善後，溫膽湯加味（加砂仁6g、川朴10g）3劑，2個月後追訪未再復發。

【 按　語 】本案遵仲景創製之方劑奔豚湯（《金匱要略》：甘草、川芎、當歸、半夏、黃芩、葛根、白芍、生薑、李根白皮）養血平肝，和胃降逆。並結合脈證兼以清化濕熱之法，是為中肯。

第八節　陰　吹

【提要】係指婦女陰道有氣排出，並伴聲響的一種疾病，也可作為一個症狀而伴見於其他疾病。作為主症出現時往往簌簌作響，連續不斷，難於告人，故臨床似為少見。本病與矢氣相類，發病有虛實之別。實者多因熱結腸胃，煎津灼液，致使大腸津枯，血脈不利，大便不下，致濁氣降行不暢而別走陰竅，發出有聲響遂成陰吹之候，虛者多由素體虛弱或又因過勞，房事不節致氣血虧虛，中氣下陷，而濁氣行於前陰狀如矢氣，西醫認為本病尚與產傷有關。

㈠療法綜粹

1.內治法

⑴補中氣固腎法。藥用黨參30g、黃芪30g、白朮12g、陳皮6g、烏賊骨12g、柴胡9g、升麻6g、炒杜仲15g、川續斷15g、炮薑6g、五味子12g、炙甘草6g，水煎服。適用於脾腎雙虛者。

⑵潤燥通便法。藥用枳殼30g、火麻仁30g、全蔞30g、製軍6g、生地15g、玄參15g、芒硝3g、生草6g，水煎服。適用於胃腸燥實之證。（均為筆者擬方）

2.外治法

⑴熏洗法：苦參、土苓、百部各10g，花椒20g，苦楝根皮、地膚子各30g，水煎熏洗坐浴，每日睡前1次，伴有滴蟲感染者，同時口服滅滴靈0.2g，每日3次，連用10天。（選自《湖北中醫雜誌》，1990，（5），封底）

⑵敷貼法：胡椒粉15g、茴香粉15g、蔥白8根（去皮帶鬚），將兩藥放入蔥白搗成糊狀，敷氣衝穴（臍下五寸，旁開二寸處），紗布覆蓋，膠布固定之。適用於氣血不足，寒客中焦，胃氣下陷者。（選自《中醫婦科驗方選》）

⑶坐浴法：苦參、黃柏、白蘚皮、桂枝、黃芪各30g，水煎取汁坐浴，每日2次，7天為1療程。適用於中氣虛下焦濕熱者。（選自《女病外治良方妙法》）

(二)驗 案

■ 案例1 足月產後陰吹。秦×，29歲。❷

【證候表現】患者自二胎分娩之後，小腹時感脹墜下迫，前陰矢氣時作已
近3年，矢氣之時伴附肘膝關節有脹感，頭額巔頂脹迫如裂，
以睡眠初起或行走之時，或每年夏秋多發，曾長期用中西藥
治療未效。時有頭暈頭脹，每天前陰時有矢氣，小腹脹墜，
心煩意躁，寐則多夢，舌尖紅，苔薄白，脈細弦。

【治療方法】滋養肝腎之陰。

【 方 藥 】沙參10g、麥冬9g、當歸9g、白芍15g、枸杞子9g、夜交藤15
g、山藥15g、大棗15g、甘草9g，3劑後陰吹次數減少，但有
口苦熱感，擬加重清熱養陰之品。處方：百合15g、生地15
g、知母10g、浮小麥20g、夏枯草15g、麥冬10g、甘草10g、
大棗10g，3劑。藥後自述陰吹已3天未發，僅少腹有脹感，
餘無不適，舌質正常，苔薄白，脈細緩。仍守方去知母、夏
枯草，加生穀芽15g、元胡9g，以防壅滯，進3劑以善後。

■ 案例2 人工流產術後頑固陰吹。許×，33歲。❷

【證候表現】患者人工流產術後即感陰部墜脹，少腹不舒，腰痠，陰中頻
頻出氣，有時嘖嘖作響，已1個月餘，帶量不多，色微黃。
婦科檢查未發現異常，尿培養有產氣桿菌（＋＋＋），經抗
生素治療2週餘未效。苔薄白，脈細。

【治療方法】補氣清濕。內服外用兼治之。

---

❷ 同註❸。
❷ 《上海中醫藥雜誌》，1991，(12)，「產後病驗案四則・四」，杜順福。

【方　藥】潞黨參12g、生黃芪15g、生白朮10g、柴胡6g、炙升麻10g、椿根皮12g、地榆30g、香白芷10g、炒黃柏6g、炒枳殼15g、生甘草6g。外用硼酸粉，每日10g清水外洗陰部。用藥10劑，陰吹明顯減少，尿培養陰性，惟下陰部仍有不適感，連續治療1個月而癒。

■ 案例3　發怒陰吹。張×，30歲。❸

【證候表現】患者陰道排氣3個月餘，逢生氣、經前加劇，坐起時頻頻有聲，疊連不斷，其氣無特殊氣味。伴見少腹脹滿，乳房脹痛，煩躁易怒，月經延期，舌淡紅苔薄白，脈弦有力。婦科檢查：子宮後傾III度，餘正常。

【治療方法】疏肝理氣解鬱。

【方　藥】逍遙散化裁。

柴胡10g、當歸10g、白芍20g、枳殼10g、木香10g、牛膝10g、薄荷10g、甘草10g。煎服3劑後，陰中排氣減少，餘症減輕。守方續服15劑，陰中排氣消失，餘症悉除。改逍遙丸善後。隨訪3年未再發。

【按　語】陰吹係指前陰時有矢氣，多發生於經產婦女或老年婦女，病因有大便燥結，腸道不通，濁氣下降，擾於前陰，還有由於肝腎陰虧，疏泄失常所致，故治療大法以潤燥通便為主。例1乃為產後，陰道鬆弛，又加陰津不足。例2乃由吸刮宮術後，傷及正氣，邪毒感染所致，各按證施藥。例3作者李氏認為，亦有肝氣鬱滯導致氣機紊亂而成者。鬱於肝經之氣循其經脈上行故見少腹、乳房脹痛，沿其經脈泄則發為陰吹。故立法於疏肝理氣解鬱，予逍遙散化裁而獲癒。治之得法，獲效

❸　《山東中醫雜誌》，1991，(10)，「李光琰婦科疑難病治驗」，崔明。

則良。

■ **特案** 尿道排氣。常××，28歲。**❸**

【證候表現】患者自訴尿道排氣年餘。1年前患泌尿系統感染時與人口角
　　　　　致尿道排氣，劈劈作響，應用抗生素2個月餘，得以控制，
　　　　　但尿道排氣不止，用舒肝丸、八正散等效不顯。半年來月經
　　　　　延期，錯後為多，腰部沈痛，白帶質稠量多，有臭味。尿道
　　　　　排氣陣陣發作，尤以經前情緒波動及陰雨天為甚。大便不爽，
　　　　　小便微黃。刻下形體較胖，神情抑鬱，可聞劈劈陰吹聲，如
　　　　　矢氣然，舌體胖，苔黃厚膩，質乾燥，脈弦數。

【治療方法】清利濕熱，理氣行滯，佐以潤下。

【　方　藥　】萆薢滲濕湯合膏髮煎加味。
　　　　　黃柏、通草各10g，萆薢、生苡仁、赤茯苓、滑石（先煎）
　　　　　各30g，丹皮、澤瀉各15g，炒香附、青皮各18g，水煎。另
　　　　　用豬脂肪30g熬油煎亂髮1團兌服。每日1劑，水煎服。至服2
　　　　　劑，腹中瀝瀝作響，肛門連作矢氣，約1分鐘，解小便約800
　　　　　毫升後，尿道排氣嘎然而止，繼服1劑後停藥。1年後隨訪，
　　　　　月經已正常，尿道排氣未復發。

【　按　語　】陰吹症以陰道排氣多見，亦有尿道排氣者。該例屬濕熱蘊積
　　　　　於下，加之情志不遂，鬱滯而成。故用《瘍科心得集》之萆
　　　　　薢滲濕湯清利濕熱，以助下元氣化；加青皮、香附舒肝解鬱
　　　　　行滯，更用豬膏髮煎潤下滋陰益腎，引藥直達病所，藥證合
　　　　　一，故而奏效。

---

❸　《中醫婦科理論與臨床》，第192頁，「陰吹雜病的辨證施治」，王月林。

■ **案例4　陽明津枯陰吹。高×，38歲。**❷

【證候表現】患者有習慣性便秘史5年，常服番瀉葉以求暫緩。1年來發覺
　　　　　　陰道排氣，尤以經後為甚，排氣前常感少腹部墜脹不適，大
　　　　　　便後始快。曾用豬膏煎服有效。半個月來陰道排氣啾然不止，
　　　　　　伴頭暈耳鳴，五心煩熱，5天來未大便，診見：顴紅面赤，
　　　　　　手足多汗，舌尖紅，少苔，脈細數。

【治療方法】養陰潤燥。

【　方　藥　】增液承氣湯加味。
　　　　　　生地、玄參、麥冬各60g，生首烏、黑芝麻各30g，大黃（後
　　　　　　下）6g，水煎，每日1劑，2次服。3劑後大便轉潤，陰吹次
　　　　　　數減少，守方加胡桃肉30g，21劑，陰吹未作，便秘，五心
　　　　　　煩熱，頭暈諸症皆失，改用六味地黃丸善後。

【　按　語　】陽明主潤宗筋，束機關。陽明津枯，機關失束，胃氣下泄，
　　　　　　發為陰吹。故用滋陰潤燥生津法，以增液承氣充陽明津液，
　　　　　　加黑芝麻、首烏益陰以滋水源。後加胡桃肉潤腸養肺，以利
　　　　　　治節，共奏養陰生津，潤腸益肺止吹之效。

■ **案例5　肝鬱化火陰吹。孫××，38歲。**❸

【證候表現】6年前因車禍喪夫後，帶3個小孩度日，時與公婆拌嘴，情緒
　　　　　　久鬱不歡。1年前發覺前陰熱氣出，未介意。3個月來氣出如
　　　　　　冒火，有時陰痛牽動少腹，漸及脅肋，口苦、咽乾、頭痛目
　　　　　　赤，急躁易怒，月經錯前色鮮。經後陰吹不減，少腹、脅肋
　　　　　　掣痛不癒。大便不爽，小便黃，夜不能寐，曾用三黃片、黃

---

❷　同註❸。
❸　《上海中醫藥雜誌》，1991，(12)，「產後驗案四則‧二」，杜順福。

連上清丸等未效。診見：焦急病容，面紅目赤，舌質紅，苔少乏津，章門、胞門、子戶穴有明顯壓痛，脈弦細數。

【治療方法】解鬱化火潤燥。

【　方　藥　】枳殼、川芎、葛根、甘草各18g，龍膽草、梔子各10g，防風、桔梗各6g，細辛3g，白芍30g，阿膠（烊化）、龜板膠（烊化）各15g，水煎服，每日1劑。3劑後夜寐獲安，排氣痛止，陰吹減少，餘症減輕，繼進6劑，陰吹獲止，餘症盡消，脈轉和緩，苔現薄白，舌質轉潤。改用六味地黃丸，逍遙丸善後。

【　按　語　】該患者情志不舒，氣鬱化火，燥傷筋膜，宗筋失潤失濡，發為陰吹，故取枳殼解鬱行氣，舒肝活血，加白芍配甘草養陰緩急止痛，加龍膽草、梔子瀉解肝火。用阿膠、龜膠血肉有情之品以滋陰津，濡潤宗筋，共奏舒肝瀉火，養陰濡筋之效。故能使肝氣舒，鬱火解，吹自止。

■ **案例6　胞宮虛寒陰吹。何××，32歲。**[34]

【證候表現】患者訴3個月前產後觸風寒，致惡寒發熱，以解熱止痛劑，汗出熱退，但漸漸惡風惡寒，又覺少腹如扇，陰道氣出習習。用抗生素治療，症不減。1週來腰痠肢困，帶下清稀，乳汁減少，陰吹如故，刻診：神疲倦怠，形怯懶言，面萎黃，舌淡苔白，小腹中極穴周圍發涼，手足不溫，脈沈細。體溫35.6℃，血常規：血紅素85g/L，白血球4400／立方毫米，嗜中性球62%，淋巴球38%。

【治療方法】溫宮散寒，益氣養血法。

【　方　藥　】千金羊肉湯加味。
炙甘草、當歸、川芎、白芍、熟地、荊芥穗、艾葉各10g，

肉桂、乾薑各15g，製附子6g，羊肉60g。文火燉煎，待肉熟湯成，頻服，2日1劑。另囑以蛇床子30g、枯礬10g，為極細末，蜜丸彈子大，納戶中。二診述：用上法服藥3劑，納藥1次，覺腹中腸鳴，滿腹溫熱，漬漬汗出，陰吹若失，精神頓爽，飲食有增，停陰道坐藥，守上方湯藥6劑後，面色轉紅，乳汁增多，脈亦緩和。體溫36.4℃，血紅素100g/L，白血球5500／立方毫米，嗜中性球68%，淋巴球32%。囑用紫河車一具合羊肉生薑適量做餃子食療。

【按　語】衝為血海，任主胞宮。產後感寒，治不如法，寒傷衝任，氣機逆亂，衝和之氣不能依時而上，陰寒之邪下趨陰戶，發為陰吹。故用千金羊肉湯，以羊肉溫養氣血，乾薑肉桂入裏散寒，甘草益氣，當歸、川芎、白芍、熟地養血。加艾葉、附子助薑桂以暖宮散寒，以芥穗疏風散寒。合以溫裏暖宮，散寒養血，使衝任得以溫養，氣轉衝和，陰吹自止。

■ **案例7　中氣虛損陰吹。陳××，44歲。**❸⑤

【證候表現】患者脾胃虛弱，納少，便溏。3個月來時感氣體自陰道排出，時有時無，時甚時微，未介意。10天來發作時陰道煽燃而痛，涼氣有加，伴頭暈昏沈，四肢倦怠，神疲嗜臥，少腹墜脹，滿悶不適。雖用抗菌素療效不顯，求診於中醫。診見：患者面色萎黃，神疲怯冷，脈微細，舌淡苔薄。血紅素90g/L，血壓12/8kPa。

【治療方法】補益中氣，健脾胃。

【方　藥】補中益氣湯加味。

黨參、茯苓、澤瀉、牡蠣（先煎）各30g，黃芪60g，焦白朮、

當歸、升麻、柴胡、甘草各15g，砂仁、白蔻（後下）各6g，
水煎每日1劑，煎3次，分3次空服。3劑後，病人感精神爽然，
陰吹發時未感涼痛，腹墜脹滿減。守方10劑，陰吹未再作，
予補中益氣丸與十全大補丸善後，半年後檢查血紅素110g/
L，血壓14/10kPa。

【按　語】陰吹之症有因中氣虛損，氣不能循常道而行，旁走陰戶而致
　　　　　者。該案即屬此型。故用補中益氣湯補中氣益脾胃，使氣機
　　　　　健運，升降有序。加茯苓、澤瀉利水濕，使脾不為濕困，清
　　　　　氣得升。加牡蠣收濕氣，澀精微，使精氣相保，濁走濁道，
　　　　　不犯奇恒之腑。氣機氣道暢通，清濁之氣各循常道，陰吹自
　　　　　不再作。

第九節　外陰損傷

　　【提要】外陰損傷係意外跌撞造成婦女外陰破損出血之症，臨床不
為罕見。依其損傷程度不同可分為皮下出血和組織破裂之外部出血，前
者可呈現皮下瘀斑或皮下血腫，後者出血依破損深淺不同可呈少許滲血
或多量大出血，若延誤治療可造成失血性休克甚而危及生命。治療時必
須查明原因及具體破損部位及程度，凡損傷深，持續出血不止者可採用
手術縫合法，若是皮下出血有血腫形成，則可切開清除血腫，縫紮止血，
其他少許滲血形成瘀斑可用藥物消散促進吸收。

㈠療法綜粹

1.內治法

　　以活血通絡為主。藥用丹參30g、地龍9g、絡石藤15g、梔子9g、劉
寄奴15g、血竭3g、荊芥9g、當歸尾12g、製軍6g、地榆15g、三七粉3g，

水煎服，每日1劑。

2.外治法

　　丹參30g、丹皮12g、木瓜15g、歸尾12g、赤芍15g、梔子9g、紅花9g、皂刺9g、地龍9g、荊芥穗9g、茜草15g、透骨草15g、川牛膝30g、製乳香、製沒藥各6g，水煎外洗，藥渣濾後裝紗布包濕熱敷損傷處，日1～2次。活動性出血時勿用熱藥洗敷，待冷用之。

(二)驗　案

■ **案例** 裴××，28歲。❸❻

【證候表現】患者近日不慎磕傷外陰，羞於啟齒，強忍疼痛，未及時治療，局部腫痛日增，難以忍受。查外陰自陰唇及陰阜以上青腫灼熱，疼痛拒按，腫勢漸及臍下，起坐轉側不得，伴發熱，納差，便結。舌紅苔薄，脈弦略數。

【治療方法】活血化瘀，清肝解毒。

【　方　藥　】內服方：柴胡、當歸尾、炮山甲、桃仁泥、生大黃、梔子、龍膽草各10g，金銀花15g，升麻、甘草各3g，紅花、防風各5g，水煎2次，每日1劑。

熏洗方：蘇葉、蘇木、當歸、赤芍、白芷、白蘞、海桐皮、透骨草各10g，蓮鬚蔥10根，水煎熏洗腫痛處，日3次，外敷定痛膏（芙蓉葉6g，紫金皮、獨活、生南星、白芷、當歸、赤芍各15g，肉桂9g，共研細末，醋調糊狀），日換3次。治療3天腫痛大減，飲食亦進，再以上方治療5天腫消痛微，已可下床，遂以內服方去大黃、銀花、防風，加白芷10g，製乳香、製沒藥各5g；洗方去白蘞，加紫荊皮10g；敷前停用，

共治療用藥18天告癒。

【按　語】女性會陰部位血管甚為豐富，損傷極易出血形成血腫，本例
　　　　　即屬此類。治療以復元活血湯（《醫學發明》：柴胡、當歸、
　　　　　天花粉、桃仁、紅花、炮山甲、大黃、甘草）袪肝經瘀血，
　　　　　疏通經絡，佐膽草梔等清瘀熱，更輔以外治，使腫消痛止，
　　　　　獲效甚捷。

第十節　吊陰痛

　　【提要】本病以陰中不時掣痛，可痛引乳房、小腹為主症。可發生
於經期或任何時間，呈陣發性發作。有如筋脈從陰部吊至乳上，故名。
病因以七情所傷為主，肝氣鬱滯，衝脈裏急氣逆而致絡脈失暢，故時發
吊痛，臨床又常發於交合之時，亦因於氣機滯澀引起。

(一)療法綜粹

1.內治法

　　(1)疏肝理氣佐以活血通絡法。藥用柴胡9g、郁金5g、枳殼12g、杭芍
15g、赤芍15g、香附12g、川楝子12g、當歸9g、川芎6g、桃仁9g、地龍
9g、茜草12g，水煎服。

　　(2)滋陰疏肝法。藥用生地12g、山萸肉9g、丹皮9g、澤瀉9g、旱蓮草
24g、女貞子9g、玄參12g、柴胡9g、香附12g、青皮9g、枳殼12g、杭芍
15g、元胡12g、石斛12g，水煎服。

2.外治法

　　(1)敷貼法：鹿銜草、仙靈脾、覆盆子各等分，共研細末，蜜調為膏，
塗敷陰中。適用於腎陰虧虛型。（選自《新中醫》，1983，(3)：39）

　　(2)熏洗法：

當歸15g、赤芍15g、首烏15g，水煎頻洗陰部，每日1～2次。適用於氣血不足者。(選自，《中西醫結合雜誌》，1984，(4)：207)

歸尾12g、紅花9g、枳殼15g、青皮9g、皂角刺9g、川楝子12g、透骨草15g、橘核12g、車前草15g、梔子9g，水煎洗陰部，日1～2次。適用於肝經氣滯吊痛裏急者。(筆者經驗方)

(二)驗　案

■ **案例**　於××，35歲。●

【證候表現】患者自覺下腹部鈍痛3年，近2個月來時有陰道內拘急抽掣疼痛，痛則難以忍受。另覺少腹有氣上竄至兩乳間，疼痛連及胸脅，而後腹中腸鳴氣竄，前陰下墜挺出，待矢氣後，疼痛方可緩解。每日發作3～5次不等，每次持續5～7分鐘，痛後如常。平日大便燥結，月經規則，量色質均正常，查體：形體發育中等，腹部平軟，舌質黯紅有瘀斑苔薄黃，脈弦滑數。婦科檢查：宮頸光滑，後唇紫藍色，子宮後傾，大小正常，觸痛明顯，附件左側捫及胡桃大質軟之包塊，有壓痛；右側條索狀增厚，壓痛。西醫診斷：慢性盆腔炎，中醫診斷：吊陰痛。

【治療方法】疏肝瀉熱，活血化瘀，理氣止痛。

【　方　藥　】桃仁承氣湯加減。

桃仁、桂枝、川朴各15g，大黃、青皮、甘草各10g，敗醬草25g，每日1劑，水煎服，7劑後月經來潮，血量中等，色紫無塊，腰腹痛較前明顯減輕，雙下肢有脹感，陰中拘急抽痛基本緩解，每日僅發作1～2次，痛勢亦明顯減輕，繼服前方，

經行5天，腹微脹不痛，陰中抽痛已消失2天，原方加薏米15g，以健脾益氣除濕，鞏固善後。

【按　語】吊陰痛乃因肝氣鬱結日久化熱，滯於肝經少腹。血行受阻而成氣滯血瘀，故病發上症，治法以疏肝理氣為主佐以化瘀清熱，與常法溫散不同，係因證而藥，靈活施治之例。

第十一節　陰部搔癢

【提要】陰癢是一個症狀，可見於多種外陰、陰道等疾病，還有見於糖尿病，慢性外陰營養不良等病變。西醫稱「外陰搔癢症」。中國醫學多認為由濕熱生蟲，蟲蝕陰中所致。此外也可由肝腎虧虛，血虛風燥所致者。

(一)療法綜粹

1.內治法

(1)濕熱蟲蝕者以清熱解毒利濕止癢為主。藥用蒲公英15g、膽草9g、炒梔子6g、生苡仁30g、茵陳12g、車前子9g、赤苓15g、小薊12g、白蘚皮15g、海桐皮12g、飛滑石15g、虎杖12g，水煎服。

(2)陰虛火旺者以滋陰清熱瀉火潤燥止癢為主。藥用生地15g、玄參15g、沙參12g、天麥冬各9g、石斛12g、旱蓮草24g、黃柏6g、梔子6g、當歸12g、柏子仁12g、地膚子15g、鈎藤9g、防風9g、五味子6g，水煎服。

(3)血虛化燥者以養血潤燥祛風止癢為主。藥用當歸12g、川芎6g、杭芍15g、枸杞子12g、首烏15g、生熟地各12g、火麻仁12g、柏子仁12g、潼蒺藜9g、地龍9g、白蘚皮12g，水煎服。（均為筆者擬方）

(4)老婦陰癢者，藥用車前子（包）、白芍、酒當歸、生地、車前草、川楝子、海螵蛸晚蠶砂、炒皂角子（包）各10g，杏仁、薏苡仁、酒大黃

各6g，醋柴胡、龍膽草、酒川芎各5g，甘草3g、細辛1.5g，每天1劑，水煎分3次服。(選自《性科病症中醫治療良方》)

2.外治法

(1)濕熱蟲蝕者，藥用苦參30g、蛇床子15g、黃柏15g、龍膽草15g、石葦15g、小薊12g、土茯苓30g、鶴虱15g、紫荊皮15g、地膚子15g、冰片1.5g，水煎外洗。

(2)陰虛火旺者，藥用生地15g、首烏藤15g、玄參15g、黃柏15g、野菊花15g、車前草15g、木通9g、當歸尾12g、赤芍15g、苦楝根皮15g、冰片1.5g，水煎外洗。

(3)血虛化燥者，藥用當歸12g、川芎9g、丹參30g、丹皮15g、玄參15g、薏仁30g、杭芍15g、荊芥9g、防風9g、仙靈脾12g、車前草15g、茜草15g，水煎外洗。

(4)老婦陰癢者，藥用蛇床子、百部各30g，花椒15g，煎湯熏洗外陰部，每日1劑。(與內服方中第4方同時應用，來源亦相同)

(5)偏方：苦杏仁100g、麻油450g、桑葉150g，先將杏仁炒乾研粉，用麻油調成稀糊狀。用時將桑葉加水煎湯沖洗外陰、陰道，然後用杏仁油塗擦，每日1次，或用帶線棉球蘸杏仁油塞入陰道，24小時後取出，連用7天。適用於風熱濕邪侵襲陰部，鬱久化熱生蟲者。(選自《男女病奇效良方》)

(二)驗　案

■ 案例1　外陰奇癢。許××，40歲。**③**

【證候表現】患者外陰搔癢3年餘。帶量不多，數次分泌物塗片鏡檢均陰性。奇癢，夜間尤甚，難以忍受，須熱水燙後方可安靜片刻。

③ 《中醫雜誌》，1991，(9)，「二仙湯在皮膚科的應用‧女陰搔癢症」，潘兵。

婦查：外陰未見原發皮損，有抓痕和血痂，皮膚粘膜肥厚呈
苔蘚樣變。月經紊亂，心煩少寐，舌紅苔薄，脈細數。

【治療方法】滋補肝腎，養血調衝，祛風潤燥。

【　方　藥　】仙茅12g、仙靈脾12g、當歸9g、知母9g、黃柏9g、熟地12g、
女貞子12g、胡麻仁12g、烏梢蛇9g、甘草4.5g，水煎服，每
日1劑。藥進14劑，陰癢減輕，再進14劑癢除，再10劑以鞏
固療效。

【　按　語　】女子外陰由肝腎所主，肝腎精血不足陰器失濡，血燥生風而
作癢，陰虛則肝旺更見心急煩躁，夜寐不寧，則陰癢更甚。
治以滋補為先，少佐以清降平鎮之品，有益於止癢寧心，此
法亦適用於經事已絕天癸枯竭所致之老婦陰癢。至於肝膽濕
熱，黴菌等所致之陰癢帶下黃濁者，治當別論。

■ 案例2　少女陰癢。丘×，11歲。❸❾

【證候表現】患者診前適值夏季，常游泳，近10天來外陰搔癢，入夜加劇，
坐臥不寧，睡難入寐，曾用高錳酸鉀溶液沖洗多次，效果不
佳，查外陰潮紅，有少許紅色丘疹，苔薄白，脈弦細。

【治療方法】清解燥濕止癢。

【　方　藥　】⑴內服：土茯苓20g、忍冬藤20g、夜交藤20g、山藥15g、檳
榔5g、生甘草6g，水煎服，日1劑。
⑵外洗：蛇床子30g、大功勞葉6g、枯礬10g，水煎乘溫熱熏
洗陰部，日2次。
用藥3天再診陰癢大減，入寐安寧，外陰潮紅基本消失，再
用上藥3天，內外併用，三診諸症皆除。再用3天以圖根除，
再2個月後檢查療效鞏固。

❸❾　同註❸。

【按　語】本案為少女陰癢，腎氣天癸未成熟，又加邪毒外侵，導致陰部蘊熱作癢，治法得當，內外併用更獲顯效。

第十二節　外陰變白

【提要】本病以外陰呈局部或彌漫性皮膚粘膜變白，組織乾燥，肥厚變硬，皸裂伴局部搔癢或疼痛為特徵。西醫稱「慢生外陰營養不良」，屬中醫「陰癢」範疇。與肝腎精血虧虛或脾虛失運，水濕停聚，遏阻經絡氣血，以致陰器失榮而漸呈枯白姜硬。當病理診斷無上皮非典型增生者，可用藥物治療觀察。治療總以滋養疏通為主，絕非只用清利燥濕可獲全效。

(一)療法綜粹

1.內治法

⑴陰精虧損型，以滋養填精為主。藥用生熟地各12g、沙參15g、天麥冬各12g、當歸9g、川芎6g、龜板膠（烊化）12g、阿膠（烊化）12g、柏子仁12g、紫河車15g、丹皮12g、地龍9g，水煎服，日1劑。

⑵血虛風燥型，以養血驅風為主。藥用全當歸12g、川芎9g、赤白芍各15g、大熟地12g、鱉甲12g、阿膠12g（烊化）、太子參30g、黃芪30g、首烏15g、防風9g、白蘚皮15g，水煎服，日1劑。

⑶濕熱下注型，以清利解毒燥濕止癢為主。藥用茵陳12g、梔子9g、生苡仁30g、赤苓12g、連翹12g、蒲公英12g、天葵子9g、白果9g、芡實9g、地膚子15g、車前草12g，水煎服，日1劑。（均為筆者經驗方）

2.外治法

⑴坐浴法：

仙靈脾15g、蛇床子15g、苦參15g、野菊花15g、川椒12g、白芷12g，

日1劑，水煎熏洗。

苦參60g、白蘚皮30g、蛇床子30g、香艾葉30g、九里光120g、生白礬（後入）15g，每日1劑，水煎去渣熏洗早晚各一次。

銀花、五倍子、紅花各30g，黃連15g，癢甚者加白蘚皮30g；合併滴蟲黴菌感染者加百部、鶴虱各30g；潰爛癢甚，帶量多臭穢者加蒲公英、魚腥草各30g，黃柏15g；外陰粗糙皸裂者加雞血藤、益母草各30g，玄參15g，水煎熏洗並濕熱敷，每日1劑，日2次。

⑵塗擦法：

黃連15g、黃芩15g、紫草15g、白花蛇舌草15g、黃柏30g、硼砂30g、枯礬30g、珍珠粉1.2g、冰片3g，上藥共為細末，塗於患處。

仙靈脾100g、魚肝油軟膏適量。將仙靈脾研極細末，與魚肝油調勻，塗擦於患處，日塗2次，塗前清洗外陰。（均選自《女病外治良方妙法》）

外塗方1號：血竭18g，輕粉、枯礬、硇砂各3g，麝香1.5g，共為細末，黃柏、蛇床子、木賊各60g，加水1000毫升，文火煎30分鐘倒出藥液，如法煎3次，3次藥液混合，煎煮濃縮為200毫升，加入藥末調勻。

外塗方2號：血竭、輕粉、象皮、蟾酥、冰片各3g，共為細末，仙靈脾60g，黃柏45g，丁香30g，用蓖麻油400毫升浸泡48小時將藥煎炸至冒煙後離火，待溫濾渣，藥油加入前藥末調勻。

外塗方3號：黃柏、蛇床子、仙靈脾各30g，血竭、輕粉、枯礬各5g，冰片、樟丹各3g，共為細末，用蓖麻油200毫升調勻。

⑶火針點刺合藥物穴位封閉：

①濕熱型：常規消毒外陰後，用三棱針或8號注射針頭於酒精燈上燒紅，從陰阜開始於白變區和正常皮膚交界處順時針每隔1.5公分快速點刺1圈，雙小陰唇從陰蒂開始向下每隔1公分，如法點刺至會陰部，以刺破表皮為度。白變區域每隔1.5公分如法點刺，下次火針點應錯開前次部位，點刺後於每側白變區上外緣1公分處，針尖向下以30度角針刺進針，

每側皮下緩慢注入復方丹參注射液1毫升，聚肌胞2毫克。每側白變區下緣1公分處針尖向上，如法注入干擾素1.5萬單位，會陰、曲骨穴進針深度約2公分，各注入1萬單位，每晚以溫水清洗外陰後，塗用女陰營養不良1號或3號。

②虛損型：清洗陰蒂包皮內，陰蒂腳部脫屑，上兩部火針點刺除同上型外，另每部各多點刺3～5針。本型應點刺深達皮下組織，疼痛不耐者可外塗利多卡因，餘法同上型；白變區域上緣同前法，每側注入聚肌胞2毫克，維生素B6 12.5毫克、維生素B12 50毫克，干擾素封閉同濕熱型，外塗營養不良2號或3號方。

③虛實夾雜型：視病情火針點刺、穴位藥物封閉及外塗藥物1～3號交替使用。各型治療5天1次，10天為1療程，間隔1個月再重複下一療程；治療期間每天用外塗藥1次，休息期間每隔10天外塗藥10次。醫者用上法共治479例，基本治癒率91.7%，總有效率100%。（選自《中醫婦科理論與臨床》）

(二)驗　案

■ 案例1　外陰變白作癢乾澀。殷××，35歲。❹

【證候表現】患者外陰癢痛已8年，於5歲時曾患重症外陰炎，經治好轉。8年前開始外陰癢痛，多方治療未效，婚後2年內未孕，陰部癢痛不止，分泌物較少，月經週期正常，經期腹痛，量多夾塊，外陰逐漸萎縮，局部皮膚逐漸變白，平素易急躁，頭暈，陰道分泌物極少，性生活困難，舌質紅，脈沈細。西醫診斷：外陰白色病變。中醫辨證：肝腎陰虛。

【治療方法】滋補肝腎。

❹ 同註❶。

【方　藥】五子衍宗丸合得生丹加減。

覆盆子12g、菟絲子12g、枸杞子9g、車前子9g、五味子9g、柴胡4.5g、木香3g、當歸9g、益母草9g、蒲黃9g、五靈脂9g。服藥12劑後已妊娠，但不慎流產，隔1年餘後又就診，外陰癢痛未除，某醫院進一步檢查診斷同前，再擬下方：覆盆子12g、菟絲子12g、枸杞子9g、車前子9g、五味子9g、桑寄生15g、炒山藥15g、仙靈脾12g、仙茅9g、牛膝9g，5劑後外陰乾枯好轉，陰道分泌物增加，外陰皮膚變軟，癢痛大減，上方長服，2個月後再診時又已懷孕，伴腰痛，腹痛，擬下方：黃芪15g、焦白朮12g、山藥15g、桑寄生9g、杜仲12g、川續斷12g、炙草6g、菟絲子6g、炒棗仁9g、五味子9g、藿香9g、陳皮6g、黨參9g，服藥30劑，至足月剖腹產一男嬰，產後1個月餘追訪外陰乾枯較前又有好轉，白色病變未再發展。

【按　語】本案外病為標，內病為本，證屬肝腎陰虛，陰器失養，孕育不能，故滋補肝腎，填精補髓為主，方選五子衍宗丸合得生丹化裁，待精血漸充之時輔加溫補之二仙等，以增強肝腎之功能，陰陽雙補，故而既改善了外陰乾癢病變又使經水調勻而妊孕成功。該病西醫稱外陰白色病變或慢性外陰營養不育。係指一組女陰皮膚粘膜營養障礙而致的組織變性及色素改變的疾病。中藥治療之效果在一定程度上確優於西藥。

■ **案例2　外陰變白併紅腫乾痛。邱××，21歲。**[41]

【證候表現】患者外陰搔癢難忍，睡時更劇，奇癢不堪，不能入睡。婦查：外陰有紅腫、局灶性白色病變區，小陰唇粘膜變厚變白，皮膚乾燥，彈性差，曾用中西藥物治療無顯效。舌淡紅，苔薄

[41] 《湖北中醫雜誌》，1980，(1)，「女陰白斑症驗案三則」，沈仲理。

黃，脈弦細略數。

【治療方法】清利濕火。

【　方　藥　】(1)內服方：蘇甲馬鞭散。（自擬方）蘇木15g、炙鱉甲15g、生地30g、馬鞭草15g、龍膽草9g，共研細末，每日3次，每次3g。

(2)外用方：

①外敷方：爐甘石30g、密陀僧12g、龍骨9g、枯礬6g、石膏9g、炮山甲6g、飛滑石15g、製南星9g、肥皂莢9g（去子筋），共研細末，用麻油或凡士林調勻，於坐浴後擦於患處，開始時日用2～3次，症狀好轉後日用1～2次。

②外洗方：鶴虱30g、苦參15g、蛇床子15g、野菊花15g，水煎濾汁入盆內坐浴，先熏後洗，嚴重者可加入鮮豬膽汁一枚與藥汁攪勻，每日2次，1個月為1療程。

按上3方用藥，初用外敷方時因藥物刺激疼痛，而時用時停，後囑患者用藥的重要性時即堅持，並漸能忍受以至不痛，經治3個月白色病損消退，搔癢亦完全平息而癒。

【　按　語　】本例為青春期女陰白色病變，係陰虛肝旺之體，肝經濕火循經下注外陰所致。故病初局部有紅腫，繼而表皮增厚或乾燥變白，奇癢或觸痛，可伴有濕疹、潰瘍或帶下色黃有腥味，大便乾燥，小便短赤等症，治則以養陰涼血，清肝瀉火為主，方用龍膽瀉肝湯，如為營分有熱者可用清營湯加減，或蘇甲馬鞭散。本案例病屬初期，為肝經濕火下注，故用自擬蘇甲馬鞭散內服，再加外用兩方藥，內外合治，奏效良好。若遇有外陰乾枯皸裂者，可加用蛋黃油外擦以潤之。蛋黃油製法：熟雞蛋不拘多少，取用蛋黃，置燒熱之麻油少許中，文火熬之，約30～45分鐘，鍋底有膠樣即可裝瓶備用。

第十三節 白塞氏綜合徵

【提要】本病以眼、口、生殖器損害的徵象為主，故稱眼─口─生殖器綜合徵，病因尚未明確，有病毒感染，自體免疫及凝血學說，目前多傾向於是脈管炎或膠原疾病的一種表現，屬中醫「狐惑」病範疇。生殖器損害可發生於大小陰唇，子宮頸或陰道，並可見於陰股皺襞、肛門、會陰等部位。中醫認為本病係因濕熱蟲毒所致，名為「陰蝕」。

㈠療法綜粹

1.內治法

⑴正虛不能托毒外出者，擬益氣養血，滲利濕濁為主。藥用太子參30g、黃芪30g、炒山藥12g、雲茯苓12g、炒苡仁30g、陳皮6g、當歸9g、丹參30g、杭芍15g、鹿角霜12g、黃連3g、白蔻6g、車前子（包）9g，若體虛甚潰瘍不斂者，用紅參10g，另煎兌服。每日1劑，水煎服。（筆者經驗方）

⑵病久寒熱錯雜（瀉火治療反加重）久不癒者，以溫陽補氣為主。藥用黨參、白朮、乾薑、製附子、肉桂、黃連、川椒、烏梅各10g，水煎服。（《眼─口─生殖器綜合徵──中醫醫案八十例》）

⑶肝膽濕熱潰瘍膿水淋漓灼臭者，以清瀉肝膽濕熱為主。藥用膽草12g、萆薢12g、蒼朮9g、黃柏6g、苡仁15g、赤芍15g、丹皮12g、澤瀉9g、滑石15g、土苓30g、通草6g、野菊花15g，水煎服。（筆者經驗方）

2.外治法

⑴用苦參（原方1升）水煎去滓，熏洗陰部。（選自《金匱要略》）

⑵煨珍珠5g、黃柏15g、青黛10g、雄黃10g、兒茶5g、冰片1g，共研細末，外敷於潰瘍處，也可裝入膠囊，每粒0.25g，清洗外陰後納入陰中，

每日早晚各1次，治療陰道粘膜潰瘍。(《遼寧中醫》，1977，(1))

3.內外治合法

⑴紅參6g、黃芪30g、甘草10g，濕熱重者加車前子、茯苓、黃芩、黃柏、虎杖。每日1劑，水煎2次，混合藥液分3次服用。藥渣局部熱敷。(選自《女病外治良方妙法》)

⑵黨參、白朮、茯苓、黃芪、山藥、廣陳皮、半夏、苡仁、雞內金、炙甘草各15g，水煎服，同時用陳艾葉、黃藥子、白礬水煎外洗。(選自《湖南新醫藥雜誌》，1980，(5))

(二)驗　案

■ 案例1　姜××，35歲。❷

【證候表現】患者婚後發現口腔及外陰潰瘍，反覆發作已2年，(81年結婚，至83年5月求診) 經西醫治療不癒。診為「白塞氏綜合徵」，用糖皮質激素、免疫抑制劑治療效果不佳。舌苔黃膩，脈濡數。

【治療方法】利濕解毒。

【　方　藥　】當歸、茵陳、虎杖、白朮、貫眾各30g，防風、羌活、黃芩、豬苓、澤瀉、蒼朮、葛根、苦參、知母各15g，升麻、甘草各10g，水煎，每日1劑，分3次服，15劑為1療程。
同時配合外洗，用仙鶴草、虎杖、龍骨、鶴虱、苦參各20g，五倍子、雄黃各10g，枯礬、冰片各2g，水煎每日1劑，熏洗2次，每次10分鐘，1個療程後病告痊癒。

【　按　語　】本文經西醫確診後共治24例，治癒16例，好轉4例，無效4例，

---

❷ 《四川中醫》，1995，(3)：35，「當歸拈痛湯加味治療白塞氏綜合徵」，孫永安等。

總有效率83.3%，作者認為濕熱型療效尤佳，有效率為90%。

■ **案例2　王××，33歲。**❹

【證候表現】患者每於經期即發口腔潰瘍病與陰唇潰瘍，交替出現已2年
　　　　　　餘，屢用清熱利濕之劑而劇。局部觸痛，表面有灰白色滲出
　　　　　　物，頭暈目眩，體倦神疲，大便微溏，食納不佳，舌苔薄白，
　　　　　　脈弦細。

【治療方法】健運中焦，內外兼施。

【　方　藥　】內服方：黨參12g、白朮10g、茯苓12g、炙甘草15g、法半夏
　　　　　　5g、廣陳皮5g、黃芪10g、山藥12g、苡仁12g、雞內金3g，
　　　　　　水煎服，日1劑，連服20劑。

　　　　　　外洗方：陳艾葉30g、菟絲子20g、白礬3g，水煎熏洗外陰。
　　　　　　再診時觸痛減輕，滲出液減少，食納增加，易汗出，夜寐不
　　　　　　寧，體倦。內服方去苡仁、雞內金，加白芍10g、山萸6g、
　　　　　　女貞子15g、旱蓮草10g、龍齒12g、牡蠣12g、浮小麥10g、
　　　　　　大棗5個。連服10劑來三診，口腔潰瘍已癒合，陰唇潰瘍面
　　　　　　縮小，頭暈消失，汗出減輕。繼用上方加黃精12g，外用方
　　　　　　同前。服完25劑，患者精神恢復，口腔與陰唇潰瘍痊癒。追
　　　　　　訪半年，療效穩定。

【　按　語　】本案作者以辨證施治為核心，依證施藥，謹守病機，環環入
　　　　　　扣，主要以健運脾氣，溫中化濕，兼以養陰安神，固表止汗，
　　　　　　使機體再建陰陽平衡。

---

❹ 《湖南醫藥雜誌》，1980，(5)，「狐惑病・舌白斑治驗」，劉炳凡等。

■ **特案** 急性外陰潰瘍。王××，37歲。**❹**

【證候表現】患者因外陰乾澀不適3天，疼痛1天於1993年5月3日急症入院。1週前因家務事惱怒，3天前感外陰部乾澀不適，下墜。5月2日下午外陰疼痛，自覺惡寒發熱，夜間測體溫37.5℃，未服藥。5月3日以「急性外陰潰瘍」收入病房。入院時述外陰澀痛嚴重，行走不便，排尿時加劇，無惡寒發熱，納差，小便量少，色黃，大便乾，3～4日一行。以往無口腔及外陰潰瘍史。查舌黯紅，苔薄黃，脈弦滑。口腔無潰瘍，肢體無結節性紅斑，淺表淋巴結無腫大。婦科檢查：雙側小陰唇腫脹，內側面共有5處潰瘍，大者約1×1公分^2，小者約0.2×0.2公分^2，深約0.3公分，表面有許多灰黃色膿苔，不易剝離，觸痛甚。陰道分泌物不多，粘膜無充血及潰瘍，宮頸、子宮、附件均無異常。查血、尿常規正常。

【治療方法】清熱解毒，內治外治結合。

【　方　藥　】內服五味消毒飲合龍膽瀉肝湯加減：金銀花30g、野菊花15g、地丁15g、山梔6g、車前草15g、澤瀉12g、生地12g、柴胡9g、丹皮9g、生麥芽30g、白芷12g、浙貝9g、生甘草6g，水煎服，日1劑。外洗方：銀翹紅醬解毒湯加減：金銀花30g、連翹15g、敗醬草15g、赤芍15g、丹皮12g、紫草15g、黃柏9g、土茯苓30g、蒲公英15g。紗布包裹，置盆中加涼水多半盆，浸泡60分鐘後，煮沸，文火再煎20分鐘，待水溫35℃而坐浴，每晚1次，日1劑。同時，每日消毒外陰，清除潰瘍表面膿苔，用無菌乾棉球拭乾潰瘍表面，敷桂林西瓜霜噴劑。治療3天後，食慾轉佳，小便不黃，外陰疼痛明顯減輕，小

陰唇腫脹已消，潰瘍面積縮小並變淺。因大便仍乾，内服方中加大黃9g以瀉熱通便，效佳。5月12日，3處小潰瘍已癒合。5月17日因月經來潮，停用所有藥物，21日經量已很少，僅最大一處潰瘍未癒，但已表淺，無觸痛，表現無膿苔，繼用桂林西瓜霜外敷，23日潰瘍癒合出院。

【按　語】起於暴怒之後，肝火橫逆，木乘脾土，脾傷濕壅。肝熱脾濕，循經下注陰戶，進而化為熱毒。熱毒熾盛，腐蝕肌肉而致陰部潰爛。此時以熱毒熾盛為主，濕熱之邪尚存，而肝火之徵已少。故方中以清熱瀉火的金銀花、連翹、蒲公英、野菊花、山梔為主藥，輔以澤瀉、車前草清利肝經濕熱，用一味柴胡疏肝理氣。配合中藥水煎坐浴及桂林西瓜霜外敷，使全身症狀很快得以改善，局部潰瘍迅速癒合而告痊癒。

第十四節　外陰尖銳濕疣

【提要】該病現被認為是主要的性傳播疾病之一，又稱性病疣，60%是通過性交傳播，由人乳頭狀瘤病毒的6、11型為主或16、18型感染所引起。近年有研究表明其與下生殖道癌的發病有關，已引起廣泛的重視，以20～30歲年輕婦女多見。好發於外陰部、大小陰唇、陰蒂、肛門周圍。約30%可同見於陰道和宮頸，12～34%合併其他性傳播疾病，如淋病等。反覆發作者應防其惡變。病灶呈乳頭狀疣，質柔軟，表面濕潤，為粉紅色、暗紅或灰色，或感染潰爛。可散在，漸增大或互相融合成雞冠狀或菜花樣團塊。

㈠療法綜粹

1.內治法

⑴馬齒莧60g，板藍根30g，紫草根15g，生苡米20g，大青葉30g，赤芍、紅花各15g，水煎服，每日1劑。

⑵龍骨、牡蠣各24g，靈芝30g，當歸、郁金、赤芍、牛膝、雞血藤各9g，紅花6g，山甲12g，水煎分3次服，每日1劑，7～8劑為1療程。(均選自《性科病症中醫治療良方》)

2.外治法

⑴坐浴法：

板藍根30g、木賊30g、大青葉15g、連翹12g、公英30g、百部12g。水煎去渣坐浴,併用紗布或軟巾蘸藥液填塞陰道內。每2～3分鐘更換1次，連續30分鐘，每日1～2次，每劑中藥可連用3～4天。(按：筆者認為以每日1劑為妥)

大青葉、山豆根、丹皮各30g，赤芍、莪朮各20g，地膚子、枯礬(後下)各15g，水煎坐浴。合併滴蟲者加百部15g，合併黴菌者加冰片(後下)3g，合併感染者加連翹15g、黃柏10g，合併潰瘍者去枯礬，淋菌者加用青黴素或慶大黴素肌注。(選自《女病外治良方妙法》)

白花蛇舌草30g、土茯苓30g、苦參30g、香附12g、木賊15g、生薏仁30g，水煎每日早晚熏洗患部，若陰道濕疣者可用消毒帶線棉球蘸上藥液陰道塞納，2小時後取出，醫者用此法治療32例，痊癒28例，好轉2例，無效2例，總有效率93.75%。(選自《中醫婦科理論與臨床》)

⑵塗擦法：

鴨膽子仁浸泡在花生油中備用。用時以此油點塗擦患處。

蒼朮、黃柏、大黃各60g，白蒺藜30g，木賊15g，青黛、梅片各9g，共研細末裝瓶備用,用時取藥末適量塗擦患處,每天2～3次,7天為1療程。

生石灰1塊約鴨蛋大，大蒜汁10毫升，麻油20毫升，將石灰加水500毫升浸泡，取澄清液100毫升，兌入大蒜汁、麻油即成。治療時常規消毒局部，局麻下行疣體基底部廣泛切除術。術後以棉籤蘸上述藥物塗擦，每日5～6次，直至創面結痂後脫痂為止。

⑶火烙法：

火燒鉻鐵，分次烙灼患處贅疣，一般3～5次可根治。術後可配合坐浴。（均選自《女病外治良方妙法》）

㈡驗　案

■ 案例1　巍×，26歲。❹

【證候表現】患者訴外陰及肛門起疹，搔癢半個月餘。發病前有不潔性交史，隨後自覺陰部搔癢，大陰唇內側起針尖大小淡紅色疹，用高錳酸鉀液清洗多次未癒。近來丘疹增多並加大，漸融合疊起，並有特殊氣味。檢查：外陰陰唇內側及尿道上方可見黃豆粒大小贅生物數十枚。表面呈乳頭樣，潮濕並輕微糜爛，滲出混濁惡臭的分泌物。肛周有類似皮損，呈環條狀分佈。舌質紅，苔黃厚膩，脈弦滑。診斷：尖銳濕疣。

【治療方法】清利濕熱解毒。

【方　藥】內服金錢草湯：金錢草30g、車前草10g、皂刺10g、土苓30g、金銀花30g、連翹10g、夏枯草10g，水煎服，每日1劑，連服10劑。外敷濕疹散：代赭石40g、枯礬5g、冰片5g，共研細末，裝包備用。用時以茶水調為糊狀，敷於患處，或直接撲於局部，每日2次，直至痊癒。

用藥10天後再診見皮損消退90%以上，表現趨於乾燥，無渾

濁惡臭分泌物，自覺微癢不適。舌紅，苔薄黃，脈弦數。繼前法繼續治療7天後再診，皮損全部消退，自覺症狀消失告癒，隨訪2個月餘未復發。

■ **案例2** 患者××，22歲，未婚。有性生活及人工流產史。**㊻**

【證候表現】患者就診前半個月覺外陰不適，自己觸及一贅生物，西醫診為「尖銳濕疣」，遂刮除病變組織。5天前發現原患處又長出一贅生物，並伴白帶量多異常，色黃而臭。婦科檢查：外陰已婚未產式，於陰道口粘膜與皮膚交界處見一贅生物，呈鋸齒狀，如葵花子仁大，無觸痛。陰道分泌物多，色黃而臭，沖洗陰道後見右側上1/3處有米粒樣大贅生物4粒，融合成片。

【治療方法】清熱解毒外治法。

【 方　藥 】取檢後即用鴨膽子仁外敷於患處。製備：用鴨膽子去殼取仁，用量酌情而定，碾碎之，加少量米酒調成糊狀，裝瓶備用。用時以牙籤取少許敷於疣上，可用避孕套剪取適當大小以保護正常組織。陰道內可用紗布填塞固定。外陰可用棉花膠布固定。次日自述外陰患處燒灼樣疼痛，疣充血腫脹，第3日疼痛消失，外陰贅疣脫落。第4日陰道贅疣也脫落。遂以中藥（鴨膽子30g，黃柏、苦參、蒲公英各20g，濃煎100毫升左右，再加冰片5g攪匀）作外陰陰道沖洗，隔日1次，連用8次，諸症告癒。（病理報告示：尖銳濕疣）

【 按　語 】上舉兩案治法獨到，療效肯定，值得效法。

㊻ 《中醫雜誌》，1991，(2)，「鴨膽子治癒尖銳濕疣5例報告」，黃燕。

第十五節　子宮脫垂

【提要】子宮從正常位置沿陰道下降，子宮頸外口達坐骨棘水平以下，甚至子宮全部脫出於陰道口外者，稱為「子宮脫垂」。常伴發陰道前後壁膨出，是我國常見婦科病之一。分娩損傷是主要病因，其次有營養不良、過早過重勞動、久咳、便秘、腹內巨大腫瘤、大量腹水等因素，亦可導致內生殖器官下移脫出。中醫稱之為「陰挺」。由於氣虛、腎虛失於升提攝納而因虛致陷，因陷致脫，甚至久脫不收。

(一)療法綜粹

1.內治法

(1)中氣下陷者，藥用黨參30g、黃芪30g、炒白朮12g、炒山藥12g、升麻6g、柴胡6g、烏賊骨12g、珠母30g、補骨脂15g、烏梅30g，水煎服，日1劑。

(2)腎虛滑脫者，藥用菟絲子15g、杜仲15g、狗脊9g、補骨脂12g、金櫻子12g、芡實12g、炒山藥12g、山萸肉9g、黨參30g、五味子9g、升麻6g，水煎服，日1劑。（均為筆者經驗方）

(3)秘方「整宮湯」，藥用陳枳殼（麩炒）、鮮椿根樹皮、鮮柚樹根各15g、夜明砂、炮山甲、炙乳沒各9g，煎湯時加紅酒和紅糖，用法：用本方以午飯前及睡前半小時分服，隔日1劑，3劑為1療程，各療程間隔5天。（選自《福建中醫藥》，1962，(6)）

2.外治法

(1)坐浴法：

生枳殼60g、烏梅30g。適用於子宮脫垂無潰爛者。

金銀花、紫花地丁、蒲公英、苦參、黃連、黃柏、蛇床子、枯礬各

10g。適用於子宮脫垂合併感染，濕熱下注者。

⑵坐藥法：

枯礬、炒五倍子各30g，共研細末，每次6g，以消毒紗布緊裹納入陰中，24小時取出。

五倍子、覆盆子各20g，共研細末，香油調勻，用棉球蘸藥塞入陰中，1日4次，3～5日為1療程。

⑶隔藥灸，艾條、附片，取直徑2公分，厚0.4公分之附片1塊，上置0.7公分長艾條，隔附片灸百會穴，每次灸3～4壯，若頭昏脹，臥床休息片刻，每日1次，10次告癒。

⑷敷臍：

升麻、枳殼各等量，小茴香、丁香各適量，黃酒適量，諸藥共研細末，以黃酒調和如膏備用。取藥膏如蠶豆大2塊，1塊貼於臍中（神闕穴），另1塊貼於子宮穴上（臍下4寸，旁開8寸處），蓋以紗布，膠布固定之。每2天換藥1次，至病癒方可停藥。

3.針刺法

取穴百會、足三里、氣海、三陰交、維道、中脘、心俞、脾俞、上髎，採用補法針刺，可加灸。適用於氣血兩虛型子宮脫垂。

4.捏脊法

取長強至大椎穴。由長強穴起，由脊柱正中捏至大椎穴，每次捏10回，1日1次，10次為1療程。（均選自《女病外治良方妙法》）

㈡驗　案

■ 案例　陸××，36歲，農民。❹

【證候表現】患者4年前因產後過早操勞家務而患子宮脫垂，已喪失勞動

力2年。症見面色萎黃，形瘦體弱，頭暈目眩，心悸納少，腰痠帶下，少腹墜脹，全身乏力。舌淡苔薄，脈沈細無力。婦科檢查：Ⅱ度子宮脫垂。

【治療方法】補中益氣，補腎固澀。

【 方　藥 】補中益氣湯加減。

炙黃芪15g，黨參15g，焦白朮12g，當歸身、炙升麻各9g，炒柴胡4.5g，菟絲子15g，炒枳殼18g，炙甘草6g，棉花根30g，杜仲9g，熟地15g。配合針灸療法：取曲骨、中極透關元；子宮、三陰交、灸百會，兩組交替使用。另加外用食醋半斤，放在痰盂內，另用小鐵器一具燒紅後，入盂內，頓時醋沸氣騰，熏15分鐘左右，迅速收效，1日痊癒。3年以後隨訪，已能參加體力勞動，從未復發。

第十六節　腹中積塊

【提要】腹中有積聚腫塊是許多疾病共有的主要體徵。外形可見腹部隆起，內診可捫及形狀、大小、質地、活動不同的包塊，引起的原因很多，有炎症、粘連、血腫、腫瘤、異位妊娠等。可根據病史、臨床表現、有關檢查專案進一步明確診斷。凡炎塊、血腫者可按中醫理論進行辨證施治，如屬腫瘤尤其是惡性者有必要採用西醫或中西醫結合治療，以免延誤病情，本文只選介適用中醫治療的相關內容。

(一)療法綜粹

1.內治法

(1)金銀花20g、連翹30g、當歸12g、丹參20g、乳香9g、沒藥9g、三棱20g、莪朮10g、苡米30g、香附15g、桃仁15g、穿山甲10g，水煎服，

忌辛辣。適用於盆腔炎粘連包塊，慢性附件炎。

⑵當歸、川芎、地黃、赤芍、白芍、桃仁、紅花各9g，昆布、海藻各15g，三棱、莪朮、土元各9g，丹參、劉寄奴、鱉甲各15g，水煎服。適用於子宮肌瘤非經期治療。

⑶當歸、地黃、白芍、茜草各9g，丹參15g，阿膠（烊化）12g，劉寄奴9g，益母草12g，蒲黃炭9g，紫草根15g，川芎9g，水煎服。適用子宮肌瘤的經期治療。

⑷橘核12g、昆布10g、海藻10g、鱉甲12g、夏枯草10g、當歸10g、赤芍10g、川楝子10g、元胡10g、香附6g、茯苓10g、海蛤粉12g、白石英15g，水煎服。適用於盆腔炎塊。

⑸丹參15～25g，赤芍、橘核、山豆根各10～20g，香附、桂枝、山慈菇各6～12g，桃仁10～15g，三棱20g，荔枝核15～20g，水煎服。適用於子宮肌瘤、卵巢囊腫。忌生冷鬱怒。

⑹桂枝、茯苓、莪朮、紅花各9g，夏枯草30g，桃仁9g，鱉甲20g，昆布9g，蒲公英12g，海藻9g，香附9g，研細末為丸，每重10g，每日3次，每次1丸。於月經第7天開始服，經來停服。適用於子宮肌瘤及其所致的月經過多、崩漏、痛經者。（均選自《中醫婦科驗方選》）

2.外治法

⑴桂枝30g、茯苓20g、桃仁20g、赤芍20g、丹皮15g、烏頭10g、艾葉40g、雞血藤60g、透骨草30g、追地風30g、五加皮20g、山甲10g。用紗布包後水蒸使其熱，外敷。日2次，每包可用1週，10日為1療程。適用於子宮肌瘤、炎性包塊。

⑵當歸20g、丹參30g、甲珠15g、王不留行15g、木通10g、桂枝15g、路路通15g、大黃10g，水煎每晚睡前灌腸。（藥溫與體溫相同）適用於輸卵管炎性包塊，造影示輸卵管不通者。

⑶千年健60g、川續斷120g、追地風、川椒各60g、五加皮、白芷、

桑寄生各120g，艾葉500g，透骨草250g，羌活、獨活各60g，赤芍、歸尾各120g，血竭、乳香、沒藥各60g，共研細末，每250g為1份，紗布包裹，蒸15分鐘，趁熱外敷，每日1～2次，10天為1療程。適用於異位妊娠血腫包塊型。

⑷魚腥草30g，黃芪25g，敗醬草、益母草、茯苓、蒲公英各20g，桃仁15g，丹參、麥冬、香附、半夏、膽南星、海藻各10g，水煎100毫升，待藥溫為50℃左右時，緩緩灌入直腸，抬高臀部15分後改平臥位1小時後起床活動。1日1次，1個月為1療程。適用於盆腔炎性包塊或有粘連者。

⑸蒲公英2份、敗醬草2份、香附1份、大黃1份、丹參1份、三棱1份、莪朮1份、吳茱萸1份、薄荷0.5份，共粉碎成末，裝入20×15公分^{2}絨布袋中，每袋重25～30g，蒸熱，待溫度為45℃左右時，放於下腹部做直流電之陽墊，接陽極，非作用極之襯墊置於腰骶部陰極，電量為8～15毫安培，時間20分鐘，每日1次，10次為1療程。適用於盆腔炎性包塊之亞急性階段，慢性附件炎、輸卵管積液、子宮切除術後滲出性包塊等。（均選自《女病外治良方妙法》）

㈡驗 案

■ 案例1 盆腔炎性包塊。患者××，33歲。❹

【證候表現】患者於1984年7月12日因陰道持續流血73天，伴下腹痛40餘
　　　　　　天而收入院。開始1個月內陰道流血淋漓不止，但無其他明
　　　　　　顯症狀故來就醫。其後出現下腹隱痛漸加重，直至疼痛難忍
　　　　　　而去西醫院婦查，疑闌尾炎、附件炎，經用青黴素、慶大黴
　　　　　　素治療半個月好轉，超音波檢查：節育環不正，子宮與腹膜
　　　　　　粘連，遂取環。術後2～3天又發熱（38.5～38.9℃），再用抗

❹ 筆者臨診病案。

生素，熱退，但腹痛及陰道流血未止。來診婦查：陰道仍有
黯紅色血液，宮頸肥大、軟，子宮輪廓不清，只捫及一拳頭
大包塊，質韌，邊界不清，不活動，觸壓痛均明顯。血象：
血紅素100g/L，白血球7400／立方毫米，嗜中性球74%，血
小板164×10^{9}L。超音波檢查：子宮肌瘤，左側附件炎塊。患
者面色萎黃，全身乏力，腰痠痛併腹內積塊，診斷：盆腔炎。
中醫辨證：氣虛血瘀。

【治療方法】益氣化瘀法。

【　方　藥　】血府逐瘀湯加減。

　　　　　　黨參30g、黃芪15g、當歸9g、川芎6g、赤芍9g、熟地12g、
　　　　　　紅花9g、丹皮9g、雞血藤15g、香附12g、木香9g、元胡6g、
　　　　　　柴胡9g、牛膝12g，水煎服，每日1劑。服5劑後陰道流血止，
　　　　　　腹痛仍作，宗原法，上方加連翹12g，取其散結消癥之意，
　　　　　　12劑後腹痛消失，原方加楂肉以增健胃化瘀消癥之功。

　　　　　　經治病人精神好轉，食慾增加，睡眠安寧，一派向癒轉機，
　　　　　　1個半月後檢查子宮已清晰可觸，大小正常，僅右側附件區
　　　　　　增厚，無包塊可及，壓痛陰性，仍按前法治療，共計住院2
　　　　　　個半月，其間月經來潮2次，週期血量均正常，再查盆腔已
　　　　　　無異常發現，自覺症狀消失，告癒出院。

【　按　語　】本案屬氣滯血瘀胞宮積滯之證，慮其病程日久，失血過多以
　　　　　　致正虛邪實，故治用扶正祛邪法。流血70餘天，方中止血之
　　　　　　劑並無而5劑血止，實屬氣虛不攝，瘀血阻脈之故，以後重
　　　　　　在化瘀行血散結，終使瘀血祛癥積散，月經轉為規律，可謂
　　　　　　婦科血、痛、癥於一體的代表，血府逐瘀方用之確當，其效
　　　　　　甚著。

■ **案例2 癥積致痛經。李××，43歲。❹**

【證候表現】患者因行經腹痛1年餘加重半年而就診。每行經腹痛甚重，不能堅持工作。婦查：子宮如60天妊娠大，質硬，超音波檢查：子宮肌瘤，月經規律，血量不多，2天乾淨。末次月經1988年9月27日。（初診日期：1988年10月7日）

【治療方法】化瘀軟堅法。

【 方　藥 】筆者自擬方。

丹參30g、當歸12g、川芎6g、赤白芍各15g、桃仁9g、紅花9g、雞血藤12g、元胡9g、川貝9g、生牡蠣30g、夏枯草12g、莪朮9g、焦楂30g、內金9g，水煎服，每日1劑。4個月後（1989年2月11日）再診：自述服上方50劑，腹痛明顯減輕，近2個月已無腹痛。婦查：基本同前。

【 按　語 】本案乃癥積所致氣血瘀滯，經行之時氣血變化急驟令腹痛加劇，擬上方服藥不足2個月已使經痛大減，直至消失，乃氣血得以和調經血暢達之象，後繼予化瘀軟堅調治之，以使癥積消散病本根除之。

■ **案例3 陳舊性宮外孕。黃××，32歲。❺**

【證候表現】患者既往月經尚規律，有附件炎史。刻診：停經40天，突感右下腹劇痛。婦查：陰道少量積血，黯紅色，右下腹觸及拳頭包塊，宮頸舉痛陽性，後穹窿不飽滿，觸痛。後穹窿穿刺抽出3毫升陳舊不凝固血液，尿妊娠試驗陽性，血壓12/10kPa，血紅素80g/L，面色蒼白，舌淡紅，脈沈。診為：陳舊

❹ 筆者臨診病案。

❺ 《江西中醫藥》，1995年增刊，「活絡效靈丹在婦科痛症中應用」，余應生。

性宮外孕。

【治療方法】活血化瘀，消癥散結。

【　方　藥　】當歸、丹參、乳香、沒藥、三棱、莪朮、五靈脂、生蒲黃、炮山甲等出入加減，水煎服20餘劑，陰道出血停止，腹痛消失，內診未觸及包塊，妊娠試驗陰性。

【　按　語　】本案病因為瘀滯衝任欠暢致成胎元異位，胎體漸長侵蝕輸卵管終致破損，血溢脈外，蓄血少腹，離經之血瘀結不散而成血塊癥積，故盆腔檢查中捫及腫塊。仿活絡效靈丹之法，合失笑散再加味山甲以增強破積消瘀之功，療效亦著。

■ 案例4　卵巢囊腫併原發不孕。蘆××，28歲。❺

【證候表現】患者自訴小腹二側脹痛，按之更甚，月初經水至潮移遲半個月，量多有血塊，色黯黑，面色晦暗，舌邊有瘀點，脈沈澀。超音波檢查：左側卵巢囊腫$5.1 \times 4.6 \times 5.5$公分^3，右側卵巢囊腫$7.6 \times 6.7 \times 6.6$公分^3。某醫院診治需手術切除，患者婚後5年未孕，擔心術後難以生育，故求診於中醫。

【治療方法】活血散結，破瘀消癥。

【　方　藥　】化瘀消腫湯加味。

延胡索10g、川楝子10g、山慈菇10g、桃仁10g、丹參20g、莪朮10g、三棱10g、牡蠣30g、夏枯草15g、皂刺10g、川牛膝10g、海浮石30g、海藻30g。10劑經淨後改自擬化瘀消腫湯加山萸肉10g、炒白芍10g、當歸10g、炙鱉甲10g，續服10劑。二診：月經週期尚規律，小腹兩側脹痛減輕，餘症改善。按月經週期用上法辨證施治，隨症加減。4個月後超音波檢查：左側卵巢囊腫$3.6 \times 3.3 \times 3.6$公分^3，右側卵巢囊腫$4.5 \times 3.0$

❺ 《中醫婦科理論與臨床》，第126頁，「化瘀消腫湯治療卵巢囊腫69例」，宋幗英。

×4.1公分^3，共治5個週期，兩側卵巢囊腫明顯縮小至消失。

三診：經水40天未潮，噁心嘔吐，肢體倦怠，苔薄，脈滑。查尿妊娠試驗陽性，診為「早孕」。

【按 語】本案5年未得妊孕，又患卵巢囊腫，實屬難治。然醫者本「瘀血留滯」之理，用活血散結，破瘀消癥之法，調治不足半載，使癥積消，脹痛除，不僅免去手術之苦，而又以妊孕告癒，確為立法用藥妥當之典例。本文作者用此法治療69例，卵巢囊腫最大者9.9×6.8×9.0公分^3，病程1年以上者5例，治療3個月為1療程，治後觀察療效，痊癒57例（占82.6%），無效2例，總有效率為97.1%。其中病程在6個月以內的50例，經1個療程治療均獲痊癒，足以說明治療效果頗屬顯著。

第十七節　癌症疼痛及放化療後反應

【提要】癌症發展到晚期，由於病灶向周圍組織浸潤和壓迫，若累及到骨、神經時，可引起嚴重的疼痛，並因影響到靜脈和淋巴的回流，又可導致不同範圍及程度的腫脹，而更會加重疼痛，患者極為痛苦。還有某些病變在經放、化療後不可避免地給患者造成各種難以忍受的副反應，甚而不得不中斷療程。故適當配合中藥扶助正氣，增強機體免疫力，已成為重要的輔助方法之一。

㈠療法綜粹

1.內治法

⑴放療後直腸反應：

①早期反應：症見大便頻繁，裏急後重，1口10餘次至數10次，便下粘凍或夾鮮血，有時便如稀水。舌邊有紅刺，苔黃膩或白膩，脈細數。

藥用白頭翁12g、秦皮9g、黃柏9g、黃連3g、赤芍9g、白芍9g、白朮9g、茯苓9g、當歸9g、白花蛇舌草30g、半枝蓮30g、車前子12g。

②後期反應：

A.症見便血鮮紅，便下不爽，或夾粘凍，裏急後重，肛門疼痛，口乾唇燥，頭暈腰痠，舌紅或中剝，苔薄黃，脈細數。藥用生地9g、石斛9g、天花粉15g、丹皮9g、黃柏9g、生苡仁12g、土茯苓30g、白花蛇舌草30g、白毛藤30g、白芍9g、臟連丸3g（吞服）。胃納不佳者加麥芽9g、砂仁5g；氣短乏力者，加黨參9g、白朮9g。

B.症見大便溏薄，便血甚多，色鮮或黯淡，體力虛弱，肛門墜脹，面色蒼白，納少神疲，舌淡胖，苔薄，脈細小。藥用黨參9g、黃芪9g、白朮9g、白芍9g、升麻3g、炮薑3g、淮山藥9g、熟地9g、竈心土30g（包煎）、槐花9g、阿膠9g（烊化）。腰痠五更泄瀉，加補骨脂9g、五味子3g，怕冷脈沈細，陽虛甚者，加製附子（先煎）5g，便下不爽，加當歸9g。

⑵膀胱反應：

症見小便頻數，尿急尿痛，少腹作脹，時有血尿，口渴咽乾，舌紅苔黃，脈細數。藥用知母9g、黃柏9g、生地9g、丹皮9g、土茯苓30g、赤豬苓各15g、碧玉散9g（包煎）、鹿銜草30g、竹葉9g、烏藥9g。小便不暢者加萹蓄草15g、木通15g、車前子9g（先煎）、瞿麥9g。

⑶白血球降低：

①陽虛型：症見頭暈眼花，四肢無力，精神疲倦，納差，口淡無味，腰背痠楚，小便頻數而清長，大便易溏。舌淡胖苔薄白，脈沈細。藥用黨參9g、黃芪9g、當歸9g、白朮9g、仙靈脾9g、鹿角霜9g、補骨脂9g、肉桂3g、龍眼肉9g、紫河車9g、茯苓9g、枸杞子9g。納差加木香6g、砂仁3g、陳皮6g；失眠加遠志9g、棗仁9g、五味子4.5g。

②陰虛型：症見頭暈眼花，心煩失眠，口渴咽乾，大便乾結，小

溲黃赤，牙齦出血，舌紅苔中剝，脈細數。藥用黨參9g、黃芪9g、天麥冬各9g、玄參9g、石斛9g、地骨皮12g、生熟地各9g、枸杞子9g、首烏9g、山萸肉6g、白芍9g、當歸9g，心煩失眠加柏子仁9g、黃連3g、夜交藤15g；小便紅赤加黃柏9g、益元散9g；大便乾結加生大黃9g、瓜蔞仁9g(打)；牙齦出血加白茅根9g、茜草12g。（選自《中醫婦科臨床手冊》）

⑷脾虛氣弱證候併白血球減少者，藥用黨參9g、黃芪12g、白朮9g、白芍9g、茯苓9g、當歸9g、生熟地各9g、補骨脂9g、木香9g、鹿角霜9g、龍眼肉9g、枸杞子9g、陳皮9g，水煎服，連服3個月。如服藥前胃納太差，嘔吐較劇，先用香砂六君子湯和胃，待胃氣稍緩後，續服湯方。

⑸陰虛內熱證候併白血球減少者，藥用生地9g、天麥冬各9g、天花粉15g、玄參9g、五味子5g、當歸9g、北沙參9g、黨參9g、地骨皮9g、阿膠（烊化）9g，水煎服，連服3個月，可使白血球回升，並可繼續服用，以增加免疫功能。（選自《中醫婦科驗方選》）

2.外治法

⑴松香、製乳香、製沒藥、莪朮各15g，冰片10g，白酒500毫升，將藥物放入白酒內密封，浸泡1週，貯瓶備用。紗布數層以藥酒浸濕後，外敷患處，再用塑膠薄膜與衣服隔開，並可使紗布較長時間保持其濕度，乾後可浸濕再用，間斷或連續應用均可。適用於各種癌症所致的疼痛。

⑵冰片30g、丁香油75毫升、大麴酒500g。將冰片溶化於酒中，再倒入丁香油搖勻，密封備用。用脫脂棉球蘸藥酒適量，塗擦患部皮膚上，每1～2小時塗1次，待疼痛減輕時，可酌減次數。注意必須選用龍腦冰片以保證藥效。此藥不可塗於潰瘍面處。適用於晚期宮頸癌所致少腹疼痛。

⑶黃柏15g、紫草15g、硼砂30g、枯礬30g、冰片30g、青黛30g，共研細末，混勻外塗於痛處。適用於宮頸癌晚期腰部、下腹或向腹壁、背部放射性疼痛劇烈者。（選自《女病外治良方妙法》）

中晚期宮頸癌患者，西醫多採用放射治療，療效尚可，但在殺傷癌

細胞的同時，又嚴重地損耗正氣，灼傷津液，可致氣陰兩虛，直腸和膀胱功能易受損害，並可抑制造血機能使白血球減少，機體抵抗力明顯下降等等。為此扶正治療極為重要，中醫依其不同證候表現給予辨證施治，大大提高了放療效果，亦可有效地減輕上述不良反應的程度，實具重要的臨床意義。

第十八節　繼發性不孕

【提要】凡有過妊娠史，無論流產或足月分娩之後未避孕，間隔2年以上未再受孕者，均屬繼發性不孕症。造成原因不外生殖系統炎症、內分泌功能失調、全身疾病等。多見病變有輸卵管炎症所致的阻塞性不孕；卵巢功能失調所致的月經異常，如無排卵型子宮出血，有排卵性月經失調；全身狀態不佳之各類疾病，如風濕、結核、嚴重貧血等等。治療主要是對因處理，婦科範圍的原因以輸卵管不通、卵巢功能失調最為重要。

㈠療法綜粹

1.內治法

⑴熟地12g、山萸10g、山藥10g、茯苓10g、丹皮8g、澤瀉6g、仙茅10g、仙靈脾10g、菟絲子9g、紫石英8g、鹿角霜9g、補骨脂9g、巴戟天8g、肉蓯蓉8g，水煎服，日1劑。適用於肝腎不足，衝任虧虛，胞寒血滯不孕者。

⑵蒼朮30g、白朮45g、製半夏20g、製香附30g、遠志24g、焦山楂30g、神曲30g、防風20g、生苡仁30g，共為細末，泛水為丸，每服6g，日2次，或諸藥各取1/3量，水煎服，日1劑。忌食肥甘厚味。適用於痰濕凝滯胞宮之不孕者。

⑶當歸15g、熟地20g、白芍15g、山萸肉15g、枸杞子15g、丹皮10g、

龜板30g，水煎服，日1劑。適用於腎陰不足，陰虛火旺之不孕者。若口咽乾燥加沙參，汗多加山藥。

⑷當歸12g、赤芍12g、丹皮12g、路路通10g、敗醬草15g、枳殼12g、仙靈脾12g、川續斷15g、法半夏12g、陳皮3g、製香附12g、砂仁5g，水煎服，自月經週期第8天開始，每日1劑，連服7劑。適用於輸卵管阻塞（炎性）之不孕。

⑸丹參30g、當歸12g、連翹12g、香附9g、桃仁9g、赤芍9g、白芍9g、紅花9g、絡石藤9g、川芎6g、小茴香6g、炙甘草6g，水煎服，日1劑。適用於附件炎、盆腔炎、輸卵管欠暢或不通者。（均選自《中醫婦科驗方選》）

⑹水蛭的應用：

①治療宮腔粘連：水蛭可配於復方中，經期加大劑量（6～10g），尤其是月經過少，色黯有塊者，經後減量（3～5g）。

②治療卵巢囊腫：龍膽瀉肝湯（藥物組成：龍膽草、梔子、黃芩、車前子、澤瀉、木通、當歸、生地、柴胡、甘草），水煎服，每日1劑，同時吞服生水蛭末18g，症情有減後（腰痠痛、帶量多黃稠氣穢等減輕），改服龍膽瀉肝丸（大蜜丸）半丸，生水蛭末5g，日2次。

③輸卵管不通：生水蛭末200g、鹿角霜100g、桂枝50g、白朮50g，共研細末，每服6g，日2次。

水蛭有毒，以破血逐瘀通絡見長，用之得當則療效卓著，應用時要視病者正氣強弱，凡無明顯體弱氣虛，無明顯肝、腎功能異常，也無出血疾病傾向，而確是瘀積滯澀者，皆可適用，但當嚴密觀察，並掌握用量切中病機，勿可攻伐太過。（選自《中醫雜誌》，1993，（3））

2.外治法

⑴丹參30g、赤芍30g、三棱15g、莪朮15g、枳實15g、皂刺15g、當歸15g、乳香10g、沒藥10g、透骨草15g。加水濃煎200毫升，保留灌腸，每晚1次，10次為1療程，間隔3·4日，經期停用。

另配熱敷方：透骨草30g、川烏10g、威靈仙20g、肉桂10g、乳香20g、沒藥20g、當歸20g、紅花10g、丹參30g、赤芍15g。上藥製成綠豆大顆粒，裝入布袋，灑入白酒少許，蒸40分鐘後敷下腹，再加熱水袋在藥袋上面，以維持其溫度在40℃左右，40～60分鐘，每日1次，2次更換1袋，經期停用。適用於輸卵管阻塞性不孕。

⑵烏頭9g、雞血藤60g、五加皮21g、白芷15g、羌獨活各15g、伸筋草15g、防風20g、紅花15g、川椒15g、透骨草15g、追地風15g。上藥裝入紗布包好，蒸熱，敷下腹部，每日1次，每包可用8次。適用於子宮內膜異位症性不孕。

3.針灸法

取穴三陰交、關元、地機、水道；或歸來、大赫、曲骨、血海；或水道、中極、歸來、三陰交。三組穴位輪換針刺，每日1組，連續4～6天，用平補平瀉手法，留針30分鐘加灸。適用於因黃體不健所致不孕症。（均選自《女病外治良方妙法》）

㈡驗　案

■ **案例1　人工流產手術後不孕。張××，25歲。❺❷**

【證候表現】患者人工流產手術後近2年未再受孕。於1990年7月孕40餘天時施人工流產手術，手術順利，術後未避孕，至今未再孕。

刻診：1992年5月12日，月經$15\frac{4～5天}{60～90天}$，血量中等，色鮮紅，有少許血塊，無痛經史。末次月經1992年4月25日（用黃體酮後來潮），帶量中等。婦科檢查：宮頸光滑呈錐形，子宮後位狹長，小於正常。診斷：月經稀發，子宮發育不良，

---

❺❷ 筆者臨診病案。

繼發性不孕症。

【治療方法】益腎養血助衝任。

【　方　藥　】筆者自擬方。

仙靈脾12g、巴戟天9g、菟絲子12g、枸杞子15g、覆盆子12g、當歸9g、川芎6g、赤白芍各15g、熟地12g、桃仁12g、紅花9g、紫河車30g，水煎服，6劑。二診：月經乾淨4天（末次月經5月30日），因其明顯轉佳（35天），施輸卵管通水試驗通暢。予成藥調經助孕片每次10片，每日2次長服。三診：自述2天前陰道少許褐色物流出，伴腰痠，納差，二便調，考慮為排卵期出血，陰陽轉化不利之故，擬下方助陽促排卵治之：仙靈脾12g、巴戟天9g、菟絲子12g、川續斷30g、鹿角膠12g、紫河車30g、當歸12g、川芎6g、赤芍15g、桃仁12g、紅花9g、枳殼15g，每日1劑，6劑。至六診時已停經80餘天，噁心欲吐半個月，基礎體溫已上升30天未降，納差困倦乏力，婦查：子宮後位，約如50餘天孕大，超音波檢查：早孕。

【　按　語　】本案月經一向稀少，加之人工流產手術更損衝任，擬補益腎氣乃充生殖之本，養血以濡胞脈，治療不足3個月即經調而妊，乃藥證相宜也。配服之成藥調經助孕片亦遵益腎養血助衝任之法所擬，臨床應用頗有效驗。組成：仙靈脾、紫石英、菟絲子、川續斷、肉蓯蓉、當歸、杭芍、川芎、熟地、首烏、阿膠、雞血藤、香附、砂仁、陳皮、紫河車。

■ 案例2　輸卵管不通致不孕。

　　⑴馬××，26歲。1993年5月6日初診。❺❸

【證候表現】患者結婚近2年，曾孕一胎，不慎自然流產，施清宮術後避孕，近準備生育，檢查發現輸卵管欠暢，平日有痛經史，經血多夾塊，末次月經4月26日。婦科檢查：宮頸糜爛II度，子宮後位，餘未發現明顯異常。

【治療方法】益腎活瘀通絡法。

【　方　藥　】川續斷30g、桑寄生15g、杜仲15g、木瓜15g、透骨草15g、丹參30g、劉寄奴15g、雞血藤15g、當歸9g、絡石藤15g、炮山甲15g、皂刺9g、元胡12g、水蛭（研沖）3g、焦楂30g，水煎服，每日1劑，經期繼服，配用康婦消炎栓每日1粒，納於陰道。

二診於6月3日，服上方18劑，藥後胃痛噁心，腹瀉日作7～8次，停服水蛭亦泄瀉，月經於5月23日來潮，血淨4天來檢查。重複輸卵管通液術報告通暢。改擬益腎養血助衝法。藥用仙靈脾9g、巴戟天9g、菟絲子15g、枸杞子12g、鹿角霜12g、當歸9g、杭芍9g、生熟地各9g、紫河車10g、旱蓮草24g、黨參15g、黃芪30g、陳皮6g、砂仁6g，水煎服，日1劑，配服調經助孕丸500g，每次10g，日2次，經期停服。

三診於8月5日：末次月經6月24日。已停經41天，噁心不舒4天。基礎體溫升至37～37.2℃，已持續22天，查尿妊娠試驗陽性。患者雖拒絕婦科檢查，但據臨床資料已可確認為早孕，囑定期檢查。

【　按　語　】本案有流產併宮腔操作史，盆腔感染易於發生，儘管時間不

❺❸ 筆者臨診病案。

符合繼發不孕診斷條件，但結合臨床檢查所得情況，及患者求診目的，本應給予治療。治法先治瘀阻，後助衝任，藥隨病機，效果顯著。

⑵齊××，39歲。初診於1989年8月17日。[54]

【證候表現】患者3年前第一胎妊娠5個月自然流產後一直未孕。行清宮術，術後惡露62天乾淨，伴發熱史。後月經基本按期來潮，5～9/30～32天，但經來不爽，量中，色暗紅，質粘稠，常淋漓不淨。伴乳脹腹墜，兩側少腹牽扯疼痛。平時帶下粘膩，腰骶痠楚。婦科檢查：雙側附件增厚，基礎體溫測定呈雙相。子宮－輸卵管碘油造影提示：雙側輸卵管傘端阻塞不通。

【治療方法】活瘀通絡，涼血祛風。

【方　藥】當歸、赤芍、川芎、桃仁、三棱、莪朮、製香附、白芥子各10g，威靈仙、透骨草、忍冬藤各20g，木通、炙甘草各6g。大青鹽加中藥炒熱外敷小腹兩側，中藥灌腸方濃煎取汁保留灌腸，經淨3天始行生理鹽水加復方丹參液加壓注射子宮－輸卵管，至排卵前停止。注射時選用抗菌素。如此治療7個月妊娠，現分娩一男嬰已5歲。

【按　語】本文作者主張治療輸卵管不通應在活血化瘀基礎上，佐以涼血通絡，祛風濕之品，認為寒熱併用，既可行滯通絡，又可防全方溫之過分，內助瘀熱之弊，所擬化瘀通絡湯即可充分體現。自月經第16天至經期，每日1劑，水煎分2次服。平日帶下粘膩者，加苡仁30g，小腹脹加炒枳殼10g，兩側少腹牽扯陰中疼痛者加紅藤、白頭翁各10g，腰骶痠甚加川、懷牛膝各10g，病程長者加炙黃芪、土鱉蟲各10g，經期加敗醬草、

[54]《中醫婦科理論與臨床》，第72頁，「中西醫結合治療輸卵管阻塞性不孕症121例臨床觀察」，梁文珍。

丹皮各10g。外敷方藥有大青鹽1斤、生薑10片、蔥白1把、花椒20g、艾葉20g，共炒熱後置於袋內，晚睡前平鋪下腹以敷之，待冷去之，每晚1次，經期停用。中藥灌肛方藥有：紅藤、敗醬草、赤芍、丹參、威靈仙、土茯苓、野菊花、千里光各30g，濃煎取汁100毫升，月經乾淨3天後每晚睡前溫熱保留灌腸1次，每個月連用12～15次。作者應用內外同治之法共治療121例，治療3個月為1療程，3個療程內妊娠為痊癒，計46例；顯效（3個療程內輸卵管通暢）42例，顯效率為72.72%，西藥組對照組104例，顯效率為49.04%，兩組有顯著差異。（P＜0.001）

海峽兩岸中醫學界的空前巨獻

集合北京、山東、上海、江西、成都各中醫藥大學及國立臺灣大學、元培科學技術學院多位學者共同策畫編寫

現代 中醫論叢

基礎理論類：中醫基礎理論學、中醫診斷學……等

　　介紹中醫學理論體系的重要專業基礎和入門課程，包括中醫理論體系的形成和發展，陰陽五行、藏象、氣血津液、經絡、病因病機等重要基本學說，診察病情、辨別證候的基礎理論知識和技能，中醫診療及防治原則等。

臨床診斷類：骨刺中醫論治、中風中醫論治、男科中醫論治、腎炎中醫論治、血液病中醫論治……等

　　推動中醫藥運用，造福廣大患者，分類收錄當代各病症內服、外敷、熏洗、離子導入、針灸療法之名方、驗方、有效良方，並依症狀臚列方藥組成，不僅條理層次分明、內容詳實，更便利讀者查閱應用。這些方藥和療法的系統資料，定能開擴讀者臨證思路，提高診療水準。

病案討論類：當代中醫婦科奇症精粹……等

　　依各類病症收錄作者留心積累之典型案例，並精選近四十年來著名中醫書刊奇症驗案效方，每類皆先論理再列治法、方藥、驗案，最後以按語注釋闡明個人觀點體會，搜羅廣泛，嚴謹而詳實。

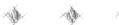

探索醫療之心
重獲生命尊嚴

生命的尊嚴
——探討醫療之心

現代醫療藉助科技，成功地治癒許多疾病，挽回無數生命。但在此一過程中，患者卻逐漸被「物化」，喪失應有的尊嚴。本書針對此一現象提出反省，讓人人在藉由醫療安然面對病痛與死亡之時，也能獲得應有的尊嚴。

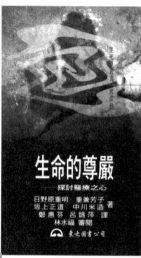

心靈治療
——信仰與精神醫學

自古以來，民俗宗教在醫療上所占的地位舉足輕重，但在宗教與醫療各自分工的現代社會，這種現象是否依然存在？民俗宗教與現代醫療如何相輔相成？信仰與精神醫學有何種關係？在本書中都有深入而廣泛的探討。

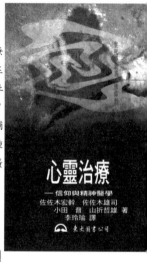

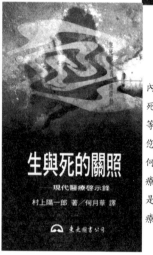

生與死的關照
——現代醫療啟示錄

本書透過對醫療倫理、醫院內部感染、器官移植、安樂死、腦死、告知權、愛滋病等種種問題的根本探討，讓您重新思考生為何物？死為何物？什麼才是正確的醫療？觀念新穎，析理深刻，是不可錯過的一部「現代醫療啟示錄」。

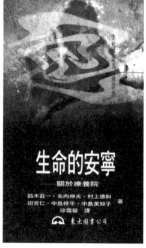

生命的安寧
——關於療養院

末期病人有別於一般的病人，其醫療與照顧需要我們投注更多的關懷與付出，才能幫助病人安寧地走完人生。本書六位作者透過親身體驗，以醫療與宗教的角度分別提出看法，值得大家參考。